风险清单
医疗风险管理的实践与思考

主 编 潘荣华 杨 洁

汕头大学出版社

图书在版编目（CIP）数据

风险清单：医疗风险管理的实践与思考 / 潘荣华，
杨洁主编. -- 汕头：汕头大学出版社，2022.3
　　ISBN 978-7-5658-4212-2

Ⅰ. ①风… Ⅱ. ①潘… ②杨… Ⅲ. ①医疗事故－风
险管理－研究 Ⅳ. ①R197.32

中国版本图书馆CIP数据核字(2020)第272804号

风险清单：医疗风险管理的实践与思考
FENGXIAN QINGDAN: YILIAO FENGXIAN GUANLI DE SHIJIAN YU SIKAO

主　　编：潘荣华　杨　洁
责任编辑：邹　峰
责任技编：黄东生
封面设计：刘紫薇
出版发行：汕头大学出版社
　　　　　广东省汕头市大学路243号汕头大学校园内　邮政编码：515063
电　　话：0754-82904613
印　　刷：廊坊市海涛印刷有限公司
开　　本：710mm×1000 mm　1/16
印　　张：15
字　　数：380千字
版　　次：2022年3月第1版
印　　次：2022年3月第1次印刷
定　　价：158.00元
ISBN 978-7-5658-4212-2

《风险清单：医疗风险管理的实践与思考》编委会

主 编

潘荣华 杨 洁

副主编

邓维权 陈仁秀

编 委

（按姓氏笔画排序）

车惠娟 孙菊娣 杨旭芒 邱余新 陈欣杰
张水定 芮国华 陈燕霞 狄剑秋 把永忠
芮永伟 陈春明 张 坚 杨 瑛 郑永宏
赵建新 柏小辉 高 慧 梁春平 黄赛忠
黄 强 黄振杰 曹 立 蒋建胜 彭继红
葛科伟 韩 亮 管志云 熊 敏

序 一

让医疗回归"初心"。

没有规矩，不成方圆。医疗风险管理是提高医疗质量，减少医患纠纷，改善服务流程的重要依据和保证。为了给患者提供安全有效的医疗服务，我国完善了相关配套政策文件和制度规范，先后发布 18 项医疗质量安全核心制度要点，为医疗质量管理提供指导，逐步完善国家、省、市三级质控组织体系，直接提升了我国医疗质量管理专业化水平。

党的十八大以来，为了给人民群众提供优质的医疗服务，正在推进中的"中国式医改"诠释着"以人为本"的理念，满足百姓不断增长的医疗服务需求。医疗机构要构建以"患者安全"为中心的服务理念，善于聆听患者声音，改进流程，承诺为患者提供安全的诊疗服务，确保"安全的人员"，在"安全的环境"中，执行"安全的医疗"，才能创造出高品质的安全医疗环境，从而让所有老百姓享受到"放心"的医疗服务。

潘荣华先生既是医学专家也是医院管理专家，他结合多年的实践，组织了临床各科室撰写的《风险清单——医疗风险管理的实践和思考》，从实践出发，提炼风险管理的思路和流程，对加强医院科学管理、提高医疗护理质量、保障医疗安全，具有很好的借鉴和指导意义。

我一直认为，医疗行为本应是一种医治和照护的服务，这种服务是特殊的，应当建立在人性温暖的基础上，用真心对待患者，把患者当作亲人；用善心对待患者，把患者当成自己；用美心对待患者，让患者成就自己的一次美德。这就是我们从事医疗的"初心"。

史海波

序 二

  我虽然在医疗行业从业30多年，但大多数时间是在医疗领域从事企业经营管理工作，在医院只有5年的工作经历，要说专业背景的话，本科是四川大学华西医学中心药学专业，硕士是电子科技大学高级工商管理，与临床医疗都沾不了边，所以面对医疗安全从专业角度我更多的是一个旁观者，但是我们任何人都离开不了医疗，这么多年的耳闻目睹，医疗安全和每个人息息相关。目前我国对医疗风险虽然关注得多，但系统的理论研究还显得比较薄弱，反映在对医疗风险评估和医疗风险管理的研究上也是如此。就研究医疗风险的群体来看，主要是医疗机构的管理者、医疗行业的管理部门，而这一群体通常规章制定得多、要求得多，而对医疗风险形成的原因和机制系统化和理论化的思考研究较少。医疗风险某种意义上就像火灾、水灾、车祸等自然灾害的风险一样，它永远都存在，而且贯穿医疗活动的始终，我们要做的是对其发生原因和机制进行系统化的研究，从而制定出科学的医疗风险防控机制和流程，而不是像现在简单被动地去应对和处理医疗纠纷和医疗事故。只有认清医疗风险的客观性，我们才能有效防控，从而降低医疗纠纷和医疗事故。

  感谢潘荣华院长和参与编书的所有作者，在繁忙医疗工作中抽出宝贵时间，对自己长期医疗工作中积累的珍贵经验进行总结研究，为医疗风险的防控，提高医疗安全做了非常有益的探索。

邓维权

2020.8.28 于成都

前　言

　　医疗质量是医院的生命线，医疗安全又是重中之重，医疗风险是医务人员头顶始终悬着的"达摩克利斯之剑"。十五年的院长之路，经历了那么多医疗事件的狂风骤雨，但医院团队从未泄气，抱着从错误中学习的态度，孜孜不倦地探索医疗风险的根本原因与防范，建立和完善医疗风险清单的管理制度体系，组织科室编写"医疗安全警示录"手册。值得欣慰的是多年的坚持迎来了曙光，医疗业务持续快速增长，而医疗纠纷明显减少，尤其是重大医疗事件的发生。

　　本书分为八章，主要介绍了医疗风险管理的现状、医疗风险、医疗风险评估和医疗风险管理，医院的医疗风险评估和医疗风险管理的新理念。本书理论和实践相结合，体现了一定的先进性、科学性和实用性，相信无论从事临床一线或行政管理的医务工作者阅读后能有所裨益，提升防范医疗风险的逻辑思维和工作实践的能力。

　　感谢参与编写的所有作者，也是与我一起奋斗多年的医院优秀同事们，在繁忙医疗工作中抽出宝贵时间的同时，又毫无保留地奉献出自己几十年积累的金子般珍贵的经验！

　　本书的编写参考了相关专家的学术著作，在此一并致谢！虽然所有编委都尽心尽力，力求完美，但肯定有许多不足，尤其是我个人的经验能力有限，敬请批评指正。

潘荣华

2020.9.2

目　录

上篇　绪　论

中篇　医疗风险管理的实践

下篇 医疗风险管理的新理念与展望

上篇 绪 论

第一章 医疗风险管理的现状

　　2014年8月10日，湖南省湘潭县妇幼保健院发生一起产妇死亡事件。12日，有媒体率先对此事进行了报道，报道一出，舆论哗然，纷纷指责医院草菅人命。事后证明这一事件因为产妇羊水栓塞，引发多器官衰竭造成的死亡。但是这个单一的"典型"医患关系报道事件却引发全社会的关注，甚至把这一事件上纲上线，却不得不让我们反思。

　　医疗风险现象早已引起行业内外的广泛关注。1999年，美国医学研究所（IOM）发表的《犯错是人的本性：建立更为安全的医疗系统》报告指出，医疗系统并不像人们想象的那样安全，该报告披露的一组数据让人震惊：美国每年有44 000～98 000人死于各种医疗差错，超过AIDS、车祸、乳腺癌等，由此带来的经济损失每年高达200多亿美元。同时，国内相关资料也显示，我国的临床误诊率始终在30%以上，呈现居高不下的态势，即使随着近年来医学诊断水平、医疗设备更新换代，临床误诊也无法避免，这就在某种程度上决定了医疗风险的永恒存在。

　　尤其是随着我国经济的快速发展，人们对医疗服务的要求不断提高，维权意识不断增强，医疗卫生行业中的医疗纠纷逐年递增，对医疗机构乃至整个卫生行业的发展产生广泛的负面影响。据统计，2002年至2019年共18年间，全国合计医疗损害责任诉讼案件数量为108 905件。2013年诉讼案件2518件，之前每年不足千件，2014年开始急剧增加至9430件，2017年诉讼案件为22 140件，之后每年案件数量都在2万件以上。一些患者及家属的过激行为引发的群体性事件，极大地影响了全社会的和谐。据不完全统计，仅2013年，全国发生医疗纠纷约7万件。2012年全国公开报道的恶性杀医事件有10起，而2013年已增加到16起，医疗风险问题已经成为威胁社会稳定的一大风险源，值得我们深入研究。在2013年温岭杀医案发生后，最高人民检察院就开展了打击涉医违法犯罪专项行动。从2014年起，最高检又连续3年与公安部、国家卫生计生委等共同发布意见，惩处涉医犯罪，对暴力伤医案快速反应、挂牌督办。此后，最高人民法院、公安部、国家卫计委等 9 部门又在全国多次开展严厉打击涉医违法犯罪的专项行动。2020 年 5 月 11 日最高人民法院公布，从 2019 年到 2020 年 4 月，人民法院共计一审审结杀医、伤医、严重扰乱医疗机构秩序等涉医犯罪案件 159 件，判决生效 189 人。最高法公布了 8 起涉医犯罪典型案例，其中包括故意杀医案 2 起死刑案件，表明人民法院对涉医犯罪的"零容忍"态度和立场。涉医违法犯罪案件数量实现连续五年下降，但仍时有发生。就是在疫情防控工作中，医务人员不顾自身安危，奋战在抗疫第一线，但个别地区却发生了撕扯医师防护服、殴打、挟持医务人员等案件。近年来，一些地方相继发生暴力杀医、伤医等涉医违法犯罪，造成恶劣社会影响。面对医疗风险的客观现实，迫切需要强化医疗风险管理的研究，帮助医务人员个人，甚至整个医疗行业抵御风险和改善现状。

第一节　医疗风险管理的几个概念

医疗风险管理的前提要清楚什么是医疗风险。目前，比较容易混淆的几个概念是医疗风险、医疗纠纷、医疗事故。其异同如下，见表 1-1。

表 1-1　医疗风险、医疗纠纷、医疗事故概念的异同

名称	定义	关键点
医疗风险	医疗风险对患者是指在整个医疗服务过程中，可能会导致损害或伤残事件的不确定性和不安全后果。医疗风险对医院是指在医疗服务过程中发生医疗过错或者医疗过失等导致不安全事件的不确定性和后果	医疗风险一是贯穿于整个医疗服务的过程；二是强调风险的特性即不确定性和严重程度；三是医疗风险既包括患者一方也包括医院一方
医疗纠纷	医疗纠纷是指基于医疗行为，在医院与患者之间产生的，因为医疗过错、医疗过失等导致医疗损害赔偿、医疗合同违约等一系列纠纷问题	医疗纠纷通常是由医疗过错和医疗过失引起。医疗过失是医务人员在诊疗过程中存在的失误行为（客观原因占主要因素）。医疗过错是指医务人员在诊疗过程中存在的过错行为（主观原因占主要因素）
医疗事故	医疗事故是指在诊疗过程中，因为医务人员诊疗过失，直接造成患者死亡、残疾、损伤等的事故行为。通常确定是否为医疗事故，需要医疗事故鉴定机构鉴定才能认定	医疗事故有以下几个特点：主体是医院及其医务人员。医院及其医务人员违反了医疗卫生管理法律、法规和诊疗护理规范；直接行为人在诊疗中存在主观过失；患者存在人身损害后果；医疗行为与损害后果之间存在因果关系等

对上述概念的分析发现，一是从范围上看，医疗风险相比于医疗纠纷、医疗事故而言范围更广；风险发生的不良后果才可能导致医疗纠纷，而医疗事故是产生医疗纠纷的

直接导火索，也是三个概念中最具有法律意义的概念。二是从范畴上看，医疗纠纷、医疗事故都是事后的概念范畴。对此，我国先后出台了《医疗事故处理条例》《医疗事故技术鉴定暂行办法》《医疗事故分级标准》等政策标准加以认定或规范。2018 年 10 月 1日国家颁布实施的《医疗纠纷预防和处理条例》，明确了医疗纠纷以预防为主，预防是最好的处理措施。医疗机构和医务人员是医疗纠纷预防的核心主体，在公平、公正、及时的原则下，可通过双方自愿协商、申请人民调解、申请行政调解、人民法院提起诉讼及法律法规规定的前提途径解决。明确了保险机制第三方赔付和医疗风险社会化分担的作用，因患方涉及不同价值观、不同需求等多重因素影响而选择多元化解决模式，符合社会进步和时代的需求。在某种意义上，我们对医疗纠纷、医疗事故的认识比较清晰，与此同时，很多医院也建立了相应的医疗纠纷、医疗事故的应急机制和应对措施。但是从危机管理的角度看，关键在于事前预防危机的发生，将这一理念运用到医疗领域，就是要实现医疗服务全过程的事前、事中、事后的风险可控，因此医疗风险是一个全过程的概念。医疗风险、医疗纠纷逻辑关系见下图 1–1。

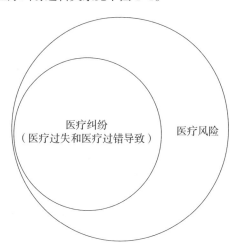

图 1–1　医疗风险、医疗纠纷的逻辑关系图

第二节　国外医疗风险管理的状况

目前世界各国对医疗风险虽然关注得多，但系统的理论研究还显得比较薄弱，反映在对医疗风险评估和医疗风险管理的研究上也是如此。就研究医疗风险的群体来看，主要是医疗机构的管理者、医疗行业的管理部门，而这一群体通常规章制定得多、要求得多，而对医疗风险形成机制、作用机制等的系统化、理论化思考得少。就关注医疗风险的群体来看，主要是患者及其家属等利益相关者，而这一群体通常随大流者多、跟风者多，而对医疗风险的基本常识等知之甚少。综合来看，医疗风险管理的研究进展受制于风险管理理论和方法的进展。对相关文献进行了梳理，发现人们对医疗风险的认识，最早发端于对医疗器械风险的认识，一些科学家发现 X 线机、灭菌器械等会给患者带来医疗风险，有关医疗器械存在风险的问题开始引起重视。1994 年，国际标准化组织 ISO/TC210 为此专门成立了医疗器械质量管理技术委员会，并于 1998 年发布了 ISO14971-1 第 1 版 "风险管理第一部分：风险分析的应用"。而正是由于美国医学研究所（IOM）所做的那份 "关于美国医疗差错致死率高于交通等意外伤害" 的报告对美国社会各界的震动才促成了成熟风险管理的理论与方法被引进医疗领域。2001 年，美国医疗机构联合评审委员会（JCAHO）将已经在美国航空业沿用 40 多年的 "失效模式和效果分析"（Failure Mode and Effect Analysis，FMEA），推荐给各大医院，要求至少每年进行一次前瞻性风险评估。近年来，随着新的风险评估技术的发展，定量化、大数据等的理念不断得到强调，人工智能模型、BP 神经网络方法等被引入风险管理领域，衍生出了许多全新的风险管理模式，值得在医疗风险领域认真学习借鉴。

第三节　国内医疗风险管理的状况

1993 年，香港医院管理局率先引入了风险管理机制，并于 1997 年专门为所辖医院聘请顾问公司提供相关专业咨询。1996 年，同济医科大学卢祖洵等人发表的《风险管理方法及其在医院管理工作中的应用》一文，首次以美国医院风险管理的概况为案例，向我国医疗界系统介绍了风险管理理念和技术运用，这对一直以传统经验管理为主的我国医疗界是一次强烈的思想冲击。随后，许多学者和医务人员陆续发表了很多相关的研究成果，针对医疗风险管理的理论、技术和方法，以及在实践中的应用进行了探讨，有力推动了医疗风险管理工作的进步。如上所述，医疗风险发端于对医疗器械风险的认识。医疗器械作为医疗服务中的诊断和治疗工具，其安全性和有效性直接关系到医疗效果和患者的生命安全。2000 年，我国第一部有关医疗器械管理的法规——《医疗器械监督管理条例》颁布，共 6 章 48 条，它对我国医疗器械的研制、生产、经营、使用及监管等均做出了原则性的规定。此外，2002 年开始，我国先后出台了《医疗事故处理条例》《医疗事故技术鉴定暂行办法》《医疗事故分级标准》等相关条例和办法，对医疗事故的分级、鉴定、处理等进行了规范，这对于正确处理医疗事故，保护患者和医疗机构、医务人员的合法权益，维护医疗秩序，保障医疗安全，有着重要意义。目前，对于医疗风险的概念还存在争论，我国医疗风险管理的研究内容主要停留在经验总结和简单统计，很多医疗风险管理方法和技术还处于被动学习借鉴的阶段，缺乏比较系统的理论范式、数据积累等。可以说，对医疗风险管理的理论和实践研究还方兴未艾。

（邓维权）

第二章　医疗风险、医疗风险评估和医疗风险管理

第一节　风险、医疗风险

2009 年，国际标准化组织（ISO）发布的 ISO73：2009《风险管理术语》标准，将风险定义为"不确定性对目标的影响"。说明了风险概念中非常重要的三个关键词：不确定性、影响和目标。通常，不确定性就是"缺乏一个事件，其后果或发生可能性的有关信息，了解或认识的完整状态或部分状态"；影响是"偏离预期"，可以是正面或者负面的影响；目标是"企业或者各种组织的目标"，可以是不同层次和不同层面的目标。目前，国内外对医疗风险的概念还没有标准、统一的界定。美国杜克大学学者认为"医疗风险是遭受损害的可能性"，而国内则多指医疗过程中的不良现象。比如，一些学者认为医疗风险是"医疗过程中发生医疗目的之外的危险因素"，也有人认为医疗风险是"医疗目的之外的不良事件"。综合各方的意见，我们认为医疗风险是"医疗过程中不确定性对医疗目标的影响"。一方面，从患者角度讲，就是医疗服务过程中，可能会对患者带来损害、伤残等不良事件（不安全事件）的不确定性和后果。另一方面，从医院角度讲，就是在医疗服务过程中，可能出现的医疗过失（客观因素为主）、医疗过错（主观因素为主）等不良事件（不安全事件）的不确定性和后果。因此，本质上看，医疗风险有着与风险一致的主要特征，突出体现在其具有的事件性特点上，体现为可能性（某事件发生的机会）、后果（某事件对目标影响的结果）两个方面。许多研究表明，虽然医疗过程中的不确定性并不都具有危害性，但是由于医务人员对其认识不够或者把握不准而造成不良后果。因此，在概念上看，不确定性对目标的影响既可能是正面的，也可能是负面的，只是一般表现为不确定性导致患者不良后果的可能性更多而已。

第二节　医疗风险的特征和分类

综合多方面的研究，医疗风险特征通常有突然性、进展性、多样性、累加性、情绪性、复杂性等特征。医疗风险的特征如表 2-1。

表 2-1　医疗风险的特征

序号	特性	说明
1	突然性	医疗风险发生常常很突然，事前难以预计，且发生的状况缺乏固定的规律
2	进展性	医疗风险可能最开始只是一个小的纠纷，但是双方理解不一致或者处理方法不当可能激化矛盾
3	多样性	医疗风险很多时候不是一个医疗过程简单引起，而会受到来自患者、环境、其他因素等的综合影响
4	累加性	比如患者对医疗服务的不满意直接引起对医务人员的不信任，进而将不良的诊疗效果结合在一起，产生怨恨、仇视的心理，一旦沟通不到位随时可能暴发恶性事件，后果严重性层层递增
5	情绪性	通常医疗风险中，患者会发生一系列复杂的情绪变化，比如最初对医务人员的不信任－猜疑－情绪变化－沟通不畅－猜疑加重，如果加上诊疗效果不理想，导致嫉恨－激情发作－报复或激行为发生
6	复杂性	医疗风险在各个环节都可能发生，既缺乏规律性又没有统一的评价标准，小则只是药物的不良反应等，大则可能导致人身伤害，甚至死亡。即使有一定的预见性，但只是依靠人的常规认识难以避免其发生

　　同样，医疗风险的分类就更加多样化，由于成因各异、性质不同，或者从不同角度、不同层面对其进行区分，故分类各不相同。比如从来源的分类看，有医源性风险（医院方的责任）、非医源性风险（非医院方的责任）；从发生的主体看，有人、机器、材料、法制、环境等的风险；从具体类别看，有疾病本身风险、医疗技术的风险、医疗质量的风险、医德的风险、沟通等信息不对称的风险、管理的风险等。医疗风险的主要分类如表 2-2。

表 2-2　医疗风险的分类

序号	类型	说明
1	按科室	由于医院有麻醉科、传染科、血液科、妇产科等不同科室，每个科室诊疗护理操作的目的和环节不同，其医疗风险的特点不同，风险发生的后果和危害程度也不同
2	按承担责任	根据是否承担责任可分为可容许风险和不可容许风险；根据责任轻重可分为医疗技术风险和医疗责任风险；根据承担责任的主体不同可分为医疗系统风险和医师职业风险等
3	按可预防程度	按照医疗风险的可预防程度不同，分为可预防性风险、一般可预防性风险、非预防性风险和不可预防性风险。可预防性风险、一般可预防性风险与医疗质量和管理水平直接相关；非预防性风险是医院和医务人员没有采取行动来防止其发生但非有意允许风险发生；不可预防性风险是由于非人为的不可抗力所造成的，在可管理的范畴之外的风险
4	按基本性质	根据性质划分为医疗事故风险和医疗意外风险两大模块。医疗事故是由于医务人员违背了既有的医疗行为规范的要求造成的人为事故，实际可以避免的。医疗意外是指由于患者的特殊体质或者异常病情而发生的难以预料和防范的不良后果，医方不能预见，主观上也不存在过错

第三节 医疗风险评估与医疗风险管理

风险管理的思想与方法来源于企业的安全管理，最早由法国管理学家亨利·法约尔（Henri Fayol）于1916年提出，而风险管理真正作为一门科学得到人们的重视，是以1964年威廉姆斯和汉斯《风险管理与保险》一书的出版为标志，大体上，风险管理的学术流派可以分为"实体"学派和"建构"学派。现在我们通常讲的风险管理主要包括建立环境、风险评估（包括风险识别、风险分析、风险评价等三个子过程）、风险应对、监测与评审、沟通与咨询等五个部分，见下图2-1。通常讲，风险管理就是通过风险的识别、预测和衡量，选择有效的手段，控制风险，以降低成本和提高效率等的过程。而风险评估是包括风险识别、风险分析和风险评价的全过程。针对医院而言，风险管理的过程就是医疗风险管理的全过程，风险评估就是医院风险评估的三个子过程，见图2-1。

在如何进行风险管理具体操作上，中国标准化管理委员会在GB/T24353—2009《风险管理原则与实施指南》中阐述了风险管理原则、风险管理过程、风险管理的实施等内容。在GB/T27921—2011《风险管理风险评估技术》中研究了风险评估概念、风险评估过程、风险评估技术的选择，提出了涵盖头脑风暴法、结构化/半结构化访谈、德尔菲法等近30种技术方法。

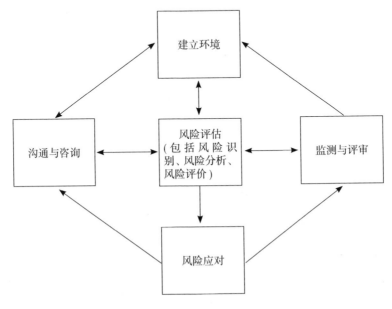

图 2-1 风险管理全过程

目前，我们通过梳理历史资料，发现我国医疗风险管理的思想最早发端于在 20 世纪 90 年代，那个时期一旦发生医疗风险基本实行国家统包统揽的做法，最终由国家承担兜底责任。而在改革开放后，初期医患之间的医疗纠纷并不突出，医疗风险管理也没有被医院、卫生部门所重视。随着我国医疗体制改革的深入，患者无偿享用公共医疗卫生资源的时代已逐步被国家提供基本医疗保障，患者承担部分医疗费用的制度所替代。既然是患者付费获得医疗服务的背景下，那么患者就有主张自己权益的权力，加之随着生活水平的提升，人们更加重视生命的质量，更加重视生命权的维护，对于医疗服务数量和质量都提出了更高的要求。

尤其是现在医患关系日趋恶化的态势下，如何客观评价医院面临的医疗风险问题，用风险管理的系统理论促进医院清醒认识风险因素、摸清风险源、评价风险等级、应对风险问题等，进而有的放矢地化解风险、提高服务质量，促进患者、医院实现和谐共处有着重要的现实价值。

下面对医疗风险管理中的最主要环节——风险评估（风险识别、风险分析、风险评价三个子过程）和风险应对的基本概念、理论、技术及其运用进行阐述。

风险识别是"发现、辨认和描述风险的过程"。其主要内容包括识别潜在事件、风险源（可能单独或共同引发风险的内禀潜在要素）、风险原因（诱发风险事件的原因）、后果以及后果的影响范围、性质等。而医疗风险识别则是发现、辨认和描述医疗风险的过程。其主要内容如图 2-2。

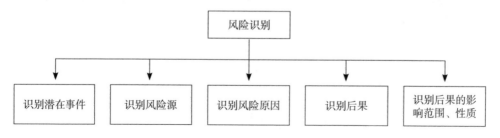

图 2-2 风险识别的主要内容

医疗风险识别阶段主要的输出成果是风险清单，为下一步风险分析提供基础。这个阶段关键的步骤在于采取合适的技术和方法去识别风险源和风险原因，因为适宜的风险评估技术和方法，将有助于高效地获得预期的风险评估效果。通常好的风险评估技术和方法需要满足以下一些原则：一是符合所建立的环境，满足环境的要求；二是实施结果应加深对风险性质和如何应对风险的认识、理解；三是有利于对风险评估基本问题的回答；四是符合风险准则；五是符合组织的实际情况；六是可追溯、可重复、可验证，具有可比性等。通常选择什么评估技术和方法还受制于研究的目标、决策者的需要、风险的类型和范围、风险发生的可能性、风险后果的严重程度、修改更新风险评估的必要性、法律法规以及合同的要求等因素的影响。简单地说，选择合适的风险评估技术和方法本身也是一门技术。

ISO/IEC31010：2009《风险管理 风险评估技术》标准向各组织推荐了31种风险评估的技术，并按照风险评估的三个子过程进行划分。而我国出台的GB/T27921—2011《风险管理 风险评估技术》国家标准则参考了上述标准。这些方法的适用程度可分为三个等级：SA（Strongly Available，非常适用）、A（Available，适用）、NA（Not Available，不适用）。本研究中，考虑到医疗风险评估的适用性，选取了其中适合于医疗风险评估的15种常用方法，具体见表2-3。

表2-3 风险评估技术和方法及其适用范围和影响因素

序号	风险识别及评估技术名称	说明	风险识别	风险分析			风险评价	影响因素			能否提供定量结果
				后果	可能性	风险等级		资源与能力	不确定性	复杂性	
1	头脑风暴法及结构化访谈	一种收集各种观点和评价在团队内进行评级的方法	SA	NA	NA	NA	NA	低	低	低	否
2	德尔菲法	一种综合各类专家观点并促成一致的方法	SA	NA	NA	NA	NA	中	中	中	否
3	情景分析法	在想象和推测基础上，对可能发生的未来情景加以描述	SA	SA	A	A	A	中	高	中	否
4	检查表法	提供一系列典型的需要考虑的不确定性因素加以选择	SA	NA	NA	NA	NA	低	低	低	否
5	风险矩阵法	一种将后果分级与风险可能性相结合的方式	SA	SA	SA	SA	A	中	中	中	是
6	压力测试法	在极端情况下评估系统运行的有效性，进而发现问题并进行改进的方法	–	–	–	–	——	中	中	中	是
7	风险指数法	一种有效划分风险等级的工具	A	SA	SA	A	SA	中	低	中	否

（续表）

序号	风险识别及评估技术名称	说明	风险识别	风险分析			风险评价	影响因素			能否提供定量结果
				后果	可能性	风险等级		资源与能力	不确定性	复杂性	
8	故障树分析法	对不良事件的可能性进行逻辑树形图分析的方法	A	NA	SA	A	A	高	高	中	是
9	因果分析法	对事件初始原因及其后果进行逻辑分析的方法	A	SA	SA	A	A	高	中	高	是
10	层次分析法	适用于多目标、多层次、多因素的复杂系统决策的方法	–	–	–	–	–	中	–	–	是
11	在险值（VAR）分析	基于统计学分析有效描述资产组合整体市场状况的方法	–	–	–	–	–	中	低	高	是
12	均值方差模型法	对收益和风险进行平衡分析的方法	–	–	–	–	–	中	低	中	是
13	马尔科夫分析法	对多种状态的可修复复杂关系进行分析的方法	A	SA	NA	NA	NA	高	低	高	是
14	蒙特卡洛模拟分析法	对系统内综合变化采用三角分布或者贝塔分析进行分析的方法	NA	NA	NA	NA	SA	高	低	高	是
15	贝叶斯分析法	利用先验分布数据评估结果可能性对概率产生进行模拟的方法	NA	SA	NA	NA	SA	高	低	高	是

从上述对风险评估技术和方法的适用性和影响因素的分析发现，在风险识别阶段，要有效地识别风险源和风险原因，并且花费较小的代价，可以选取头脑风暴法及结构化访谈、德尔菲法、检查表法、风险矩阵法、风险指数法、故障树分析法、因果分析法等方法。从医疗风险管理的整体考虑，在风险识别阶段可采用头脑风暴法及结构化访谈与因果分析法相结合，在风险分析和风险评价阶段则采用风险矩阵方法。其原因一是在风险识别阶段，先采用头脑风暴法及结构化访谈可以尽可能地吸收各专家的意见，视野比较开阔，问题比较开放，能够尽可能多地识别风险源和风险原因；二是在风险识别阶段的第二个步骤，再采用因果分析法对事件初始原因及其后果进行逻辑分析，梳理风险类别，有助于为后续定量地分析风险的可能性和后果；三是在风险评价阶段，采用风险矩阵法可以对风险的可能性和后果、风险等级等实现定量化、可视化的表达。

所谓头脑风暴法就是指刺激并鼓励一群知识渊博的人员畅所欲言，以发现潜在的失效模式及相关危险、风险、决策标准及处理办法。而所谓因果分析法就是将造成某项事件（结果）的诸多原因，以系统的方式进行图解，用图表来表达事件（结果）与原因之间关系的一种方法。由于因果分析法的图示形状像鱼骨一样，因此又叫鱼骨图法，1953年由日本川崎制铁公司石川馨在寻找产生某种质量问题原因时而发明。就医疗风险而言，我们知道发生问题的原因是多种多样的，表现形式也五花八门，而每个原因又有产生它的许多子原因，将这些有关联的风险因子分门别类加以归纳，可以绘制成一张鱼骨图，进而清晰地了解其因果关系。通常，鱼骨图以原因型鱼骨图和对策型鱼骨图为主。原因型鱼骨图的示例如图2-3，鱼头在右，问题通常以"为什么……"来写，即风险事件，大鱼刺是一个大原因，鱼刺上的小刺是小原因。

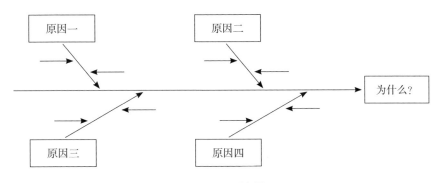

图2-3 原因型鱼骨图

目前，医患关系紧张与政府对医疗的投入不足、医疗卫生立法的摇摆、媒体以保护患者为初衷报道偏颇等诸多因素都有关系。粗略地看，医疗风险的相关因素可分为：一是社会因素，比如政府投入资金有限、卫生资源分配不合理、患者对诊治疾病的期望值不切合实际等；二是管理因素，包括政府管理和医院自身管理的问题，一些医疗措施不规范、医务人员医疗过失行为等；三是技术因素，包括医疗技术本身的高端性要求等；四是疾病本身的复杂性原因，比如患者特殊的体质，患者的心理等，可以说原因多种多样。

有问卷调查开展风险分析和风险评价，在风险识别阶段，对某医院管理、临床、护理等医疗领域的专家采取了头脑风暴法和结构化访谈，对医院医疗风险的风险源、风险原因等进行了系统梳理，医疗风险与诱发因素之间的因果关系，见鱼骨图2-4。

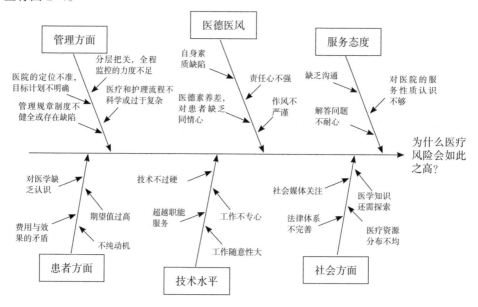

图2-4 某医院医疗风险识别鱼骨图

具体来讲如下。

一是从管理方面看，主要有医院的定位不准、目标计划不明确；分层把关、全程监控的力度不足；管理规章制度不健全或存在缺陷；医疗和护理流程不科学或者过于复杂等原因。

二是从医德医风方面看，主要有自身素质缺陷；责任心不强；医德素养差，对患者缺乏同情心；工作作风不严谨等原因。

三是从服务态度方面看，主要有缺乏沟通、对医院的服务性质认识不够；解答问题不耐心等原因。

四是从患者方面看，主要有对医学缺乏认识；期望值过高；费用与效果的矛盾；不纯动机等原因。

五是从技术水平方面看，主要有技术不过硬；超越职能服务；工作不专心；工作随意性大等原因。

六是从社会方面看，主要有社会媒体关注；医学知识还需探索；法律体系不完善；医疗资源分布不均等原因。

上述的原因分析只是将主要的风险原因列出来，难以穷尽。在风险识别阶段，要找到医疗风险发生的主要原因，并进行分类和下一步的风险分析。

风险分析就是理解风险特性、确定风险等级的过程。具体而言包括分析潜在事件、风险源、风险原因；分析风险后果、发生的可能性；分析影响后果、可能性的各种因素；确定风险等级等过程。而医疗风险分析就是理解医疗风险特性、确定风险等级的过程，见图 2-5。

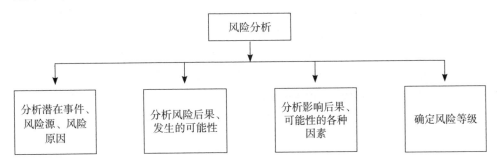

图 2-5　医疗风险分析的主要内容

医疗风险分析阶段的诸多内容中，关键的环节在于分析医疗风险后果、分析发生的可能性和确定医疗风险等级。具体而言，假设医疗风险后果用 C 来表示严重程度，医疗风险发生的可能性用 P 来表示，那么医疗风险等级（一个风险或组合风险的大小，依据后果和可能性的结合来表示）就可以用 R 来表示。三者的关系，如以下公式所示。

$$R = R(P, C)$$

医疗风险后果、发生的可能性和医疗风险等级，这三者的函数关系，其结合方式多种多样，可以是明确的，也可以是隐含的。在风险分析阶段，采用风险矩阵方法（风险矩阵方法是用于识别风险和对其进行优先排序的有效工具。它可以直观地显现出风险的分布情况，有助于确定风险管理的关键控制点和风险应对方案），那么医疗风险等级 R 就是后果发生的可能性和严重程度的乘积，其公式如下所示。

$$R = P \times C$$

医疗风险进行识别后，要对风险的种类和层次进行划分，找出哪些是主要风险、哪些是次要风险及其各自权重。可以采用层次分析法（Analytic Hierarchy Process，AHP），就是"通过专家的主观判断和推理与实际情况联系起来，对客观目标层进行层层分析，并且可以对所有因素相对于上一级总的目标按重要性（或偏好程度）进行排序"。其前提是拥有比较大量的调查数据和比较多的专业人士来保证医疗风险因子能够得到科学合理的等级分层和重要性排序。通过医疗风险评估衡量各类医疗风险发生的可能性及其潜在的损失程度，对风险危害程度进行重要性排序，从而确认医疗风险等级。

在风险分析阶段可采用帕累托分析法（Pareto Analysis），它是"一种把影响质量的因素区分为重要的少数与次要的多数，并从中找出影响质量的主要因素、关键因素以及次要因素三种类型的一种统计方法"。通过对医疗风险中同一层次上的各个风险因子进行主次分析，定性地将风险因子分为高风险、中风险和低风险因子，但至少需要多年的相关数据积累。

在医疗风险分析阶段的输出成果是风险后果、发生的可能性和风险等级，那么究竟这个医疗风险是否影响医院的生存和发展，需要对其进行进一步的评价。风险评价是"将风险分析的结果与风险准则相比较，以决定风险的大小或者可接受或者可容忍的过程"。其目的在于协助进行风险应对决策，为哪些风险需要应对、实施应对的优先顺序和所选择的应对方式做准备。风险评价阶段主要包括形成风险图谱（确认各个风险的P值、C值基础上，将各个风险点的坐标标入风险矩阵中，形成风险图谱）、进行风险等级排序、形成风险应对初步建议等内容。医疗风险评价就是将医疗风险分析的结果与医疗风险准则相比较，以决定医疗风险大小的可接受或者可容忍的过程。其主要内容如图2-6。

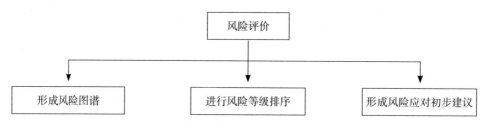

图2-6 医疗风险评价的主要内容

在风险评价阶段，一个非常重要的环节是建立风险准则，这是评价风险重要性的依据和参照系。其中最重要的是两个核心准则：风险后果严重程度的C准则和风险发生可能性的P准则。风险准则的依据和来源如表2-4。

表2-4 风险准则的依据和来源

		通用准则	医院准则
风险准则的依据	外部依据	ISO31000：2009《风险管理 原则与指南》等国际标准；GB/T24353：2009《风险管理原则与实施指南》等国家标准；国资委《中央全面风险管理指引》、五部门《企业内部控制基本规范》等行业标准	《医疗器械监督管理条例》《医疗事故处理条例》《医疗事故技术鉴定暂行办法》《医疗事故分级标准》等
	内部依据	组织建立风险管理的有关制度、规范等	医院建立风险管理的有关制度、规范等

（续表）

		通用准则	医院准则
风险准则的来源		过程的目标；组织在有关文件中已识别的准则；通用的数据源；普遍接受的行业准则；对特殊设备、用途的法律及其他要求	诊疗过程的目标；医院在有关文件中已识别的准则；医院的相关数据源；普遍接受的医院管理准则；对特殊医疗设备、用途的法律及其他要求

当然，风险准则的确立受到多种因素的影响，本质上看主要是来自组织风险偏好的影响，所谓风险偏好是"组织愿意寻求或者保留的风险数量和种类"。这种偏好不仅仅是通常的激进或者保守风格，还包括风险的数量和种类。按照通常的理解，医院的风险偏好肯定是很保守的，风险的数量和种类肯定越少越好，但是实际上却很难做到零风险，进而确定零风险准则。

风险评价的阶段主要输出的成果是风险带下的风险图谱。所谓风险带就是"在风险矩阵方法中，以横坐标P、纵坐标C所构成的二维平面上的一个封闭区域"。通常可以划分为风险上带（即风险不可容忍带，就是无论活动能带来什么利益，风险带中的风险等级都不可容忍，无论应对成本多大都必须应对）；风险中带（对该风险带中的风险，要考虑实施风险应对的成本与收益，并平衡机会和潜在的后果之间的关系）；风险下带（即风险可接受带，就是该风险带来的风险微不足道，不需采取什么措施）。

医疗风险应对是"将改变风险的过程"，它本质上是一个管理的动态过程。通常，可选择的应对思路包括：一是不开展或者不再继续导致风险的活动，以规避风险；二是为寻求机会而承担风险；三是消除风险源；四是改变可能性；五是改变后果；六是与其他团体或各方分担风险；七是慎重考虑后决定是否保留风险等。

因此，细化到具体的医疗风险应对方式上则多种多样，常用的有风险控制、风险转移、风险规避、风险接受等方式。风险控制是组织正在改变风险的措施。一是改变可能性，主要采取事先控制措施；二是改变后果，主要采取事先控制、事后补救等措施。风险转移是通过合同或非合同的方式将风险转嫁给另一个人或单位的一种风险处理方式。风险规避是通过计划的变更来消除风险或风险发生的条件，保护目标免受风险的影响。风险接受是承担某一特定风险的决定。从上述几种风险应对方式的定义，可以看出目前探讨和使用最多的是风险控制。由此，理论界和实务界派生出了有关风险控制（也即内部控制的重要组成）的许多理论和政策。在风险应对阶段，我们把风险评价的结果，风险带与风险应对的方式相结合来统筹考虑，如表2-5。

表 2-5 风险评价与风险应对方式的选择

风险评价结果	风险应对方式	风险应对原则
风险上带（风险不可容忍带）	风险控制、风险转移、风险规避等	优化现有内控制度和业务流程，使该风险的剩余风险落入低风险范围内。否则考虑寻求外部单位分担该风险，甚至进行风险规避
风险中带	风险控制、风险转移、风险规避等	优化现有内控制度和业务流程，使风险负面后果及发生概率最小化，正面后果及发生概率最大化，使得该剩余风险落入低风险范围内
风险下带（风险可容忍带）	风险接受	保持现有内控力度不放松，制定风险事后应对方案

医疗专家们指出在门诊、住院、出院、诊断、治疗、康复等医疗行为的全过程中，医疗风险无处不在。在实际医疗行为中，很多医疗损害并不都是由于医疗事故或者医疗过错造成的，很多非医疗事故及无医疗过错情形下的医疗损害处理起来无依据可循。在现实中，患者从自身的角度思考，不论医院有无过错，医师有无过失，只要医疗行为对患者造成了医疗损害，就会要求赔偿。而站在医院的角度，出现医疗损害后，那些医院无过错、医师无过失的行为就没有赔偿依据，这样的认识分歧常会导致医疗纠纷频发。

相对于其他高风险行业，国内外医疗界对于医疗风险的研究与管理起步要晚得多，而且到目前为止还缺乏成熟的经验。比如，还没有完善的医疗风险监控网络，无法全面掌握医疗风险发生的详细数据，难以及时对医院面临的医疗风险进行评估，无法通过相应的预警机制进行干预等。可以说，我国的医疗风险评估与医疗风险管理的工作还任重而道远。

（邓维权）

中篇 医疗风险管理的实践

第三章 医院的医疗风险评估

第一节 医院的基本情况

某医院的前身是始建于 1952 年 5 月的某铁路分局卫生所，1979 年 5 月，更名为分局门诊部，1993 年 5 月经铁路局批准改建制为医院。1997 年 4 月 1 日，更名为铁路分局医院。2001 年 4 月，医院通过市卫生局二级甲等综合医院评审，2003 年 9 月通过爱婴医院评审。2004 年 8 月通过二甲医院复查。2004 年 12 月由铁路分局移交至市卫生局行政管理。

现医院是一家集医疗、教学、科研、预防、保健、康复为一体的二级甲等综合医院。2012 年荣登"中国公立医院服务创新榜"，上榜理由是"2012 年最佳管理创新模范医院"。医院开放床位 363 张，设一级临床（内科、外科、妇产科、儿科、口腔科、五官科等）科室 15 个、一级医技（医学检验科、医学影像科等）科室 4 个。医院现有在岗职工 477 人，其中高级卫生技术人员 40 人，中级卫生技术人员 112 人，拥有某省医学会医学工程专业委员会、省医学会肾脏病分会等省、市专委会委员 15 人。

医院拥有德国史道斯和美国史赛克腹腔镜、美国 GE 彩色多普勒超声诊断仪、德国西门子多层 CT、日本奥林巴斯纤维胆道镜和十二指肠镜、英国等离子电刀、日本奥林巴斯全自动生化仪、德国罗氏电化学发光免疫分析仪、荷兰菲利浦 C 形臂 X 线机、高端体检车等先进医疗设备。

肾内科是市医管局批准的市级重点学科，微创胆道外科、微创泌尿外科和健康管理科是医院的特色专科。其中，肾内科拥有 100 张床位，双反渗水处理机、全自动复用机和进口血透、血滤机 95 台。肾内科血液净化室在省内享有较高知名度，血透患者达 400 人，年透析 5 万余次，规模位居某市级医院首位，为急慢性肾衰竭、药物中毒患者提供先进、有效的治疗。

作为市管公立医院，医院全面推进"惠民生、促发展"亲民温馨服务十大路径，全面深化"预约、导医、结算、回访、开放"五大提档升级工作，开展"一卡通""星级标准""回音壁"、院长接访、财务管家、"温馨卡"、便民医疗、移动医院、健康促进、志愿岗位等服务。同时，根据患者需求，不断开拓创新，探索更多、更好的优质服务路径，为真正做到"立院为公、服务为民、患者至上、廉洁从医"而努力奋斗，以实际行动办好让人民满意的医院。

第二节　医院医疗风险调查问卷设计的过程和原则

一、调查问卷设计的过程

在风险识别阶段，对医院临床、护理、管理等医疗领域的专家采取头脑风暴法和结构化访谈，对医院医疗风险的风险源、风险原因等进行系统梳理和风险分类。为了在医疗风险识别阶段形成的医疗风险清单基础上，对各主要医疗风险的可能性和后果进行定量计算，采用风险矩阵方法对风险等级进行确定。目的是全面了解医院医疗风险的整体情况，扩大调查对象、调查深度和调查广度。

二、调查问卷设计的原则

调查问卷的设计首先要遵循一般的几个原则，比如目的性原则、可接受性原则、顺序性原则、简明性原则、匹配性原则等，还需根据医疗的特殊性遵循以下原则：

一是体现以患者为中心的原则。我们进行医疗风险评估的根本目的在于改善与患者的关系，为患者提供更好、更优质的服务，提高患者的生命质量，这是进行调查的根本目的。

二是可控性原则。考虑到医疗风险评估和管理的复杂性，我们只能就目前能够掌握的方法、技术和认识水平进行研究，并提出问卷调查的设计。

三是独立性原则。就是本次对某医院医疗风险评估不带有其他功利的色彩，不涉及考评等利益关系，以便于反映医护人员的真实意图。

第三节　医院医疗风险调查问卷设计的有效性和可靠性

所谓调查问卷设计的有效性即效度（Validity），它是指测量工具或手段能够准确测出所需测量的事物的程度。包括内容效度、结构效度等。

一是内容效度，它是指所选的项目是否能够代表调查表测量的主要特征。主要依据调查表设计人员的主观判断，确保选择的项目能基本反映医院面临的医疗风险情况，在形式和用语上做到表达清晰、言简意赅、通俗易懂，争取调查问卷具有较好的内容效度。

二是结构效度，它是指调查结果体现出来的某种结构和测量值之间的相应程度。主要依据相关性分析和因子分析等进行验证。采取相关分析验证，就是对每个项目的得分与所属的因子得分的相关性分析和各个因素之间的相关性进行分析。

所谓调查问卷设计的可靠性即信度（Reliability），它是指采用同样的方法对同一对象重复测量时所得结果的一致性程度。信度系数越高即表示该调查的结果越一致、稳定与可靠。信度只受随机误差的影响，随机误差越大，信度越低。采用最常用的 Cronbach's Alpha 信度系数法，按照常规而言，一份信度系数好的量表或问卷，信度系数最好在 0.80 以上，这说明调查问卷的可靠性符合要求。

通常为了保证问卷具有较高的有效性和可靠性，可采取以下几个步骤：一是在风险识别阶段，用头脑风暴法及结构化访谈方法邀请经验丰富的专家进行开放式回答，尽可能多地识别风险源和风险原因，为调查问卷提供分析基础；二是在风险分析和风险评价阶段，对尽可能多的医务人员（覆盖率争取在 20% 以上）进行问卷调查，保障问卷覆盖范围的有效性；三是在正式调查前，针对内科等大科室进行试调查，并根据调查反馈的意见和建议对题目和选项进行调整，最后形成正式调查问卷。

第四节　医院医疗风险调查的结果分析

采取随机发放的方式发放了 100 份问卷，回收有效问卷 97 份，回收率为 97%，占在岗职工 477 人的 20% 以上，符合开展调查对覆盖面的要求；其次，根据医院各科室的就诊量等的实际，对每个科室的问卷发放数量进行了倾斜，以利于结果更加真实。

一、受调查者背景分析

问卷反映的受调查者性别、年龄、科室等基本情况统计如下：

一是性别比例看，男性为 31 人，占比 32%，女性为 66 人，占比 68%，女性居多。

二是年龄结构看，30 岁以下的 30 人，占比 31%；30 ~ 39 岁的 39 人，占比 40%；40 ~ 49 岁的 24 人，占比 25%；50 岁以上的 4 人，占比 4%，总体上看以中青年居多。

三是从科室来看，根据日常每个科室的病患数量对问卷分配进行了调整，内科 36 份、外科 10 份、五官科 2 份、口腔科 3 份、放射科 3 份、儿科 1 份、中医科 1 份、超声科 2 份、医务科 2 份、麻醉科 5 份、检验科 2 份、急诊科 8 份、血透室 12 份、门诊

1 份、妇产科 6 份、药剂科 3 份，基本覆盖医院所有的科室。

医院面临的医疗环境分析，见表 3-1、表 3-2。

表 3-1　问题 1，本科室每年产生的医疗纠纷的次数

次数	无	1～9 次	10～19 次	20 次以上
人数	48	38	3	8
占比	49%	39%	3%	8%

一是从医疗纠纷产生的次数上看，选择无医疗纠纷的有 48 人，占比 49%；1～9 次的 38 人，占比 39%；10～19 次的 3 人，占比 3%；20 次以上的 8 人，占比 8%，总体上看，医疗纠纷发生的频率在 10 次以内的占 89%，10 次以上的仅占 11%，总体上看医疗纠纷事件数可控。

二是从分科室上看，由于本身内科样本量较大，比较具有代表性，其选择无医疗纠纷的为 15 人，1～9 次的为 21 人，10 次以上的为 0 人，与全院总体趋势相差不大。

表 3-2　问题 2，您认为本院或者本科室医患关系如何

类型	非常好	好	一般	差	很差
人数	17	40	32	8	0
占比	18%	41%	33%	8%	0

选择医患关系非常好的有 17 人，占比 18%，选择好的 40 人，占比 41%；选择一般的 32 人，占比 33%；选择差的 8 人，占比 8%；选很差的 0 人，占比 0，总体上看认为医患关系比较良好的占 59%，超过一半，但是值得注意的是认为一般或者差的占 41%，形势并不容乐观，这既有医院内部的因素也有医院外部的因素。

二、医疗风险发生的可能性（P）分析

对医院各类医疗风险的 P 值分析，前提需要在风险识别阶段已经对风险源和风险原因进行了较为深入研究，采取头脑风暴法及结构化访谈和鱼骨图的方式，梳理出医院医疗风险的主要种类和结构层次。在医疗风险分析阶段，参考 AHP 分析法的思想，将医院的医疗风险层次简单分为目标层、准则层和项目层三个层次。所谓的目标层是"最终的判定目标"；准则层是"判定依据的标准与规范，其往往是多个准则的集合"；项目层是"在目标层和准则层约束下的各项具体项目"。假设，将目标层定义为医疗风险（总体），准则层从医疗风险发生的来源进行分类，可以分为医源性（医院方责任）和非医源性（非医院方责任），项目层就是具体医疗风险的种类，见表 3-3、表 3-4。

表 3-3　医疗风险的层次

目标层	准则层	项目层
医疗风险（R）	医源性（医院方责任）医疗风险（R1）	医院管理不善（R1.1）
		医患关系沟通不到位（R1.2）
		医疗质量不高（R1.3）
		医疗设备故障（R1.4）
		医护人员医德医风不高、服务意识不强（R1.5）
		其他（R1.6）
	非医源性（非医院方责任）医疗风险（R2）	患者疾病本身的复杂性（R2.1）
		患者及家属医疗知识缺乏等个人原因（R2.2）
		社会舆论等的影响（R2.3）
		医疗保险等第三方原因（R2.4）
		其他（R2.5）

表 3-4　问题 3，您认为以下哪些医源性（医院方责任）医疗风险容易发生（可多选）

	医院管理不善	医患关系沟通不到位	医疗质量不高	医疗设备故障	医护人员医德医风不高、服务意识不强	其他
人数	48	74	56	60	24	12
占比	18%	27%	20%	22%	9%	4%

从医源性医疗风险发生的情况看，认为由于医院管理不善造成的有 48 人，占比 18%（由于是多选，采用累计法而不简单用 100 作为基数来表达更为准确）；认为由于医患关系沟通不到位造成的有 74 人，占比 27%；认为医疗质量不高造成的有 56 人，占比 20%；认为医疗设备故障造成的有 60 人，占比 22%；认为医护人员医德医风不高、服务意识不强造成的有 24 人，占比 9%；认为其他原因造成的有 12 人，占比 4%。对上述原因进行排序如下图表 3-5：

表 3-5　医源性（医院方责任）医疗风险排序

类型	医院管理不善	医患关系沟通不到位	医疗质量不高	医疗设备故障	医护人员医德医风不高、服务意识不强	其他
序号	4	1	3	2	5	6

可见，正如大多数对医患关系满意度测评结果显示的一致，医患关系沟通问题成为医源性医疗风险的首发原因，随后才是设备问题、技术问题、管理问题和医德医风问题。

从非医源性风险发生的情况看，认为由于患者疾病本身的复杂性造成的有 87 人，占比 27%；认为由于患者及家属医疗知识缺乏等个人原因造成的有 86 人，占比 27%；认为由于社会舆论等的影响造成的有 79 人，占比 25%；认为由于医疗保险等第三方原因造成的有 64 人，占比 20%；认为其他原因造成的有 5 人，占比 2%，见表 3-6。对上述原因进行排序如表 3-7。

表 3-6　问题 4，您认为以下哪些非医源性（非医院方责任）医疗风险容易发生（可多选）

	患者疾病本身的复杂性	患者及家属医疗知识缺乏等个人原因	社会舆论等的影响	医疗保险等第三方原因	其他
人数	87	86	79	64	5
占比	27%	27%	25%	20%	2%

表 3-7　非医源性（非医院方责任）医疗风险排序

类型	患者疾病本身的复杂性	患者及家属医疗知识缺乏等个人原因	社会舆论等的影响	医疗保险等第三方原因	其他
序号	1	2	3	4	5

可见，从医护人员角度看，非医源性风险根源主要还是在于疾病本身。据调查，目前仍然还有许多疾病我们未知或者没有治疗手段，这是导致非医源性医疗风险最根本的因素。比如 AIDS 目前仍然没有有效治疗药物，又比如最近肆虐非洲的埃博拉（Ebola virus）病毒，是一种十分罕见的病毒，目前尚未有任何疫苗被证实有效，有高达 90% 的致死率，生物安全等级为 4 级（艾滋病为 3 级，SARS 为 3 级）。

同时，作为普通群众难以对医疗领域的专业知识进行深度的了解，也是很重要的原因。据报道，医院就诊者和陪诊者自救自护知识十分有限，普遍对冠心病、心绞痛发作时的急救方法不了解，对脑血管意外、车祸外伤、猝死等意外情况束手无策，60% 以上的被调查者迫切需要补充有关急救知识。此外，社会舆论的影响也很大，尤其是近几年来发生的医疗纠纷案件层出不穷，社会舆论起到推波助澜的作用。

三、医疗风险的后果（C）分析

为了定量分析医院各类医疗风险的严重程度（后果 C 值），我们采用李克特量表（Likert scale）方法对医疗风险的后果进行打分。该方法是属评分加总式量表最常用的一种。该量表由一组陈述组成，比如有"非常同意""同意""不一定""不同意""非常不同意"五种回答，分别记分 5、4、3、2、1，调查者的态度总分就是对各道题回答所得分数的加总，这一总分可以说明态度的强弱。当然进一步而言，将所有被调查者的得分进行平均，则得出被调查者对该评价对象的总体态度。在这里，我们针对医护人员对医疗风险潜在的损失程度进行主观判断，设计了一组陈述"您认为某原因导致的医疗风险大不大？"，并附有"很大""大""一般""小""很小"五种回答，对应的选项分值分别记为 5、4、3、2、1。

从表 3-8 可见，认为医院管理的问题导致风险发生的潜在损失程度很大的有 9 人，计 45 分；认为大的有 45 人，计 180 分；认为一般的有 39 人，计 117 分；认为小的有 4 人，计 8 分；认为很小的有 0 人，计 0 分。总分 350，平均分 3.61，介于大和一般之间，总体上看医院管理问题导致的风险较大。

表 3-8　问题 5，您认为目前因为医院管理的问题导致的风险大不大

类型	很大	大	一般	小	很小
人数	9	45	39	4	0
分数	45	180	117	8	0

从表 3-9 可见，认为医患关系沟通不到位导致风险发生的潜在损失程度很大的有 5 人，计 25 分；认为大的有 56 人，计 224 分；认为一般的有 30 人，计 90 分；认为小的有 6 人，计 12 分；认为很小的 0 人，计 0 分。总分 351 分，平均分 3.62，介于大和一般之间，总体上看医患关系沟通问题导致的风险较大。

表 3-9　问题 6，您认为目前因为医患关系沟通不到位导致的风险大不大

类型	很大	大	一般	小	很小
人数	5	56	30	6	0
分数	25	224	90	12	0

从表 3-10 可见，认为医疗质量的问题导致风险发生的潜在损失程度很大的有 7 人，计 35 分；认为大的有 35 人，计 140 分；认为一般的有 47 人，计 141 分；认为小的有 8 人，计 16 分；认为很小的 0 人，计 0 分。总分 332 分，平均分 3.42，介于大和一般之间，总体上看医疗质量问题导致的风险较大。

表 3-10　问题 7，您认为目前因为医疗质量的问题导致的风险大不大

类型	很大	大	一般	小	很小
人数	7	35	47	8	0
分数	35	140	141	16	0

从表 3-11 可见，认为医疗设备的问题导致风险发生的潜在损失程度很大的有 7 人，计 35 分；认为大的有 48 人，计 192 分；认为一般的 36 人，计 108 分；认为小的有 6 人，计 12 分；认为很小的 0 人，计 0 分。总分 347 分，平均分 3.58，介于大和一般之间，总体上看医疗设备问题导致的风险较大。

表 3-11　问题 8，您认为目前因为医疗设备的问题导致的风险大不大

类型	很大	大	一般	小	很小
人数	7	48	36	6	0
分数	35	192	108	12	0

从表 3-12 可见，认为医护人员医德医风、服务意识的问题导致风险发生的潜在损失程度很大的有 1 人，计 5 分；认为大的有 26 人，计 104 分；认为一般的有 37 人，计 111 分；认为小的有 23 人，计 46 分；认为很小的有 10 人，计 10 分。总分 276 分，平均分 2.85，介于一般和小之间，总体上看医护人员医德医风、服务意识问题导致的风险较小。

表 3-12　问题 9，您认为目前因为医护人员医德医风、服务意识的问题导致的风险大不大

类型	很大	大	一般	小	很小
人数	1	26	37	23	10
分数	5	104	111	46	10

从表 3-13 可见，认为患者疾病本身的复杂性导致风险发生的潜在损失程度很大的有 27 人，计 135 分；认为大的有 56 人，计 224 分；认为一般的有 12 人，计 36 分；认为小的有 2 人，计 4 分；认为很小的有 0 人，计 0 分。总分 399 分，平均分 4.11，介于很大和大之间，总体上看患者疾病本身的复杂性导致的风险很大。

表 3-13　问题 10，您认为目前因为患者疾病本身的复杂性导致的风险大不大

类型	很大	大	一般	小	很小
人数	27	56	12	2	0
分数	135	224	36	4	0

从表 3-14 可见，认为患者及家属医疗知识缺乏等个人原因导致风险发生的潜在损失程度很大的有 31 人，计 15 分；认为大的有 53 人，计 212 分；认为一般的有 13 人，计 39 分；认为小的有 0 人，计 0 分；认为很小的有 0 人，计 0 分。总分 406 分，平均分 4.19，介于很大和大之间，总体上看患者及家属医疗知识缺乏导致的风险很大。

表 3-14　问题 11，您认为目前因为患者及家属医疗知识缺乏等个人原因导致的风险大不大

类型	很大	大	一般	小	很小
人数	31	53	13	0	0
分数	155	212	39	0	0

从表 3-15 可见，认为社会舆论的影响导致风险发生的潜在损失程度很大的有 38 人，计 190 分；认为大的有 48 人，计 192 分；认为一般的有 11 人，计 33 分；认为小的有 0 人，计 0 分；认为很小的有 0 人，计 0 分。总分 415 分，平均分 4.28，介于很大和大之间，总体上看社会舆论等的影响导致的风险很大。

表 3-15　问题 12，您认为目前因为社会舆论的影响导致的风险大不大

类型	很大	大	一般	小	很小
人数	38	48	11	0	0
分数	190	192	33	0	0

从表 3-16 可见，认为医疗保险等第三方原因导致风险发生的潜在损失程度很大的有 16 人，计 80 分；认为大的有 47 人，计 188 分；认为一般的有 31 人，计 93 分；认为小的有 3 人，计 6 分；认为很小的有 0 人，计 0 分。总分 367 分，平均分 3.78，介于一般和大之间，总体上看医疗保险等第三方原因导致的风险较大。

表 3-16　问题 13，您认为目前因为医疗保险等第三方原因导致的风险大不大

类型	很大	大	一般	小	很小
人数	16	47	31	3	0
分数	80	188	93	6	0

从表 3-17 可见，认为上述类型未涵盖到但确实存在的某种风险导致潜在损失程度很大的有 6 人，计 30 分；认为大的有 29 人，计 116 分；认为一般的有 20 人，计 60 分；认为小的有 1 人，计 2 分；认为很小的有 0 人，计 0 分。总分 208 分，平均分 2.14，介于一般和小之间，总体上未涵盖到但确实存在的某种后果导致的风险较小。

表 3-17　问题 14，您认为上述类型未涵盖到但确实存在的某种风险大不大

类型	很大	大	一般	小	很小
人数	6	29	20	1	0
分数	30	116	60	2	0

上述医疗风险发生的潜在损失程度进行归纳和总结如表 3-18。

表 3-18　医疗风险发生的潜在损失程度（C 值）

类型	医院管理不善 (R1.1)	医患关系沟通不到位 (R1.2)	医疗质量不高 (R1.3)	医疗设备故障 (R1.4)	医护人员医德医风不高、服务意识不强 (R1.5)	患者疾病本身的复杂性 (R2.1)	患者及家属医疗知识缺乏等个人原因 (R2.2)	社会舆论的影响 (R2.3)	医疗保险等第三方原因 (R2.4)	其他
总分	350	351	332	347	276	399	406	415	367	208
平均分	3.61	3.62	3.42	3.58	2.85	4.11	4.19	4.28	3.78	2.14

（续表）

类型	医院管理不善(R1.1)	医患关系沟通不到位(R1.2)	医疗质量不高(R1.3)	医疗设备故障(R1.4)	医护人员医德医风不高、服务意识不强(R1.5)	患者疾病本身的复杂性(R2.1)	患者及家属医疗知识缺乏等个人原因(R2.2)	社会舆论的影响(R2.3)	医疗保险等第三方原因(R2.4)	其他
等级	较大	较大	较大	较大	较小	很大	很大	很大	较大	较小
排序	6	5	8	7	9	3	2	1	4	10

风险等级上看，处于 4 分以上（风险大）的有 2 个，排序依次是社会舆论的影响、患者及家属医疗知识缺乏等个人原因；处于 3 分到 4 分之间（风险一般到风险大）的有 6 个，排序依次是患者疾病本身的复杂性、医疗保险等第三方原因、医患关系沟通不到位、医院管理不善、医疗设备故障、医疗质量不高；处于 2 分到 3 分之间（风险小到风险一般）有 2 个，排序依次是医护人员医德医风不高、服务意识不强及其他原因。此外，从风险分类可以看出，因为调查对象是立足于医护人员，因此出于本位主义考虑，认为有关非医源性医疗责任风险较大的占 4 个，达到 40%。

四、医疗风险的影响分析

从表 3-19 可见，现在医院医患关系紧张给医院方带来的影响是多方面的，大的会影响医院的就诊量、社会评价等，小到影响医护人员个人，在前期对部分医护人员进行访谈的基础上，调查问卷将其归纳为五个方面。选择医院就诊量下降的有 64 人，占比 21%；选择社会地位下降的有 7 人，占比 26%；选择人身安全受到威胁的有 91 人，占比 30%；选择收入受到影响的有 67 人，占比 22%；选择其他的有 4 人，占比 1%。

表 3-19　问题 15，您认为目前医患关系不理想带来的负面影响有什么

类型	医院接诊量下降	社会地位下降	人身安全受到威胁	收入受到影响	其他
人数	64	79	91	67	4
占比	21%	26%	30%	22%	1%

总体上看，医患关系紧张带来的直接后果是医护人员在工作场所的心理压力很大，随时担心因为诊疗问题与患者产生纠纷，进而一些不理智的病患采取暴力行为威胁人身安全，这非常值得医院方面重视。第一，一方面加强安保力量，切实维护医院正常就诊秩序；另一方面要从解决问题的根源寻找办法，既解决医护人员人身安全保障问题，又解决病患正常就诊的问题。第二，因为媒体等的介入扩大了一些医疗纠纷、医疗事故等的负面影响，造成社会舆论普遍对医护人员的评价偏负面。一方面造成医护人员职业荣

誉感的下降；另一方面造成病患对医护人员诊疗行为、过程和结果的不信任。如何与媒体等进行及时、有效的沟通，极大考验医院管理者的能力。第三，一旦发生医疗纠纷、医疗事故等，该医院在社会中的不良形象直接导致就诊量的下降，进而导致医院获得的诊疗收入下降，医师的收入随之下降，这是一个连锁反应。

五、医疗风险的应对

如果发生了医疗纠纷、医疗事故等医疗风险并不可怕，因为本身它是客观存在的，那么如何去进行风险控制？从对医护人员的调查可以发现一些端倪，从归因的角度分析，既然之前分析了医源性医疗风险和非医源性医疗风险，作为医院方可控的角度出发，主要应该对医源性医疗风险的应对进行调查。从调查发现，选择加大医疗设备投入化解或者降低医疗风险，提高患者满意度的有63人，占比19%；选择保障患者知情权的有57人，占比17%；选择提高医疗服务质量的有76人，占比23%；选择改善社会舆论环境的有80人，占比24%；选择提高医护人员医德的有45人，占比13%；选择其他的有16人，占比5%。总体上看，医护人员认为首先应该改善舆论环境，其次提高医疗服务质量、加大医疗设备投入、保障患者知情权以及其他，见表3-20。

表3-20　问题16，您认为通过什么方式可以化解或者降低医疗风险，提高患者满意度

类型	加大医疗设备投入	保障患者知情权	提高医疗服务质量	改善社会舆论环境	提高医护人员医德	其他
人数	63	57	76	80	45	16
占比	19%	17%	23%	24%	13%	5%

一旦医疗风险真实发生，我们需要采取很多种方式进行应对，归纳起来主要有协商解决、行政解决、诉讼解决、其他不正常途径解决等方式。协商解决是指当事人双方或者通过第三方在友好的气氛中，不经法律部门解决的一种方法；行政解决是指协商解决未达成协议，如一方不同意协商，或者协商解决的结果未达到双方一致时，提出由卫生行政部门介入解决的一种方法；诉讼解决是指当事人双方不能达成一致意见向人民法院提起诉讼的一种方法；其他不正常途径解决是指采用不正当的途径解决问题，比如医闹等。从时效性看，现在出现的医闹等问题，往往试图通过媒体介入、外部介入等方式直接、粗暴地干预医疗纠纷、医疗事故等处理，而因为医院方的回避造成越闹越大，形成了一个恶性循环，很多病患出现医疗纠纷、医疗事故第一时间想到的不是协商、行政和诉讼解决等正常途径，而是非正常途径。

但从医护人员角度看，风险应对的方法就截然不同，选择协商解决的有44人，占比38%；选择行政解决的有30人，占比26%；选择诉讼解决的有42人，占比36%；选择其他不正常途径解决的有1人，占比1%。从先后排序看，第一协商解决，第二是诉讼解决，第三是行政解决，第四才是其他不正常途径解决。总体上看，医护人员

针对医疗应对措施的选择比较理性，但是就操作而言，协商解决又常遇到一个责任判断的问题，这就需要一个权威的第三方机构介入。在整个体制上看，以往医院既当医疗纠纷解决的裁判员又当运动员的方式，引发了广泛的质疑。此外，诉讼解决、行政解决相对程序多、消耗时间长，都是医患双方不愿意主动或者首先选择的方式，见表3-21。

表3-21 问题17，您认为一旦产生医疗纠纷最好通过什么方式解决

类型	协商解决	行政解决	诉讼解决	其他不正常途径解决
人数	44	30	42	1
占比	38%	26%	36%	1%

对于医疗风险，我们需要未雨绸缪。从上述的分析可以发现医疗技术上、设备上等"硬件问题"引发的医疗风险相对容易解决，主要是解决一个投入问题，可以采取医师的多点执业、医疗设备的租赁等方式解决，但是涉及沟通上、流程上的"软件问题"引发的医疗风险处理起来比较复杂和烦琐。目前国内外比较流行的一种方式是建立以患者为中心的服务管理机制，其实卫生部（现国家卫生健康委员会）早在2005年就推广以患者为中心，以提高医疗服务质量为主题的医院管理年活动，但这能够在多大程度改善医患关系，降低医疗风险，值得进一步调查分析。

认为建立以患者为中心的服务管理机制对改善医患关系，降低医疗风险影响很大的有5人，占比5%；认为影响大的有20人，占比21%；认为影响一般的有52人，占比54%；认为影响小的有10人，占比10%，认为影响很小的有10人，占比10%，见表3-22。总体上看，认为影响一般的超过了一半，说明医护人员本身对以患者为中心的服务管理机制能够改善医患关系，降低医疗风险影响存在疑虑：一是本身可能对这一套机制不熟悉，二是可能对机制建立后对个人的工作量增加有顾虑。因此，对于以患者为中心的服务管理机制很有必要进一步进行宣传和培训。

表3-22 问题18，您认为通过建立以患者为中心的服务管理机制能够在多大程度
改善医患关系，降低医疗风险

类型	影响很大	影响大	一般	影响小	影响很小
人数	5	20	52	10	10
占比	5%	21%	54%	10%	10%

第五节　医院医疗风险评估的结论

如前所述，医疗风险的分析得到了医疗风险的可能性（P值）、后果（C值）以及风险等级（R），据此可以绘制风险图谱；医疗风险的评价则是在此基础上，对比确定的

准则（核心是 P 准则和 C 准则），与之相比较，以决定风险或大小可接受或者可容忍的过程。可将常用的 P 准则和 C 准则交给医院的主要管理层、医疗专家和中层干部等广泛征集意见后进行调整，具体如表 3-23、表 3-24 所示。

表 3-23　P 准则

级别	表现及比重	可能性	描述
1	6.25% 以下	很小	风险事件几乎不会发生
2	6.25%～12.5%	小	风险事件很少发生
3	12.5%～25%	可能	风险事件在某些情况下发生
4	25%～50%	很可能	风险事件在较多情况下发生
5	50% 以上	基本确定	风险事件几乎肯定发生

表 3-24　C 准则

级别	表现及分值	后果程度	描述
A	1：不重要（很低）	可忽略	风险的发生对目标无影响，目标可实现
B	2：较小（低）	微小	风险的发生对目标的影响较小，目标基本可以实现
C	3：中等（中）	一般	风险发生对目标有中等程度的影响，可能导致部分目标达不到
D	4：较大（高）	严重	风险发生将导致目标指标严重下降
E	5：重大（很高）	关键	风险发生将导致目标的失败

按照调查分析的结果，整理各类医疗风险的 P 值、C 值以及等级（R）和排序等相关的数据如表 3-25。

表 3-25　医院各类医疗风险的 P 值、C 值、等级（R）及排序

目标层	准则层	项目层	概率	严重程度	等级	排序
医疗风险（R）	医源性（医院方责任）医疗风险（R1）	医院管理不善（R1.1）	18%	3.61	0.649 8	8
		医患关系沟通不到位（R1.2）	27%	3.62	0.977 4	4
		医疗质量不高（R1.3）	20%	3.42	0.684	7
		医疗设备故障（R1.4）	22%	3.58	0.787 6	5
		医护人员医德医风不高、服务意识不强（R1.5）	9%	2.85	0.256 5	9
		其他（R1.6）	4%	—	—	—
	非医源性（非医院方责任）医疗风险（R2）	患者疾病本身的复杂性（R2.1）	27%	4.11	1.109 7	2
		患者及家属医疗知识缺乏等个人原因（R2.2）	27%	4.19	1.131 3	1
		社会舆论的影响（R2.3）	25%	4.28	1.07	3
		医疗保险等第三方原因（R2.4）	20%	3.78	0.756	6
		其他（R2.5）	2%	—	—	—

上述数据采取风险矩阵法，描绘到基于风险带的散点图上。如下图所示，可以发现一些重要的信息，进而可以提出医疗风险应对的初步建议。

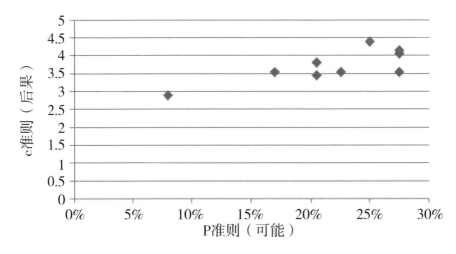

图 3-1　某医院医疗风险的风险等级及风险图谱

从上图表达的各类风险的 P 值、C 值及其风险等级在风险图谱中的位置可以发现，假设我们认为从 P 准则看，只要是 P 值达到 12.5% 以上即风险事件在某些情况下发生，就需要进行风险控制；从 C 准则看，只要是 C 值达到 3 以上即风险发生对目标有中等程度的影响，可能导致部分目标达不到，也需要进行风险控制。由这两个准则构成的风险带图谱（本质上看，调查问卷的各类风险基本都落入风险中带中），基于风险控制的要求，其中只有"医护人员医德医风不高、服务意识不强"不需要进行风险控制（实际上造成这个结果的一个非常重要原因在于调查对象可能的本位主义），其他的都需要进行风险控制，见图 3-1。

一是主要需要从发生可能性方面控制的，由高到低依次是"医患关系沟通不到位""患者疾病本身的复杂性""患者及家属医疗知识缺乏等个人原因""社会舆论等的影响""医疗设备故障""医疗质量不高""医疗保险等第三方原因""医院管理不善"。

二是主要需要从后果的严重程度方面控制的，由重到轻依次是"社会舆论等的影响""患者及家属医疗知识缺乏等个人原因""患者疾病本身的复杂性""医疗保险等第三方原因""医患关系沟通不到位""医院管理不善""医疗设备故障""医疗质量不高"。

三是整体上看，医院医疗风险控制的优先秩序应该是"患者及家属医疗知识缺乏等个人原因""患者疾病本身的复杂性""社会舆论等的影响""医患关系沟通不到位""医疗设备故障""医疗保险等第三方原因""医疗质量不高""医院管理不善""医护人员医德医风不高、服务意识不强"。

（邓维权）

第四章 医院医疗风险应对策略

第一节 正确认识医疗风险的应对现状

医院可以通过识别各类风险，计算各类风险的可能性、后果和风险等级，根据风险准则提出初步的风险应对措施。不少医院已经建立了医疗质量管理委员会、病案质量管理委员会等专业委员会并明确了相关职责；制定了医院应急管理制度；建立了医疗管理，护理管理，医院感染、传染病管理，后勤管理等预警机制的一些相关制度，并且在实践中取得了一定成效。但医院的风险应对措施还存在着不少的问题，通过问卷调查从侧面进行了较为详细的情况分析。国外发达国家对医疗风险的应对有一套成熟的办法，也形成了许多经验值得我们认真学习。比如美国各大医院每年至少进行一次前瞻性风险评估。澳大利亚建立了统一的不良事件报告流程和规范，并建立危险和差错管理模式。英国成立了国家患者安全中心（NPA）并建立了不良事件和医疗差错处理的分析处理系统。日本、新西兰等近年里也完善了医疗差错报告系统，并促进风险管理的规范。我国卫生行政部门也已经建立了一些保障医疗卫生安全和质量的管理体系。根据国家卫生行政构建和谐医患关系的要求：一是要强化医务人员人文素质教育。二是要加强舆论宣传和引导，营造全社会尊医重卫的良好氛围。三是要完善第三方调解机制，保障医患双方的合法权益。四是要加强平安医院建设，维护正常的医疗服务秩序，严厉打击伤害医务人员和"医闹"等违法犯罪行为。五是要积极发展医疗责任保险，鼓励商业保险机构提供医疗意外保险，探索建立医疗风险共担机制等要求，针对医院的实际情况，进一步规范医疗风险管理规范和流程，完善组织体系、监控体系、预警体系、反馈体系等。

第二节 建立完善医疗风险的应对体系

如前所述，整体上看，医院医疗风险控制的优先秩序应该是"患者及家属医疗知识缺乏等个人原因""患者疾病本身的复杂性""社会舆论的影响""医患关系沟通不到位""医疗设备故障""医疗保险等第三方原因""医疗质量不高""医院管理不善""医护人员医德医风不高、服务意识不强"等。那么与之相对应，医院的医疗风险应对体系应该：一是提升医患双方的医疗风险意识，解决"患者及家属医疗知识缺乏等个人原因"造成的风险问题；二是破解社会对医疗风险的认识偏颇，解决"社会舆论的影响"的风险问题；三是建立健全"以患者为中心"的服务体系，解决"医患关系沟通不到位""医护人员医德医风不高、服务意识不强""医院管理不善"等的风险问题；四是加强医疗风险、医疗质量标准化管控，解决"疾病本身的复杂性""医疗质量不高""医疗设备故障"的风险问题；五是完善医疗风险的分摊机制，解决"医疗保险等第三方原因"的风险问题。就是说，要实现风险应对的策略与风险评估结果的无缝对接，见图4-1。

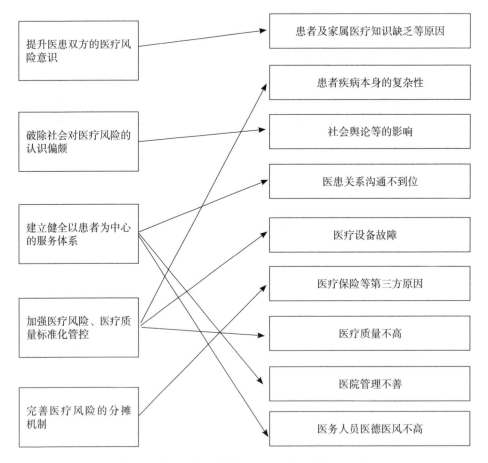

图4-1 医疗风险应对策略与医疗风险评估结果关系图

在医疗风险应对中要取得卓越的系统效果，有必要借鉴目前医疗服务领域国际统一标准JCI（Joint Commission International）认证，对医疗风险应对工作进行指导和推动。简要言之，就是要在医疗风险应对中贯彻JCI标准的核心要素：建立以患者为中心的理念，考虑医疗可及性和连续性，患者与家属的权利，患者评估，患者治疗，麻醉和外科治疗、药品管理和使用及患者与家属的教育等内容。其重大意义在于完全从患者利益和安全出发，强调为患者提供完善、统一、安全的医疗服务。根据医院风险评估的结果，建立相应的应对体系，必须制定具体的方法和措施。

一、提升医患双方的医疗风险意识

（一）加强科普宣传，提高防范风险的意识

一是要加强患者及家属的医疗知识、医疗风险的教育。很多误会和不解都是由于对医疗知识本身的不了解造成的，这就需要我们对医疗的流程、医疗质量的判断等要主动出击，有预见性地做好相关宣传。方式可以采用在门诊处制作宣传展板、摆放宣传册等，将容易被人忽视的风险细节以案例形式加以呈现；可以设置定时的广播电视节目，每期一个专题定期播放，用曾经出现的医疗风险的生动案例，对患者进行警示等等。

二是要加强患者及家属的心理健康知识的教育。许多医疗风险是由于患者各种复杂的心理，在和医师的沟通中往往掩盖真实的情况，误导医师造成的。所以在临床上，要让患者知晓如何就诊，如何和医务人员交流，如何提供病史，如何描述症状，如何观察和体验药物的毒副反应，并及时向医师提供有关信息。同时，让家属参与到相关的医疗工作中来，帮助患者恢复，既减轻医疗风险的暴发可能性，又降低患者的心理问题。

（二）加强医院的专业力量，提高防范风险的能力

目前医患纠纷频发，医院总是处于被动状态。这其中一个很重要的原因在于，医务人员缺乏防范风险的敏感性和专业性，特别是现在医疗的执业环境、患者的心理需求、医患关系的性质已经发生变化，某些医务人员仍然按照传统的医疗模式来从事医疗工作，对患者的维权意识重视不够，这方面亟待加强。

一是要探索设立专业部门，整合医疗风险防控的力量。比如进一步组建医疗安全管理委员会，明确工作职责，主要从事研究医疗安全工作，针对医疗安全工作中发现的隐患进行讨论，并积极采取改进措施。当然，只有专业委员会的应对还不够，也可以尝试设立专业的医疗风险防控科，专职对医疗风险高发群体和事件进行事前防控，组织协调指挥急危重症疑难患者的救治工作，对有较大医疗风险的新技术开展进行审批、监控管理。这样可能极大地减少医疗风险的发生概率，提高患者对医院的信任度。

二是加强全员医疗安全教育培训，加强对医务人员医疗质量、医疗安全教育等相关培训，更新质量安全观念，提高医务人员医疗风险防范意识和医疗安全责任意识，提高质量管理水平，筑造"安全第一"思想防线。

二、破解社会对医疗风险的认识偏颇

医患纠纷、医疗风险的反复发生，尤其是影响如此恶劣，除了本身的复杂性和严重性外，很重要的原因还在于社会各界对医院、医护人员形成了一贯的不良印象，对医疗风险存在先入为主的观念。

一是要加大对外宣传的力度。将医院好的作风、做法等及时进行提炼，通过与报纸、广播、电视等传统媒体保持长期的信息沟通机制，使得一旦出现医疗事件第一时间与媒体进行沟通，正确解答社会各界的疑问。

二是要加强自我宣传的力度。在医院设立专门的宣传科，培养专业的宣传工作者，建立医院、科室及医务人员个人的微博、微信等，将话语权收归自己手上，一旦出现医疗纠纷，可以第一时间发布现场的真实声音和图片。

三是要破除不良心理的困扰。很多时候，网络上流传出对医院不利的言论和图片等，由于自媒体等新媒体时代的开放性，医院如果不及时进行回复很容易导致影响扩大化，一定要克服医疗纠纷事件会影响医院正常运转等不良的心理，发现带苗头的重大医院风险一定要积极主动发声，积极主动配合调查等，将影响降低到最小。

三、建立健全"以患者为中心"的服务体系

从 20 世纪到现在，医疗服务的发展经历了以"疾病为中心"的传统医疗服务模式到"以患者为中心"的新医疗服务模式的转变。医院以患者为中心，必须建立起全过程、全方位、多层次的医院服务体系；建立医疗、预防、保健和康复一体化的服务；建立院前、门急诊、住院、康复和院外服务的全程服务。这样模式的转变是促进医疗行业服务质量良性提升，促进人民群众幸福指数提高的良药。

（一）树立全新医疗服务的观念

古代西方医圣希波克拉底曾说过："医师有两种东西可以治病，一是药物，二是语言。"目前医疗环境紧张，主要原因之一就是医患之间缺乏真诚的沟通。因此，建立良好的医患关系，需要不断加强医患沟通。

比如，在以"以患者为中心"的医疗服务模式下，医师一开始就能认真地了解患者的想法、期望、感觉和疾病对日常生活所产生的影响，由此便可知道疾病的严重程度以及患者对疾病的了解程度；同时，借以"传统医疗服务模式"的诊断方式，如病史、体格检查和实验室检查，针对问题得出正确的临床诊断。在建立有效的治疗计划之前，医患双方需要尽可能相互交换意见与沟通，在不同的认识和观点上达成共识。

（二）树立换位思考的工作方式

一是要推动医护人员树立崇高的职业道德。把以患者为中心的思想贯穿到医院的各项工作之中，落实到医疗服务的每一个岗位、每一个环节上；做到态度和蔼、语言文明、服务热情、尊重患者、理解患者，把医务人员的爱心、耐心、细心、责任心奉献给患者。

二是要推动医护人员树立全面服务的理念。比如可以建立首诊负责制，注重加强门、急诊管理，建立严格的规章制度；比如对特殊需求患者提供特色服务，肿瘤科就可以开设日间病房，让患者在白天来医院病房接受治疗，晚上回家休息，随到随治，体现出对肿瘤患者人性化的管理。

（三）设立客户部等切实方便就诊

一是要尝试建立专门的客户部，根据患者的实际需要，一个工作人员跟踪服务多位患者，只要患者进入医院，要以消费者至上的理念，为患者提供一切方便，减少就诊环节，节省患者的就诊时间，协调与医护人员和科室之间的就医流程。比如通过减少平均住院日，既减轻患者的经济负担、心理恐惧感，又降低医院感染。

二是要开展电话和网上预约挂号，合理调配人员力量，增设服务窗口，分区划价收款等服务方式，缩短挂号、收费、取药时间。比如，复诊患者可以省去排队挂号，力推网络挂号、收费等；而做CT、B超或者取药的患者也可以直接通过电子屏幕叫号排序。

三是要完善门诊"服务保障中心"建设，合理设立导医台、组建导医队等，并加强就诊的引导和管理。比如，对于患者家属，我们可以专门设置休息室；对手术的患者做动态公告，让家属做到心中有数。

（四）落实医患沟通的各项制度

一是要认真履行告知义务，制订完善的知情同意书，实施收费项目上墙的公示制度。比如在诊疗告知环节和告知义务上，推行告知内容规范化，包括病名、病因、疾病进展情况、当前症状的说明、治疗目标和意义，并请患者自由提问和交流沟通等。同时，要耐心向患者交待或解释病情，充分尊重患者的知情权和选择权。

二是要详细做好医疗服务、医疗沟通等相关记录。注意观察患者医疗服务的评价结果，并根据需要修改计划，完善医疗服务，对有需要的患者施行随访计划。同时，重视对患者隐私的保护。

（五）建立健全监督制度及机制

一是可以设立投诉电话或患者意见箱、定期发放患者满意度调查表，召开医患座谈会，多方面地收集患者提出的问题。

二是要建立社会沟通与监督的机制，可聘请院外医德医风监督员，定期组织召开会议，咨询社会各界对医院工作的意见。

四、加强医疗风险和医疗质量标准化管控

（一）建立全过程的医疗风险识别预警机制

一是要提高各种医疗风险的识别能力。医疗风险虽然十分复杂，但是把它归纳起来，不过是并发症、医疗意外、药物的毒副反应、院内感染、医疗差错失误、医疗设备、材料的质量及经济等因素。只要做到对这些因素的心中有数，再制定切实可行的防范措施，就可以最大限度地减少风险发生。在原来医疗管理、护理管理、医院感染、传染病管理、后勤管理等预警机制的基础上，进一步细化延伸扩展，实现医院管理、医患沟通、医疗设备、医疗质量、社会舆论引导、患者教育、风险分摊等全过程的医疗风险识别体系。

二是要建立风险信息的预警和共享机制。把医院各科室发生的风险信息及时汇总，

把一个个风险的个案收集起来，由专门的研究人员进行分类管理，从中总结规律。

（二）加快推进医疗质量全面标准化建设

长期的医疗实践表明，完整系统的规章制度可以让医务人员树立按照制度办事、按照程序办事的意识，并养成习惯，是减少风险发生的重要内容，也是落实医疗规范必备的条件。无论多么复杂的疾病，只要按照规章制度办事，就完全可以将风险降低到最低限度。在医疗质量管理中，许多医院都引入了一些国外的管理方法，如流程管理、卓越绩效管理、ISO9000认证等，这些都是西方医疗机构质量管理的一些有效办法，应用到医疗活动中，主要作用就是在于使人们形成按程序、按流程从事医疗活动的习惯，强化医务人员的程序意识。

一是要积极借鉴JCI认证的管理经验。建立以院长直接领导下的质量改进委员会体系，设计质量改进和评审准备工作的整体框架，确定全院质量改进重点和质量监测指标等，从国内外JCI认证的医院中不断总结适宜医院本身的有关措施，完善、补充现有的管理体系。

二是要细化医疗质量管理的工作制度。针对医疗质量安全事件报告，医疗风险预警，重大医疗过失行为和医疗事故报告，责任追究，信息收集，医疗技术管理，手术医师资质准入，患者病情评估，危重患者进行高风险诊疗操作许可授权，投诉处理，医疗纠纷档案等制度进行不断完善和优化。

三是要不断完善和优化医疗工作流程。人人都有可能犯错，重要的不是如何惩罚，而是分析流程上有无问题进而进行优化设计。比如从医师开出处方到药品进入患者口中的常规工作，要建立一套药品储存、药房发药、护理单元等一整套流程来保证医疗安全。

（三）加大医疗设备的投入和常态化维护

一是要加大对医疗设备的投入力度。要根据各科室患者就诊情况和医院学科发展实际，针对重点发展的特色、优势等学科，有的放矢地加大对重要设备的投入。在医院投入资金不够的时候，还要敢于开拓创新，大胆采用融资租赁等多种方式解决急需设备的购置问题。

二是要健全设备管理的常态机制。要在建立设备管理委员会、设备科等基础上，进一步明确设备（固定资产、一般设备）管理、医疗设备维修、库房管理、医院设备计量、医疗器械管理、卫生材料采购等的工作职责，同时建立定期的设备维护报告制度，始终保持设备使用的良好状态。

（四）不断提高医护人员的专业水平

随着医学科学的发展，各种先进设备、实验设备等充满了临床工作的全过程，明显地冲击了医务人员最基本的临床技能。比如对诊疗工作十分有效的望闻问切等基本技能都被废弃不用，严重依赖于设备检查的现状突出。这需要我们在掌握先进技术的同时，也要注意传统医技的传承，不断加大各种形式的培训力度，提高医护人员的专业化水平。比如每星期至少一次业务大查房，定期开展病历讨论；每月两次科内业务小讲课；每周五固定为"疑难病例讨论日"等方式，将常态化学习与专业化学习相结合。

五、完善医疗风险的分摊机制

医疗风险分担机制的主要形式是医疗责任保险。从国内外实践来看，运用保险手段解决医疗责任赔偿问题，建立第三方赔偿的途径和渠道，有利于患方及时得到经济补偿。美国、日本等发达国家经验，除了采取医疗责任保险、建立医疗风险互助金等以外，还积极推进针对风险高的手术等治疗方式探索医疗意外险。同时，对保险公司进行税收政策的调整，强化保险的社会公益化，值得我们借鉴。

（一）加快立法形成风险分摊的法律体系

一是在医疗损害赔偿标准方面，建议通过细化《侵权责任法》的方式，避免通过选择法律适用造成保险理赔的标准和结果不一样。或者建议专门制定《医疗损害赔偿法》，对医疗损害赔偿做出统一的规定。

二是建议将《医疗事故处理条例》细化修改并可申请地方立法，进一步保障其在法律、法规框架下正常运行。

（二）完善医疗无过错的风险补偿机制

由于30%～50%都是无过错医疗损害，比例很高，为此建议建立药品不良反应补偿机制，比方说输血感染不良反应的补偿机制，建立这样一种基金可以由患者去购买，一旦发生以后由保险公司来支付。对于低收入困难的群体，也呼吁建立无过错补偿基金和社会救济金制度。当发生无过错问题的时候，能够使患者得到及时、合理的补偿。

（三）加强医疗纠纷处理的协调统筹力度

一是在完善医疗纠纷预防与处理的制度体系上，健全"三调解一保险"制度体系，即院内调解、人民调解、司法调解、医疗风险分担机制相结合机制。二是确立医疗纠纷第三方调解的优先原则。三是调整医调委构成，让其处于独立第三方的位置，将原来由卫生行政部门主导的医疗纠纷调解职能调整到司法行政部门，由司法行政部门牵头组织协调医疗纠纷预防与处置工作等。

此外，目前虽然众多医院都有相应的组织和人员来负责和处理医疗风险，但都把大部分的精力放在了风险事故的处理上，实际上是属于亡羊补牢的方法，建立一套事中的监督机制，通过经常不断的检查督促，可以将行为进行规范，有效控制风险。比如通过检查，规范护理人员的操作程序和流程；通过检测和评阅病历可以发现病历中存在的风险因素；对住院患者、门诊患者进行满意度调查等，发现医务人员存在的风险因素，以不断改进临床工作等。

第三节　持续改进医疗风险的应对策略

医院运行是一个动态的发展过程，人员新老更替、先进医疗设备引进、医疗新技术和新方法等都需要医疗风险的再评估，与此对应的医疗风险应对策略必须持续改进。

一是面对日益尖锐的医患关系问题，虽然很多医院建立了医疗事故、医疗纠纷等处理的应急机制，但很多措施都是事后措施，对于全过程的医疗风险评估和医疗风险应对的意识、制度和机制等都亟待完善。

二是本质上讲医疗风险本身并不可怕，因为从风险概念上看既有正面也有负面的评价，只是通常认为负面效果为多。因此，关键在于建立一个事前、事中、事后的风险控制机制，从降低风险发生的可能性和结果角度去考虑建立医疗风险的防控体系，实现医疗风险的可防、可控。

三是通过梳理制度建设和进行问卷调查，对医院医疗风险应对的能力进行评估，对潜在的医疗风险进行排序。对于如何进一步健全医院的管理工作，一定要以一个明确的导向目标来作为改进，包括医疗风险防控、医疗质量的整体提升，虽然暂时难以做到，但应不断向着国际标准的JCI认证靠拢，实现医院卓越发展。

四是从"以疾病为中心"转变为"以患者为中心"的大趋势下，如何做好医疗风险应对，既要借助国外经验，也要围绕自身的特色和优势，有所创造、有所创新，比如整合力量成立风险防控科，实现医疗风险的专业化管控；成立专门的客户部，全程跟踪患者的医疗体验，真正从根子上解决医疗风险发生的源头问题。

五是医疗风险评估和医疗风险应对的理论和实践，随着风险评估技术的发展而发展，在国内相关的研究成果还不够丰富、研究深度不够，在这一领域的探索既具有普适性，又具有特殊性，尤其是今天对生命权日益重视，值得继续深度探索。

（邓维权）

第五章　医疗风险清单的管理实践

第一节　医疗风险清单的概念

风险是指可能发生的危险和损失，可用危险概率及严重度表示可能发生的结果之间的差异程度。医疗风险是指在医疗过程中使患方和医方遭受伤害和（或）损失的可能性。对患者可能会导致损害或伤残事件的不确定性，以及可能发生的一切不安全事情，包括患者的身体完整性、健康、甚至生命的潜在危险性。对医院是指发生医疗失误或过失导致的不安全事件的风险。它具有客观性、普遍性、绝对性和可变性。医疗风险主要包括医疗意外、医疗并发症、医疗差错和医疗事故等。医疗风险的种类一般分为责任风险、技术风险、设施风险、医疗意外等。

风险清单是改革开放以来，引进的许多先进的质量安全管理工具之一，已在不同的行业广泛应用。根据行业战略、业务运行特点，以表单形式进行风险识别、风险分析、风险评估、风险应对等管理活动的方法。寻找自身风险，尤其是存在的重大风险，明晰风险管理责任和制定风险管理流程，以表单形式体现风险预警和风险防控的作用。

医疗风险清单就是通过检视医疗全流程，尤其是针对医疗事件、不良事件和投诉进行风险识别，分析发生医疗缺陷和隐患的根本原因，特别是从既往错误中吸取教训和挖掘风险的关键点，制定简洁有效的防控措施和方法，将可能发生的风险点用表单形式列举，部分可用图示增强视觉和记忆效果。院领导重视，风险管理部门或相关的职能管理部门牵头组织实施，全员参与，制度化管理，明确医疗风险清单编制的对象和流程，根据应用范围制定医院、职能部门和科室等三个层面的风险清单，建立培训、指导、协调、考核、监督和持续改进机制，不断完善风险清单管理体系。

第二节　医疗风险清单的特点

思维反映了动机、方法、思想和理念，思维决定成败。医疗风险清单是风险思维过滤后的一张张凸显提醒和防范关键风险点的清单，其中最重要的特点是风险思维。如诊断中一种疾病的多种表现或一种症状体征表现的多种疾病，如何将获得的信息资料进行风险分类处理，综合成诊断的风险清单，过程都离不开有效的思维。急危重症疾病的误诊误治，很大一部分是因为诊断未被考虑在内。医学是一门实践性很强的科学，需要医务人员工作中不断总结提高，从理论知识学习到医疗实践中长期的锻炼探索，但人命关天是不允许通过在犯错中提升能力的，且社会对医疗安全的期待越来越高。医疗实践中应用风险管理学科知识来寻找防范医疗风险的内在规律，事半功倍。许多研究认为个体犯错大多是因为组织本身的缺陷导致产生错误的条件或环境有关，强化组织建设、风险教育、建立医疗安全预警是风险管理重要的实践和方法。通过站在组织和制度层面的高度，完善医院风险管理组织，落实风险管理制度，构建医疗风险清单体系，系统提升医疗风险管理的理念、思维和方法，是医疗安全有力的保障。一个苹果和他人之间的交换，永远只能是拥有一个苹果，但人与人不同思想的交流，就会拥有多种思想。全院参与，普通员工到院级领导都贡献自己的经验和智慧，开动脑筋创新思维，通过医疗风险清单上升为指导医疗实践的经典智慧理论，经过多年的实践是可行和有效的。安全不能只停留在口号上，通过人人用脑动手参与医疗风险清单的制定，是医疗安全工作的一个重要抓手。风险清单是集体劳动成果的智慧结晶，成为医院安全文化的重要组成部分，员工共同参与也保证了清单的执行力。

第三节　医疗风险清单完善系统性和整体性的风险思维能力

思维是一种力量，但正如毛泽东主席语："人只能根据自己的见闻即经验作为说话、做事、打主意、定计划的出发点或方法论，故注意吸收新的经验甚为重要，未见未闻的，连梦也不会做。"医疗风险清单帮助医务人员建立和完善了系统性和整体性的诊疗思维。医学科学的研究对象、研究方法的产生和发展离不开理论思维的正确指导，在临床工作中应该运用多种思维模式去指导临床实践。临床医师的成长是一个长期理论和实践相结合的复杂过程。因此，培养医师正确的临床思维方法，寻找简捷成效显著的思维方法进行培养，不断完善思维模式十分重要。传统诊疗思维没有重视系统和整体，更缺乏风险思维。绝大多数医疗差错不是由于个别人的粗心大意，而是由于现行的医疗服务系统中存在的缺陷使医务人员容易犯错，或难以预防犯错，从而为医疗安全埋下隐患。运用医疗风险清单化被动为主动，达到医疗安全"柳暗花明"的效果。医院灌输诊疗中的系统整体风险思维教育，积极从实践中探索，有效减少了医疗纠纷的发生。阿图·葛文德的《清单革命》："清单提供了一种认知防护网，能够抓住每个人生来就有的认知缺陷，如记忆不完整或注意力不集中。"医疗风险清单抓取习惯思维容易遗漏的紧急和重要的关键点，能够在必要时提供所需的重要信息。"系统性的医疗风险思维清单""内（外）科急腹症的风险思维清单"等是医院共同学习间接经验教训的总结，让隐藏着极大风险的习惯（局部）思维，升华为医院团队的系统性知识和智慧，可避免组织中的重复犯错。急诊风险清单特别突出急危重症的不典型表现，提示延误诊疗有较严重后果的不常见疾病的诊断，重视急诊科的诊断和鉴别诊断。总结医院既往的医疗纠纷，相当大的比例是发生在血管性疾病上的，故制定急诊科风险清单时，将关键点放在血管性疾病上，能够帮助医师提炼系统性和整体性的思维，重在提醒医师关注。心肌梗死、主动脉夹层、肺梗死、静脉血栓、动脉血栓等急危重症其实质都是血管性疾病，自从清单管理实施后，医院因此类血管性疾病发生纠纷的比例明显下降。一般来说，医师往往容易从 B 超、胃镜、CT 等常见"有形"辅助检查中获得诊断，往往忽视内分泌、血液、代谢、电解质和酸碱失衡等所谓"无形"的需要实验室检查来诊断的疾病，如血管炎、自身免疫性疾病、结核病、寄生虫病等。制定针对性的医疗风险清单，就是起到风险预警作用，让医师树立此类的诊断思维。风险清单示范见表 5-1 至表 5-7。

表 5-1 系统性的医疗风险思维清单

一、系统思维：以人体健康体检的系统思维诊治每一位患者。
二、风险思维：首先，必须排除危及生命的急危重病、恶性肿瘤。
三、系统模式：
1. 呼吸、心、血管、消化、泌尿和生殖、神经系统等（物理影像检查）。
2. 血液、风湿和免疫系统等（实验室检查）。
3. 内内分泌和代谢系统（低、高血糖昏迷，危象，营养不良）。
4. 水、电解质和酸碱平衡系统（高、低血钾：心搏骤停、肌无力；低钠：脑耗盐综合征；钙、镁等离子）。
5. 传染病、寄生虫病、中毒和理化损伤疾病（易忽视的病因）。
6. 遗传病（儿童多见）。

表 5-2 内科急诊的风险思维清单

1. 感冒是排他性诊断，许多疾病早期都是感冒症状！一旦并发病毒性心肌炎导致猝死，人们常常无法接受。
2. 暴发性病毒性心肌也可表现为腹痛就诊，确诊率仅为 30%。
3. 急性睾丸扭转常常隐蔽、紧急。因为涉及生殖系统情况，患者是不好意思说，医师如果不问、不查就是不负责任。
4. 警惕不典型急性心肌梗死。如急性头、颈痛，牙痛，肩背、上肢痛，上腹痛等脐以上疼痛。老年人及糖尿病患者特别要警惕无痛性心肌梗死。
5. 胸闷、胸痛、呼吸困难、腹痛等症状要警惕肺栓塞、气胸和急性冠脉综合征、心肌梗死、动脉瘤。
6. 急性腹痛患者初诊后留观，持续观察病情明确诊断十分必要。
7. 全身、双下肢乏力警惕低血钾，有心律失常致死风险。
8. 昏迷排除甲亢危象、垂体危象，高、低血糖，重症酮症酸中毒，急性中毒等。
9. 警惕青光眼头疼，禁用山莨菪碱、阿托品等抗胆碱药。酒与头孢类、硝基咪唑类药物 10 天内不要相遇。
10. 饮酒：致死量为纯酒精 250mL 以上，洗胃，告知防窒息体位、方法等预防猝死。昏迷重症需监护、血液净化治疗。必须排除服毒自杀，判断有无脑外伤、心脏基础疾病等。
11. 常规检查：血钾、钠、血糖、血尿常规、肾功能、心电图、胸部 X 线、B 超等可防范许多医疗风险。

表 5-3　内科急腹症的风险思维清单

1. 即刻致命性腹痛（心血管性原因）
（1）主动脉瘤。
（2）心肌梗死、急性冠脉综合征、心绞痛。
（3）暴发性心肌炎（初可表现为一般感冒）。
（4）肺栓塞。
2. 延误致命性腹痛（症轻病重）
（1）食管黏膜撕裂、食管裂孔疝、膈疝。
（2）胃十二指肠等空腔脏器穿孔。
（3）肠梗阻、肠粘连、肠套叠（小儿勿忘）。
（4）嵌顿疝、绞窄性疝。
（5）急性胰腺炎、急性梗阻性化脓性胆管炎等。
（6）血管疾病：肠系膜动静脉栓塞、肝门静脉血栓、血管炎等。
（7）男：睾丸扭转坏死（可无腹痛和阴囊痛或仅下肢牵涉痛，甚至隐瞒病史）。
（8）女：宫外孕、黄体破裂、卵巢输卵管囊肿蒂扭转。
3. 全身疾病性的腹痛
（1）过敏性紫癜、流行性出血热、风湿和免疫性疾病、肠系膜淋巴结炎等。
（2）肿瘤、中毒、急性溶血等。

表 5-4　外科急诊的风险思维清单

1. 外伤急救，优先救助沉默无语者。
2. 严重外伤可能造成脑以外的胸（心、肺）和腹（肝、脾、肾、肠）等重要脏器损伤，必须留观。拒绝者应告知风险并记录注意事项和具体复查时间，签字为证。
3. 外伤导致的痛、酸、麻、胀等症状，又无明显原因能解释的，一定得警惕凶险的外伤性动脉破裂出血，牢记易漏诊骨筋膜室综合征，预防猝死。
4. 对否认自己受伤，又反复问同一个问题的创伤患者，警惕颅脑损伤。外伤迟发性颅内出血很常见，医师必须让患者知道，告知注意事项和记录。
5. 外伤致骨折就是患者都能想到，但医师更要明确有无神经、血管、肌腱、肌肉、上下关节和脏器的损伤，相应查体并记录。
6. 有心脏病史的外伤患者要做心电图，外伤可能诱发心肌梗死。
7. 外伤患者诉眼睛不舒服或视力下降，常规的颅脑、视神经管 CT 检查的同时，千万不要忽视眼科会诊，视网膜剥离、球后出血、诱发青光眼等都有可能。
8. 清创缝合时一定要用手或器械触摸探查伤口内情况，以免透明异物残留，并结合摄片、超声等检查。告知并记录："后续伤口不愈警惕异物残留"。
9. 四肢刀伤导致的小切口，神志尚清醒的患者，也要仔细探查有否伤及动脉。
10. 判断外伤需迅速排除：脊髓损伤、颅脑损伤、胸腹部闭合伤、骨盆挤压伤等。

表5-5 外科急腹症的风险思维清单

1. 即刻致命性腹痛（首先排除）
（1）腹主动脉瘤、心肌梗死、肺梗死。
（2）肝、脾、胃、肠、肾等腹腔脏器破裂出血。
2. 延迟致命性腹痛（警惕症轻病重）
（1）延迟性（闭合性）肝、脾损伤。
（2）睾丸扭转（往往没有阴囊疼痛、仅牵涉及下腹痛）。
（3）嵌顿症、绞窄性疝。
（4）肠梗阻、肠绞窄、肠套叠（小儿腹痛勿忘胃、大网膜、小肠急性扭转）。
（5）妇科：宫外孕、黄体破裂、卵巢输卵管囊蒂扭转。
（6）食管裂孔疝、膈疝。
（7）胃十二指肠溃疡穿孔。
（8）重症胰腺炎。
（9）腹部血管疾病：肠系膜动静脉栓塞、肝门静脉血栓。
（10）急性梗阻性、化脓性胆管炎。
3. 常见腹痛
（1）腹腔脏器肿瘤、炎症、溃疡、结核等。
（2）全身性疾病：表现腹痛的腹型紫癜、血管炎、风湿免疫性疾病、急性溶血、慢性铅中毒、急性铊中毒等。

表5-6 外伤诊疗系统性的风险思维清单

1. 局部（习惯）思维——骨折。
2. 整体性的风险思维——肌腱、血管、神经损伤。
3. 系统性的风险思维——上下关节、全身脏器的急危重损伤。

表5-7 急诊患者诊疗流程的防范风险清单

1. 警惕：相互推诿而延误抢救是严重的医疗事故。急诊患者往往病因不清、复杂，是隐藏的危急重症。多科转诊易延误抢救，危及生命。
2. 首诊负责制是风险控制的第一原则。第一就诊科室、医师必须全程负责陪同转运，并传呼相关专科医师（包括ICU）参加抢救。
3. 安全责任转运。相关专科医师到达抢救现场后协作抢救，符合转运条件，病情稳定，联系妥当后才能转科。
4. 收治科室的主体责任。当ICU满员可由相关科室抢救室收治，邀请相关专科和ICU协同制定抢救方案，共同查房。
5. 涉及相关诊疗设备操作时由专科医师负责实施。

第四节　医疗风险清单发掘知识和技术之外的风险控制方法

　　风险清单识别医疗知识和技术以外的风险关键点，确立风险应对的新途径，更能够清晰有效。组织犯错的概率要小得多，从组织团队和系统出发的风险防控思维是风险清单重要的价值所在。急性酒精中毒死亡是严重的安全事件，风险分析发现缺乏规范告知和防止呼吸道窒息是风险关键点。"急诊酒精中毒风险防范清单"强调风险告知（防窒息体位和措施）和生命体征（血氧饱和度）的监护和监测；"心肺复苏流程风险清单"中"即时汇报，请求团队帮助"等，既是应用控制风险的非知识和技术因素，也是充分发挥组织力量防控风险的作用，避免应急压力下个人更容易犯错的风险。风险清单示范见表5-8和表5-9。

表5-8　急性酒精中毒诊疗流程的风险清单

1. 成人酒精中毒致死量：纯酒精250～500mL，社会普遍对醉酒猝死认识不足。
2. 病历必须记录：①谵妄狂躁、嗜睡、昏睡、浅或深昏迷等神志情况。②外伤史、基础疾病（相应辅助检查）。③诊断分级：轻、中、重。
3. 风险告知并记录："呼吸道窒息"的风险及"侧卧位"的风险防范。
4. 签署知情书："酒精中毒风险防范知情告知书""病危通知书"（中、重度患者）。
5. 一级护理和监护生命体征、血氧饱和度（中、重度患者）。
6. 警示：急性酒精中毒诊断前，应排除"低血糖、低氧血症、肝性脑病、药物过量、毒物中毒等"。

附：急性酒精中毒风险防范告知书

　　患者家属（陪护人）：

　　患者因严重酒精中毒在我院治疗，医务人员正在尽力救治，期间可能存在以下风险：

　　1. 酒后呕吐物误吸易导致呼吸道窒息，可致呼吸心搏骤停。

　　2. 诱发中风、严重心律失常、心肌梗死、肺栓塞、贲门黏膜撕裂症和胃溃疡穿孔合并上消化道大出血、胰腺炎、横纹肌溶解综合征等可致生命危险。

　　3. 大量饮酒和饮酒者洗胃可致低钾血症、低钠血症等，甚至血渗透压改变所致的低渗性脑水肿及急性神经脱髓鞘等致病情恶化。

　　4. 诱发和（或）加重原有基础疾病导致意外发生。

　　5. 复合中毒：醉酒者可能同时服用其他药物和毒物并不罕见，请家属多询问和了解并及时告知医师。

　　为此，请你配合医护人员做好以下事宜：

1. 保持"侧卧位"以防"呼吸道窒息"。侧卧位：头偏向一侧，双手掌合起，压在脸下方，上方的大腿屈曲，下方的大腿伸直，口于最低位。

2. 定时唤醒：应每隔15分钟唤醒一次。神志持续不清醒可能是其他疾病（外伤）和酒精中毒并发症或诱发疾病引起。

3. 患者治疗期间家属（或陪护人）不得离开，病情变化时应随时呼叫和告知当班医师、护士。

家属/关系人签字：　　　　　　　医师签字：

　　　　　　　　　　　　　　　　　　　　　　年　　月　　日

表 5-9　预防围术期静脉血栓栓塞症的风险清单

1. 入院告知：患者及家属必须知晓静脉血栓的风险及预防措施，签字后存档。
2. 查房记录：术前、术中、术后静脉血栓栓塞症的排查，风险评估和分析。
3. 抗凝规范：手术患者严格遵守指南使用抗凝药物。
4. 术前检查：必须完善辅助检查，尤其是凝血功能、B超检查等。
5. 风险思维：伴有胃溃疡等出血性疾病，如不能使用抗凝药，必须使用间歇充气装置、足静脉踝泵等物理预防措施。
6. 风险预警：手术患者发现心率加快、血压下降、缺氧等应在第一时间排除肺梗死。
7. 防控原则：面对亲戚朋友、熟人绝不丧失医疗原则。

第五节　医疗风险清单设定数据、时间等风险控制的量化值

风险清单设定数据、时间等可精准判断的量化指标，让安全控制措施更具有预警性、专业性、可操作性。抗生素长时间使用，提示病情疑难复杂，隐藏着安全风险。"抗生素使用风险清单"：静脉用至七天科内必须讨论，十天医务科必须参与讨论，十五天业务院长组织大讨论或会诊；"清创异物残留防范的风险清单"：两周以上伤口不愈合必须汇报和会诊，可及时发现和重视有异物的伤口。医疗风险清单有数据、时间的设定和限值使风险防控更有力度。清单示范见表5-10。

总结疾病诊疗中的经验教训，制定防范风险点的应对措施。注重安全的医师才是一个合格的医师，安全在当今复杂的医疗环境下是第一要求。尤其是基层医院医师基本理论和知识不足，缺乏上级医师指导下的临床实践，接触危重疑难少见病机会不多，人员综合素质能力较弱是必然的，不能完全适应目前的社会医疗需求，时刻面临着医疗风险极大的考验。医学人才培养周期长，知识和技术永远没有止境，可以通过医疗风险清单予以正确的风险思维方法，积极开展教育和培训的探索与实践，如"阑尾炎诊疗的风险清单""急性喉梗阻抢救的风险清单""新入院患者强化辅助检查的防范风险清单"等。针对医疗流程，制定"医疗纠纷预警上报流程的防控风险清单""无陪护患者急救处置流程的防控风险清单""静脉输液穿刺失败处置的防范风险清单"等能迅速增强医务人

员应对风险的能力。风险清单示范表见表 5-11- 表 5-16。

表 5-10　清创防止异物残留风险告知清单

1. 伤口异物过度探查易致再损伤和长时间暴露诱发感染。虽经医师尽力清创，仍偶有异物残留，表现为伤口难以愈合，需医患双方共同重视。
2. 伤口清创 1～2 天后需来院复诊、换药，需要医师检查伤口复杂情况，及时发现遗漏的神经、血管、肌腱、肌肉等损伤。
3. 特别注意：如出现伤口 2 周以上不愈合，应高度警惕可能存有异物、感染等，医师应重新检查及处置。
4. 特殊部位的伤口可损害周围的神经、血管、肌腱、肌肉和关节等，并可导致后遗症。如发现皮肤发紫、寒凉和麻木感、肢指（趾）活动不灵活等异常，应及时就诊和告诉医师，此时，应由相关专科（如手外科、骨科等）医师会诊治疗。
5. 伤后 24 小时内应注射预防破伤风抗毒素，根据伤情选用抗生素。
6. 如果伤口内有直径大于 1mm 的玻璃或非有机异物如石粒、金属碎片等（显性异物），可行 X 线检查发现；有机异物如木刺、塑料、鞭炮纸屑等（隐性异物），X 线检查不能发现。其他方法可选择性应用超声、CT、MRI，但所有检查的准确性都达不到 100%。
7. 对伴有骨、关节损伤或神经、血管修补者，术后应注意局部固定、制动、抬高患肢、减轻肿胀，同时注意末梢血运及活动度的变化。
8. 伤指（趾）在医师指导下早期功能锻炼。

表 5-11　阑尾炎诊疗的风险清单

1. 阑尾炎不是小手术，全麻、进腹、动脉结扎、感染等风险样样都有。
2. 胃肠道疾病误诊为阑尾炎手术，胃病、肠系膜淋巴结炎、结肠肿瘤、回盲部憩息、溃疡性结肠炎、克罗恩病、肠结核等。
3. 全身疾病误诊为阑尾炎手术：流行性出血热、宫外孕、卵巢黄体破裂等。
4. 回盲部炎症肿物长期误诊为慢性阑尾炎。
5. 术后阑尾动脉出血休克死亡。
6. 老年人、有基础疾病者有潜在风险，增加猝死的发生。
7. 聋哑人沟通不畅导致盆腔炎症误诊为阑尾炎手术。
8. 任何用药都可能发生药物过敏风险，包括抗过敏药物，如地塞米松等。

表 5-12　急性喉梗阻抢救的风险清单

1. 快速识别：声嘶、喉喘鸣、吸气性呼吸困难的三大症状。
2. 原发病：①过敏：所有药物、食物；②感染性疾病：急性喉炎、会厌炎、喉部脓肿；③非感染性疾病：心力衰竭、肾炎、肝硬化、甲减等。
3. 评估与抢救：半卧位、高流量吸氧、生命体征和氧饱和度监测。
4. 迅速解除梗阻：环甲膜穿刺！气管插管或切开。
   环甲膜穿刺术：仰卧位，头后仰，取甲状软骨与环状软骨凹陷中（喉结下 2～3cm），局部消毒后术者以食指中指固定环状软骨两侧，以一粗注射针垂直刺入环甲膜，回抽有空气则穿刺成功。
5. 药物治疗：生理盐水 10mL ＋肾上腺素 1mg ＋地塞米松 10mg 立即口含漱口 3～5 分钟（药物过敏有效）
6. 会诊和汇报：相关专科会诊，并汇报上级医师、科主任或总值班。
7. 警惕以下疾病：低钾血症、格林－巴利综合征、脑干病变、有机磷中毒中间综合征等可致呼吸肌麻痹而引起呼吸困难。

表 5-13　新入院患者强化辅助检查的防范风险清单

1. 风险隐患

患者入院时病情未明，当突发病情变化危及生命时，患方都认为医方没有辅助检查证据，对病情判断没有尽职，从而引发严重的医疗事件。

2. 防控原则

第一时间安排做电解质、心电图等检查的医师才是好医师。

3. 安全首要原则

详细的"望闻问切"和系统"视触叩听"的体格检查，永远是保障安全的第一关键点。

4. 检查原则

（1）所有新入院的患者（包括急诊留观）：必须立即完成心电图、电解质、肾功能、血糖等必要的检查（尤其是要重视夜间、中午、节假日期间）。诊断未明、外伤病情发展中不要遗忘全身 CT 检查。

（2）儿科患者：除上述的相关辅助检查外，必要时应急查血氧饱和度、C- 反应蛋白、心肌酶谱等。

（3）择期手术患者：①重视基础疾病的排查；②重点针对肺栓塞和下肢深静脉血栓、胸痛胸闷等做好病情观察，及时做相关检查。

5. 特别警示

（1）中老年患者：易见以恶心、呕吐、上腹不适等消化道症状为主要表现的不典型心脑血管病；易发生水电解质紊乱、血栓、栓塞，应动态监测心电图、血糖、电解质、CT 等。

（2）所有昏迷等意识障碍患者（包括小儿和老年），必须急查血糖、电解质和心电图。

（3）"病毒性脑炎"和"渗透性神经脱髓鞘综合征"（严重低钠血症、快速补钠）也可为昏迷等意识障碍患者的病因。

（4）感冒可致病毒性心肌炎猝死。

（5）无明显腹痛为表现的睾丸扭转，不典型宫外孕等。

（6）严重肢体创伤可引起骨筋膜室综合征。

表 5-14　医疗纠纷预警上报流程的防控风险清单

1. 换位思考

病痛使患者和家属处于焦虑、急躁、惊恐的负面情绪中，易导致言行冲动，矛盾和纠纷起因往往都是一些小事。

2. 防控理念

冲突第一时间和第一环节请上级或他人等来现场处理，往往能避免事态升级。既提升了医务人员的个人形象，又可保障我们自身的安全。

3. 预警原则

工作中发生的矛盾纠纷，应本着尊重、理解、宽容的态度，用同理心语言与患方及家属交流沟通，绝不与对方发生正面冲突。

4. 预警启动

和酗酒、情绪反常等患者及家属接触时，哪怕只是发生轻微口角，都要立即上报，以启动纠纷预案机制，防患于未然。

5. 上报程序

（1）当事人（或现场其他同事）必须立即汇报科主任（护士长），必要时上报医患协调科（医务科、护理部）。非正常上班时间（节假日、中午、夜间）上报总值班。接报后必须及时到场，积极介入矛盾纠纷的解决。

（2）事态严重时，应逐级上报至分管院长、院长。

（3）有暴力倾向立即通知保安速到现场，上报派出所、110 等公安介入。

表 5-15　无陪护患者急救处置流程的防控风险清单

1. 风险隐患

外伤、醉酒等急诊急救患者病势急、变化快、无家属陪护易引发误解和纠纷。

2. 处置原则

接诊医务人员应迅速开通急救绿色通道，同时必须主动寻找联系家属，确保医疗安全。

3. 绿色通道

无陪护、无支付能力需要辅助检查和住院的急诊急救患者，接诊医师应电话汇报医务科签字，非正常上班时间汇报总值班签字。后续欠费由社会服务部负责。

4. 主动联系家属

（1）神志不清患者：①应至少有两名工作人员（警察在场最好），检查患者的手机、身份证等随身物品。②有手机时，接诊医务人员必须用患者手机上的号码主动寻找联系家属。③无手机时，车祸等患者的手机常由处理事故的警察保管，必须联系警察确认。④仍无法联系家属，必须拨打 110 报警。

（2）清醒患者：接诊人员应在第一时间询问患者姓名、年龄、地址、家属电话等，与患者核对无误后在门诊病历封面上记录。由经治医护人员负责，主动联系家属。或者拨打 114 查询村委或居委会电话，请他们协助联系；也可请我院与患者居住同一区域的员工协助联系。

（3）患者物品保管：应两人清点后记录并装入塑料袋封口，贴上双人签名的封口贴，与病房护士做好交接保管工作，待家属来院后签收转交。

5. 汇报制度

（1）多方无法联系家属的患者留观或住院必须执行医院汇报制度。

（2）上班时间逐级汇报社会服务部、医务科和院领导，非正常上班时间汇报总值班。

表 5-16　静脉输液穿刺失败处置的防范风险清单

1. 预防风险原则：遇到血管条件差，尤其是婴幼儿、儿童、难以沟通或有纠纷苗头的患者及家属，应请求高年资、技术好的护士或护士长进行穿刺。

2. 工作 1～2 年的护士综合评估患者的情况，选择血管条件好的部位进行穿刺，一次穿刺不成功应立即请高年资护士穿刺。

3. 工作 3 年以上的护士综合评估患者的情况后，选择合适的穿刺部位进行穿刺，一旦穿刺失败，视患者及家属的态度，可以进行再次穿刺。第二次失败后合理解释致歉，同时必须换高年资（技术好）的护士穿刺，换护士后再次穿刺不成功必须汇报护士长，由护士长根据评估情况决定自行科内会诊解决，或请求院内静疗小组会诊解决。

4. 经静疗小组会诊后仍不能解决，且浅静脉穿刺困难，又必须补液或治疗者，则应考虑做深静脉穿刺。

5. 穿刺成功后要告知相关注意事项，妥善固定输液部位。

6. 加强巡视，做好交接班工作，避免产生不必要的纠纷。

第六节　风险清单信息化系统中的应用和持续改进

通过信息化拦截、警戒提醒、重复确认、命令等自动发挥执行、督查和考核的智慧效能。比如，医师以前纸质处方上打钩确认过敏史和糖尿病史，现在电子处方录入前通过信息化重复确认后，未再发生相关的安全事件。范氏应用 CERTAIND 电子清单查房、陈氏设计智能化的床边信息化查房清单，杜绝了人为犯错的机会。以人工智能技术为支撑，利用大数据、知识库、神经网络等技术，基于深度学习的智能临床辅助决策系统的智慧医疗已不是空中楼阁，可帮助医师综合智能分析与判断，形成规范化的诊断和治疗。智能化和智慧化的医疗风险清单在信息化系统中应用，成为智慧医疗的一部分，持续改进和完善，一定能确保其更有效和更有生命力。

（潘荣华）

第六章　科室医疗风险管理

第一节　急诊科医疗风险管理

一、急诊科医疗风险的原因分析

急诊科是医院医疗服务链的重要组成部分，集中了病种多、症状严重的各种急诊患者，是对患者进行急诊、急救和重症监护的重要医疗场所，是体现一个医院应急和急救能力的窗口，很大程度上反映了医院的业务和管理水平。

常见的医疗过失系因为急诊科诊治各类急诊和抢救患者数量基数较大，急诊病房收治患者次数较多，诊疗过程中很容易由于工作人员个人素质、经验或工作失误造成医疗纠纷，产生医疗风险。常见的医疗过错是由于对危急患者能治疗而拖延、拒绝诊治，或对限于设备或者技术条件不能诊治的患者不及时转诊；不按规定安排值班，或安排没有取得执业资格的人员单独值急诊班；急诊抢救室药品、器材缺乏准备或补充不及时；询问病史不详细，未对患者进行认真检查，未简明扼要、准确地书写病历；遇疑难疾病不请示上级医师或请相关科室会诊；对患者缺乏同情心和责任心，不注意观察病情变化，留而不观等。

二、急诊科医疗风险的防范

对急诊科医疗风险发生情况进行调查和分析，明确医疗风险易发场所和诊疗环节，对采取相应的风险管理制度和方法具有重要指导意义。

（一）风险识别

风险识别是风险管理的第一步，其主要任务是分析、识别急诊诊疗操作过程中可能出现的风险事件。风险处理是风险管理的核心内容，而最重要的是风险预防，即采取积极措施预防风险事件的发生。通过风险分析，确定风险发生场所和类型，通过风险评价分析风险性质及可能引发的后果，通过风险处理减小风险带来的影响和不良结果，最终达到减少医疗风险，提高急诊科医疗服务质量的目的。

（二）构建风险管理制度和方法

构建风险管理制度和方法是第二步，通过构建以下管理制度和方法，来实现对急诊风险点的把控。

1. 实施科学的急诊管理制度

从交接班、查房、首诊、会诊以及备班等环节做起，建立完善的交接班制度、首诊负责制度、查房制度以及会诊制度等。保证急诊用品和药品的完备，工作人员配置的合理，为急诊患者的诊疗提供最佳环境基础。同时要建立与患者的良好沟通，执行告知义务，避免产生不必要的纠纷。

2. 提高急诊科工作人员的业务素质

定期对急诊科工作人员尤其是临床经验较少的工作人员进行业务培训，提高其业务素质。在思想观念上提高工作人员对医疗风险的认识，定期组织医护人员进行学习和培训，增强风险防范意识、风险控制意识和风险控制能力；在业务操作上提高工作人员医疗服务质量，消除不良行为习惯引发的风险隐患，从源头上控制急诊科风险的发生；定期对急诊科医护人员进行考核，检查病历记录、用药处方等资料作为医护人员工作质量的评定基础，促使医护人员提高自身业务素质和责任意识。另外，在风险处理过程中不断积累经验，提高工作人员的综合素质。可以在一些易发生风险的地方建立医疗警句，反复提醒我们的医务人员，比如：

（1）凡身体颌面以下，脐部以上部分疼痛，一律做心电图。

（2）突发辗转不安伴心率血压变化（升高或降低），背部不适，首先要排除主动脉夹层。

（3）对于外伤患者从头到脚进行全面细致的体格检查，避免外伤患者漏诊。

（4）对否认自己受伤又反复问同一个问题的创伤患者，颅脑有问题可能性大。

（5）不要让别人左右你的情绪，认真细致工作、真诚对待每位患者，可预防医患纠纷。

（6）腹痛在夜晚，常是胆石症胆绞痛、肾结石肾绞痛好发时段，成年者多有发作史；初次发病者注意急性阑尾炎诊断。

（7）中老年急腹症，症状体征又"四面不靠"，腹胀明显，要想到血管因素。

（8）胸痛、背痛如果还有臀部痛的，一定要想到主动脉夹层。

（9）对于女性的腹痛，只要是 16 岁以上一律查 HCG。

（10）异物刺伤，一定要拍片，会有异物残留体内的可能！

（11）不论多大年纪的患者，住院患者或是急诊首诊患者，只要突然出现了任何表现的意识改变，立即测个血糖总不会有错。

（12）任何初步判断情况可能不稳定的患者，立即开通一条静脉通道总是不会错的。

（13）有心脏病史的外伤患者一定要做心电图，因为外伤可能诱发心肌梗死。

（14）持续腹痛，无固定压痛点，常规辅助检查又无阳性结果，可能是肠系膜血管疾病。

（15）主动脉夹层患者也可没有明显胸背痛，仅表现为腹痛，那是脏器缺血引起的。

（16）外伤后 X 线检查阴性的患者，一定要告知其复查，很多部位的骨折线看不到。

（17）要相信自己看到的、查到的，不要依赖放射线医师的报告，他们有时会出错。所以不管多忙，一定要自己仔细看片子。

（18）急性起病，四肢无力，一定急查血钾、心电图。

3. 落实风险管理责任制

对容易产生医疗风险的环节重点防范，安排专人负责，哪个环节出现问题追究相应负责人的责任。促使工作人员积极对待风险管理，从源头上消除医疗风险隐患。

4. 重视沟通工作

患者在治疗过程中享有生命健康权、知情权、隐私权等，随着患者对医院服务质量要求越来越高，沟通已经成为了风险管理工作中的一个核心内容。通过积极沟通建立良好的医患关系，不仅能够减少医疗风险的产生，也在无形中提高了患者对急诊科医疗服务质量的满意度。

（三）细化风险管理

细化风险管理的具体措施是第三步，能够在风险发生后及时反应处置，将风险对急诊科的不良影响降至最低。细化风险管理的具体措施从以下几个方面入手：

1. 建立完善不良事件的报告制度

建立急诊差错报告制度，调查急诊科医护人员在治疗过程中出现的医疗差错，掌握风险控制的数据基础，拟定相应的防范措施。当然，对于医护人员由于个人不良行为习惯或主观意识而引发的医疗差错要严格管理，严重者追究责任。

2. 构建风险预警系统

由急诊科管理人员安排人员对医疗风险信息进行收集，包括药物可能出现的不良反应、治疗流程中可能出现问题的环节以及某些特殊易引发风险的疾病治疗方案。由急诊科管理人员定期进行分析、探讨，对其中存在的风险重点防范，发现风险征兆提前预警，避免风险发生后带来较大的损失。

3. 建立风险管理的应急预案

明确医护人员遇到医疗风险时各自的职责以及应对策略，拟定风险处理流程，预先进行模拟演练。这样不仅能够增强急诊科医护人员面对风险时的自信，也能够将风险处理规范化，在风险发生时有条不紊地进行补救，降低医疗风险带来的影响。

（四）持续改进

持续改进是一项永远的工作，急诊科风险管理更是一个良性循环过程。管理人员在不断重复着收集风险信息 – 发现隐患征兆 – 风险预警 – 启动风险预案 – 处理风险这一过程，定期进行经验总结和风险管理的处理预案的调整。合理解决医疗风险后积累的经验十分宝贵，需要急诊科管理人员定期总结和反思，发现以往工作的漏洞，正确调整风险预案，促使急诊科风险管理水平不断成熟和提高。只有不断积累经验、不断进步才能够在面对下一次医疗风险时更加自信、更加有把握。

最后通过几个案例分析来更加直观地感受急诊科容易发生的风险点，以便了解相关法律法规对急诊医护人员的规定和要求。

例1：拒绝救治亚硝酸盐中毒

病例资料：患儿，3岁，进食路边小摊上售卖的毛鸡蛋3个，10分钟后出现皮肤青紫、腹痛症状，30分钟后患儿家属将其送至某卫生院请求救治。但该院以无儿科为由拒收患儿，也未协助其转院，而是让患儿家属自行送患儿到其他医院治疗。几经辗转，最终患儿因亚硝酸盐中毒经其他医院抢救无效死亡。

医疗事故技术鉴定专家分析意见及鉴定结论：①对限于设备或技术条件不能诊治的患儿。该院没有主动将其转往有条件的上级医院，违反了《中华人民共和国执业医师法》第二十四条、《医疗机构管理条例》第三十一条的有关规定，延误了救治时机。②患儿的直接死因为亚硝酸盐食物中毒。患儿年龄小、食用含亚硝酸盐的毛鸡蛋量较多、中毒症状重以及其前往就诊的医院不具备对小儿食物中毒的救治条件等客观因素是导致患儿死亡的主要原因，医院延误患儿救治时机的医疗过失与患儿的死亡也有一定的因果关系。③结论：本例属于一级甲等医疗事故，医院负次要责任。

评析：救死扶伤是医务人员的天职。《中华人民共和国执业医师法》第二十四条规定："对急危患者，医师应当采取紧急措施进行诊治，不得拒绝急救处置"；《医疗机构管理条例》第三十一条也规定："医疗机构对危重患者应当立即抢救，对限于设备或者技术条件不能诊治的患者，应当及时转诊"。作为一级医院，在不具备救治亚硝酸盐中毒患儿的情况下，应该积极主动将患儿转往有条件救治的上级医院，而不可将其拒之门外。此类案件教训惨痛，各级医疗机构的管理人员、医务人员应引以为戒。

例2：患者不接受诊疗建议的情况下不进行书面风险告知

病例资料：患者，男，45岁，因胸痛3小时到某二级医院急诊。胸痛呈阵发性，位于胸骨后，无心悸、胸闷，无恶心、呕吐。查体：一般情况良好，神志清楚，双肺未闻及啰音。初步诊断：胸痛待查，高血压病。接诊医师开具心电图检查单，患者因嫌等待做心电图检查的时间太长而要求回家，接诊医师只好在急诊病历上写上随诊后让其回家。6小时后家属下班回家，发现患者已经死亡。尸检报告：患者因心腔内及肺动脉内血栓致呼吸、循环衰竭死亡。

医疗事故技术鉴定专家分析意见及鉴定结论：①对以胸痛为主诉就诊的患者，在患者因嫌等待做心电图检查的时间太长而要求回家时，接诊医师没有书面向患者告知不做心电图检查的风险和坚持离院的可能严重后果，存在过失。②尸检报告显示，患者因心腔内及肺动脉内血栓致呼吸、循环衰竭死亡。临床分析患者所患疾病为肺动脉栓塞。③医方上述过失致使患者未能得到相应的诊断和治疗，与患者死亡有一定的因果关系。患者所患疾病病情危重、发展迅速、病死率高。即使得到及时正确的诊断和治疗也难以挽救其生命，这些因素是患者死亡的主要原因。④结论：本例属于一级甲等医疗事故，医方负次要责任。

评析：本例第一个教训是在没有排除短时间内可能导致患者残疾、死亡疾病的情况下，一定要做进一步检查，以明确诊断，切不可盲目自信，心存侥幸。第二个教训是在患者要求回家时，没有书面告知不做心电图等检查的风险和坚持离院的可能严重后果，只是习惯性地在急诊病历上简单地写上"随诊"。《医疗事故处理条例》第十一条规定，在医疗活动中，医疗机构及其医务人员应当将患者的病情、医疗措施、医疗风险等如实告知患者，及时解答其咨询；《中华人民共和国执业医师法》第二十六条规定，医师应当如实向患者或者其家属介绍病情。《中华人民共和国侵权责任法》第五十五条规定，医务人员在诊疗活动中应当向患者说明病情和医疗措施，医务人员未尽到前款义务，造成患者损害的，医疗机构应当承担赔偿责任。上述法律、法规明确了医务人员的告知义务和违反的法律后果。患者的法律意识在不断增强，但很多医务人员却不知道用法律的武器保护自己，在患者不配合诊疗或者拒绝医疗护理建议时，不书面告知医疗护理建议的目的和拒不接受的风险，一旦被起诉，往往因没有证据支持自己已尽到了注意义务而败诉。

例3：误诊睾丸扭转导致一侧睾丸坏死

病例资料：患儿，男，14岁，因左侧阴囊疼痛3天，某二级医院普外科就诊。查体：左侧睾丸肿大，触痛（+）。血常规：白细胞计数 11.5×10^9/L，中性粒细胞比例72%。行睾丸彩超检查后，初步诊断：左侧附睾炎，对症给予阿莫西林克拉维酸钾口服抗炎治疗。第3天患儿因左侧阴囊疼痛不缓解再次就诊，后被收入院。彩超示左侧睾丸、附睾增大，弥漫性病变，左侧睾丸、附睾未见明显血流信号。入院诊断：左侧睾丸扭转，坏死？入院2小时后急行阴囊探查术。术中见左侧睾丸顺时针方向扭转720°，睾丸、附睾暗黑色，近睾丸侧精索内未触及动脉搏动，即行左侧睾丸切除术。

医疗事故技术鉴定专家分析意见及鉴定结论：①首诊时，体格检查不详细。没有进行睾丸抬举试验、牵拉试验，没有检查附睾大小。诊断左侧附睾炎的依据不充分，且未做必要的鉴别诊断，加之经验不足，没有意识到睾丸扭转问题，导致误诊、误治。②首诊时彩超显示其左侧附睾血供丰富，说明当时患儿左侧睾丸尚未完全扭转、坏死，复诊时彩超及术中所见证实左侧睾丸已坏死。因此，医方上述过失与患儿左侧睾丸、附睾坏死被切除之间存在因果关系，且为主要原因。本病临床较少见，早期诊断困难，也是造成患儿左侧睾丸、附睾坏死被切除的原因之一。③结论：本例属于三级丁等医疗事故，医方负主要责任。

评析：由于睾丸对缺血极为敏感，一旦扭转将很快产生不可逆的功能损害，因此睾丸扭转应做急症处理，尽快解除梗阻。一般认为，发病未超过6小时者，手术复位成功率可达100%；超过12小时者，手术复位成功率仅为20%；超过24小时者，恢复睾丸功能的可能性极小。本例首诊医师为普外科低年资住院医师，对泌尿外科疾病缺乏认识。既不按照泌尿外科诊疗规范对患者进行必要的体格检查，进行相应的诊断和鉴别诊断，也不请示上级医师，或请泌尿外科会诊，草率地诊断附睾炎，导致患儿左侧睾丸被误诊、误治，最终因睾丸坏死被切除。如果首诊医师不是相应学科专业的执业医师或因学识、经验所限，不能及时明确诊断，一定要遵照《医院工作制度》中有关急诊室工作制度、会诊制度的规定，及时请示上级医师，或者请相关科室会诊。

三、急诊科案例的风险分析与安全警示

病例 1：酒醉死亡，必有纠纷

患者黄 xx，男，42 岁，某日 20∶45 因"饮白酒约 900mL"急诊。查：意识不清，面色潮红，醉酒貌。因牙关紧闭，无法插管，予"纳洛酮、维佳林、西咪替丁"等治疗，并予留观。至 23∶15 期间，心率、呼吸尚平稳，对光反应存在，期间医师数次口头告知酒精中毒严重者有一定生命危险，嘱需住院治疗，陪同人员均无明确表态。观察至 24∶00 左右患者昏迷程度加深，压眶反射消失，陪同人员才同意住院。00∶40 进入病区，值班医师检查发现患者全身发绀，呼吸停止，予心肺复苏抢救 90 分钟无效，宣告死亡。

1. 处理结果

经政府、单位、市卫生局等多方协调，并经市公证处公证，给予适当补助解决争议。

2. 风险分析

（1）警惕酒精中毒事件，死亡必有纠纷。

（2）对重症酒精中毒的可能死亡后果风险要有充分预见及判断。

（3）重症患者应及时采取有效的急救处理措施，如催吐、洗胃等，及时收住院抢救。

（4）医疗告知要到位，并做好书面记录及签字，固定证据。

（5）"牙关紧闭，无法插管"。洗胃为重要的治疗方法，可通过鼻腔插管。均无法插管要视为抢救中的"严重不良事件"，可能导致严重的后果，除告知外须及时请会诊（五官科、麻醉科等）并立即向科主任等汇报。

（6）告知中"有一定生命危险"，事实上该患者饮酒 900mL 且没有洗胃，应具有"绝对的生命危险"。

（7）体格检查中"心率、呼吸平稳"，"平稳"记录不确切，容易引起争议。

3. 安全警示

（1）酒精中毒到急诊室，除非已出现呼吸、心搏等衰竭状态予抢救，否则酒醉死亡，家属不可接受。若出现问题必有异议，肯定要追溯医院的治疗及护理每个环节和措施。

（2）急性酒精中毒的诊断要运用排除法。往往首先和低血糖、病史不明的脑外伤及一些重症内分泌代谢病等混在一起，易导致漏诊误诊。其次是与乙二醇、甲醇、一氧化碳等中毒相鉴别。最后要与肝性脑病、重症眩晕、癫痫发作、癔症等脑病相鉴别。

（3）一般来说，血液乙醇水平大于 3g/L 以上者，出现昏迷和呼吸抑制。

（4）严重急性酒精中毒，应当立即施行规范化急诊抢救措施，稳定后由医护人员陪同护送 ICU 处理。

（5）对严重酒精中毒，血液乙醇水平＞5g/L（109mmol/L）的患者，要尽早采取血液透析疗法，以迅速清除体内乙醇；对于酗酒量不明，规范化综合治疗后无明显好转者，也要施行透析治疗。腹膜透析同样有很好的疗效。

病例 2：腹痛暴卒纠纷多，动脉瘤破裂真险

患者王 x，男，32 岁，因"上腹部阵发性剧烈疼痛半小时"至内科急诊就诊。查体：面色苍白，出冷汗，血压正常，窦性心动过缓。初诊：急性胃炎。予山莨菪碱静脉滴注等治疗，数分钟后患者面色发绀，抽搐，心跳呼吸停止，经心肺复苏抢救未见好转，急诊心脏超声检查示：主动脉夹层动脉瘤破裂。

1. 处理结果

经政府部门协调，由当地政府安抚补助。

2. 风险分析

（1）床边心超示"主动脉夹层动脉瘤破裂"明确诊断，为纠纷冲突的处理提供了强有力的证据，弥补了临床医师思维不足。

（2）对于急危重症的患者，要充分利用辅助检查（包括 CT 和 MRI），为医师保驾护航。

3. 安全警示

（1）血管病变表现复杂，后果严重，稍有延误就有纠纷，医师要高度警惕。面临危急重症时尤其要有可能存在血管病变的诊断思维。其实临床诊断想到了就不难，睾丸扭转致坏死切除纠纷，其实是因血管扭转后缺血，虽然是外力等因素导致的，但后果很严重，误诊则纠纷必然。

（2）腹部搏动性肿块是诊断腹主动脉瘤最直接的诊断依据，故腹部触诊要细心。

（3）咯血、呕血、胃肠道大出血、腹腔内出血等为瘤体破入气管、食管、腹腔引起，医师要警惕。此类患者存在严重的血管病变。

（4）动脉瘤压迫肝和肝门，导致黄疸；压迫喉返神经，致声音嘶哑；椎体受压致背痛，甚至截瘫。

（5）瘤腔内斑块或附壁血栓脱落可致下肢或内脏动脉阻塞，引起缺血性临床表现。故发现下肢血栓等要注意对大血管，甚至心脏的追踪辅检，确保能做出准确的诊断（常用诊断手段为超声检查、CT、MRI 等）。

（6）先天畸形的患者，一处畸形有可能存在其他隐性的发育不良（畸形）。多囊肾、多囊肝常有血管壁薄，易产生脑动脉瘤、胸腹主动脉瘤、主动脉夹层（瘤）等。

（7）腹痛有可能为心绞痛、心肌梗死、膈疝引起，医师接诊时首先要考虑这些凶险致命性疾病，体现出医师整体化的诊断思维，极大地规避风险。

病例 3：慢性腹痛肿瘤多，风险思维保安全

患者张 xx，女，54 岁，某年三月份因"右下腹反复疼痛 6 月余"住院和外科门诊诊治，抗炎治疗后能缓解。门诊治疗期间反复疼痛发作，某青年医师曾建议进一步行肠镜检查并记载于病历，但患者未遵嘱检查。由熟人介绍一高年资医师为其诊疗，多次均以"慢性阑尾炎"在门诊间断输液抗炎治疗，病历仅做简单记录，甚至无记录。患者因急腹症在外院手术，诊断为结肠癌破裂穿孔，最终因并发多脏器衰竭死亡。家属以该高年资医师误诊误治 5 月余为由索赔。

1. 处理结果

经医患双方多次协商，给予赔偿解决争议。

2. 风险分析

（1）医师缺乏对恶性肿瘤的风险思维诊断，慢性腹痛常可因恶性肿瘤所致。

（2）腹部 CT 同样对腹痛待查患者有很好的诊断价值，但医师没有提示患者检查。

（3）门诊三次就诊不能确诊或治疗效果不好者，应郑重地请上级医师会诊，并有书面记录。会诊制度没有严格执行。

（4）好在有医师曾建议其行肠镜检查并记录于病历，无病历记录永远是诊疗中的大忌，要负主要责任。

3. 安全警示

（1）风险思维是现代医师必备的思维素质。医学教育虽然常强调首先要考虑常见病、多发病，而临床上医疗纠纷和事故的发生恰恰是少见病及我们不常思考到的疾病，如前述的腹痛由动脉瘤引起。诊疗效果占纠纷比例 76.8%。

（2）风险思维要求改变常规、传统的常见病、多发病思维模式。诊断思维时先排除致命且易引起纠纷的危重症（包括恶性肿瘤）。腹痛存在时间长了，一定要排除肿瘤诊断可能。

（3）肿瘤是常见病和多发病，目前已毋庸置疑。把肠道肿瘤等误认为慢性阑尾炎的有回盲部肿瘤、结肠肝曲肿瘤（粪便积聚回盲部引起阑尾炎样症状）、回盲部憩室、回盲部恶性肿瘤等。其他易误诊的疾病如肠结核、克罗恩病、溃疡性结肠炎等也不可忽视。

（4）诊断急腹症，CT 平扫优于 X 线片。主要的疾病包括阑尾炎（其敏感度和准确率可达 98%～99%）、肠梗阻、胃肠道穿孔、胰腺炎、动脉瘤破裂、腹部脏器出血等。

（5）肿瘤标志物也是诊断恶性肿瘤的一个重要手段。在目前的医疗环境下，辅助检查是重要的证据。病程长了，诊断未明，家属知情同意后的检查，能发现许多疾病的诊断线索，即使诊断仍不明，纠纷处理要容易得多。何时合理选择辅助检查体现医师高度的理论和实践水平，值得每一位医师用心体会。

（6）医师要建立正确的临床思维，不能根据某一症状想当然，囿于单一的诊断而造成误诊。

（7）该患者是否被告知肠镜检查，在后来数月就诊中均未见书面记录，造成不利于医方的责任分担。

（8）熟人关系介绍患者就诊，绝对不能减少应有的诊疗重要步骤，要充分认识到潜在的医疗风险，按照各项规章制度、指南办事。

病例4～6：急诊清创勿轻视，术后告知免纠纷

1. 病例和处理结果

病例4：患者周xx，因砖块砸伤致左手及头部损伤在外科急诊予清创缝合，后近一月头部伤口一直不能愈合，再次清创时清出数枚小砖块异物。

处理结果：经双方协商，给予赔偿解决争议。

病例5：患者陈xx，因右手掌被树枝刺伤在外科急诊清创，后在门诊换药，创口反复出现肿痛、渗液，影响工作。数月后在门诊切开排脓，创口中取出长约3cm的树枝异物。

处理结果：经与当事人协调后，患方表示理解，未要求经济赔偿。

病例6：患者狄xx，男，31岁，因"右脚被玻璃刺伤"就诊，医师清创缝合，伤口愈合后右足底时有疼痛、发麻，影响活动。4个多月后原伤口处见米粒大小异物出现，经手外科清创后取出一玻璃块（约1cm×0.8cm×0.4cm），患者索赔误工等损失。

处理结果：经医患双方多次协商，给予赔偿解决争议。

2. 风险分析

（1）彻底清创的伤口如没有继发感染，十天左右应完全愈合。上述3例患者要么延期愈合，要么愈合后的伤口有疼痛、发麻影响活动。

（2）没有预期愈合的伤口，应该十分警惕有异物残留。

3. 安全警示

（1）伤口清洗是清创术的重要步骤，必须反复用大量生理盐水冲洗，务必使伤口清洁后再施行清创术，术中出现窦道者需扩创、探查。

（2）遇半个月不愈合的创口应想到有异物残留的可能，及时重新处理伤口或会诊。

（3）异物清创后要摄片复查。X线检查阴性者可选择B超或CT扫描检查。

（4）复诊医嘱及注意事项要在病历中记载，避免此类纠纷的发生。

（5）换药室发现创口半月不愈合的情况应及时与医师联系处理。

病例7：口唇面部美容 时刻警醒少风险

患者李xx，女，68岁，因摔伤致上唇破裂，急诊医师仅清创，未缝合，后出现创口糜烂。家属反映外院及我院换药医师都认为当时未处理好。

1. 处理结果

与患者沟通交流，因当时口唇为缺损伤口，不能缝合，予门诊换药处理。

2. 风险分析

（1）沟通不到位有造成医疗纠纷的风险。

（2）专业性较强的问题，告知清楚的同时需记载于病历。

3. 安全警示

（1）可请口腔科医师会诊。

（2）及时请外科医师会诊处理，可帮自己减责。

（3）面部为重要区域，需美容缝合。遇到年轻人，尤其是女性患者等处理要谨慎。

（4）是否急诊外科都要学习美容缝合，提升医院的诊治水平。

病例8：设备设施常检查，抢救运送莫慌张

患者黄x，男，20岁，因车祸由救护车送至急诊，在从救护车搬运患者至平车的过程中，因道路不平，医务人员未注意看护，导致患者从平车上摔落。患者最终因车祸致严重多发伤经抢救无效死亡，患方以摔落加重了损伤为由索赔。

1. 处理结果

经医患双方多次协商、卫生部门调处，给予赔偿解决争议。

2. 风险分析

患者就医过程中，医护人员往往会忽视患者转运过程中存在的风险。不仅本案例，病房中患者跌倒、坠床等事件时有发生。

3. 安全警示

（1）接警、急救患者来院，相关医务工作人员要熟悉自己的岗位、职责。

（2）接运患者中要合理分工、协作到位，避免意外发生。

（3）急诊科要组织对相关人员进行培训、演练。

（4）定期对抢救推车等设备设施检查养护，保持正常状态。

病例9：孕妇就诊事件多，胎儿母亲要周全

患者方x，女，23岁，孕妇，因"咽痛1天"在内科急诊就诊，诊断为："扁桃体炎"，予输注"头孢哌酮"治疗。3天后发现腹中胎动减少两天，B超检查示死胎，住院引产处理。家属认为胎儿死亡与门诊用药有关，医院应承担责任。

1. 处理结果

经住院检查，发现死胎另有其他原因所致，与家属交流沟通后解决，未予赔偿。

2. 风险分析

（1）医师开具处方时必须掌握其适应证、禁忌证。

（2）对待孕妇等特殊患者时，更应当慎之又慎，及时请专科会诊。

3. 安全警示

（1）该病例发生纠纷后经专科住院全面检查，发现了死胎真正的原因，避免了重大医疗纠纷的发生。

（2）孕妇就诊应遵循少输液、少用药原则；能口服不肌肉注射，能肌肉注射不输液。

（3）虽"头孢哌酮"妊娠使用无明显禁忌，但必要时可请妇科专科医师会诊，详细检查，充分重视，交代及记录到位。

病例 10：女性腹痛有其因，妇科疾病牢记心

患者曹xx，女，44岁，于23：50因腹痛来外科急诊，静脉滴注"头孢尼西、左氧"。当晚00：30考虑"阑尾炎"，加用"替硝唑"，01：00请普外科会诊。第二天14：00继续输注"头孢尼西"时出现畏寒发热，暂停输液，后予请外科会诊（泌尿科及普外科）。普外科会诊考虑：腹痛待查（双肾结石、盆腔炎、阑尾炎？），16：00经妇科会诊建议住院，第三天中午妇产科诊断为盆腔炎，住院治疗。

1. 处理结果

经双方多次协调，给予赔偿解决争议。

2. 风险分析

诊断不明确或治疗疗效不满意的患者，必须尽快请科内上级医师会诊及多科会诊，否则首诊医师将面临承担巨大的风险。

3. 安全警示

（1）对诊断不明的病例，首诊医师在积极请相关专科会诊的同时，对病情预后等应及时告知到位，沟通到位，取得患者的理解。

（2）要动态观察病情变化，及时全面记载病情，对观察、复诊要求等，必要时请患方签字。

（3）对于诊断不明的腹痛患者，必须要留观或住院，有助于明确诊疗及减少纠纷的发生。患者或家属拒绝，必须在病历中记录，为医师免责留下证据。

（4）腹痛诊断不明，往往存在致命性疾病，如动脉瘤、肠系膜上动脉综合征、肝肾肠系膜动静脉栓塞等血管性疾病等，后果极其严重。

（5）在女性常见病中，如宫外孕、卵巢黄体破裂早期腹痛症状可较轻，加剧时可即刻出血导致休克死亡。不能没有这样的风险思维。

病例 11：告知到位并记录，医师无责

患者周xx，男，66岁，因削香蕉时左手食指受伤，在急诊外科清创处理后，在门诊换药、输液抗炎三天。一周后患者手指发生骨髓炎，因需要截指治疗。患者认为医师治疗不当导致病情加重而投诉。

1. 处理结果

收住手外科病区行截指手术；经调查患者在本院门诊治疗后，曾在外院不规范换药治疗数日和下地干农活等，是导致感染的主因，与患方沟通后未予赔偿。

2. 风险分析

医疗告知一定要到位。自2010年7月1日《侵权责任法》实施以来，进一步加强了对维护患者知情权的保护，规定医师负有对患者认真履行告知的义务。告知不到位或病历中未记录而造成损害后果时，医师需要承担相应的责任。

3. 安全警示

（1）该病例门诊病历记载清楚，相关注意事项均已告知到位并记录，为查明事实真

相提供了证据，医师应得到表扬，也有效保护了自身。

（2）患者因自行中断在本院的治疗而自担责任，避免了纠纷赔偿发生。

（3）遇到专科性较强的病例，急诊后的复诊换药等注意事项，必须要求交待具体的专科门诊日期。请专科医师会诊后换药，这样的治疗更规范，更能确保医患双方的安全。

病例 12：出血止血争分秒，生命体征要平稳

患者施 xx，女，66 岁，因从楼梯摔下致头部受伤来急诊就诊，当时头部伤口流血不多，患者要求先包扎处理。值班医师未予处理而建议先做头颅 CT，期间在医师阅片时因未予及时止血处理，患者家属与医师发生争吵。收入病区后患者家属认为等候时间过长，患者流血不止、失血较多，而医师未采取任何包扎措施，未尽到责任，要求追究首诊医师责任并索赔。

1. 处理结果

经医患双方多次协商，给予赔偿解决争议。

2. 风险分析

（1）急诊医师有时会抱着这样的想法，先打发患者做检查，能收住院就尽量收，由住院部医师去处理患者的伤口，自己则免去处理伤口的麻烦。这种缺少工作主动性、抱着怕麻烦的想法违背了医师职业道德。

（2）外伤患者若出血较多应立即止血，否则患者失血过多容易导致贫血或失血性休克，或者患者血流一身或一地容易造成家属的恐慌，出现本例家属情绪激动，甚至不配合治疗的场景。

（3）夜班临床医师和辅检医师面对的都是医院的患者。发现问题任何人不能一推了之，应相互提醒和协助，避免纠纷，确保患者安全。

3. 安全警示

（1）对所有急诊患者都应积极处理最突出的矛盾，对出血、失血较多的患者，首诊医师应先行简单合理的处置。

（2）紧急处理后指导患者做相应检查，必要时陪同检查。

（3）同时做好解释沟通，取得家属及患者的理解和认同。

病例 13：急危值是夺命符，人命留实属侥幸

患者史 xx，女，53 岁，原有"糖尿病"史多年，曾多次因低血糖来院急诊处理。某日凌晨 2：00 时许再次发病，语无伦次，有时没有知觉。来院后家属要求急诊医生先给患者予静推高渗葡萄糖处理。当时护士测血糖为 1.2mmol/L，但接诊医师对此无动于衷，病历也未书写，要求先住院后治疗。家属催其先用药，未予采纳，愤而转去人民医院诊治。事后来院投诉，强烈要求对当事医师进行处罚。

1. 处理结果

对当事医师按有效投诉进行教育处理。

2. 风险分析

（1）低血糖是指非糖尿病患者中血糖低于 2.8mmol/L，糖尿病患者中血糖低于 3.9mmol/L。

（2）当出现以下临床表现时，需要检查血糖，以排除风险。

①肾上腺素能症状包括出汗、神经质、颤抖、无力、眩晕、心悸、饥饿感。

②中枢神经系统的表现包括意识混乱、行为异常（可误认为醉酒）、视力障碍、木僵、昏迷和癫痫。

③低血糖的严重后果包括可诱发脑血管意外、心律失常或心肌梗死、昏迷，甚至危及生命。

3. 安全警示

（1）对属危急值管理范围的紧急情况，首诊医师应高度重视，立即进行干预处理。

（2）做好病情沟通告知，落实患者知情选择权，并及时记载于病历，避免不良后果发生。

（3）此例患者离院后途中没有发生意外，实属侥幸，否则是最严重的责任事故。

病例 14：急腹症者风险大，睾丸扭转教训多

患者吴 xx，男，22 岁，因"腹痛一天"外科急诊，当日上午曾在外院门诊抗炎输液治疗未见好转，来我院就诊。经普外科会诊，行血、尿常规、腹部 B 超检查后，急诊以"腹痛待查"予抗炎、止痛治疗。第二天患者诉疼痛缓解，续前用药，但病历未予记载。第三天在家休息未来院，第四天出现阴囊肿痛，再至我院发现右侧睾丸扭转坏死，予手术摘除，家属追究误诊致睾丸坏死责任并索赔。

1. 处理结果

经调处中心调解，给予赔偿解决争议。

2. 风险分析

（1）急腹症患者诊断未明，隐藏极大风险，应予留观或住院明确诊断，防范风险。

（2）腹痛诊断未明，禁止使用任何掩盖症状的止痛剂，用利多卡因等止痛严重违反医疗原则。

（3）复诊时无病历记录，缺乏起码的风险意识和法律意识。

3. 安全警示

（1）对诊断不明的急腹症患者，应详细询问病史，进行全面的体格检查，防止误诊漏诊。

（2）应动态观察病情变化并完整记载病史，告知及时复诊、留观等注意事项，必要时履行签字手续。

（3）对腹痛患者采取的治疗措施，不应掩盖病情的观察。

（4）睾丸扭转是极为紧急、严重的一种疾病。早期临床表现可不典型，且医务人员对此病认识不够，常不能按照医疗常规进行诊疗，误诊后产生严重不良后果，因而定为

医疗事故的情况较多。

（5）睾丸扭转 10 小时及时复位可有 60% 的机会挽救睾丸，若超过 12 小时，睾丸坏死的概率很大，大于 24 小时则几乎不能挽救。

（6）睾丸扭转为非常见病。临床医师尤其是非泌尿科专科医师往往对此病认识不足，不能及时诊断。

（7）诊断未明或治疗效果不好时，提供医疗服务一定要有风险意识，让患者及家属知情、分担风险，或在医患共同努力下减少风险。向上级医师、科主任汇报，组织科内或全院讨论也是分担风险、减少风险的一种有效医疗措施，完全没有必要由接诊医师一人承担。医疗技术永无止境，掌握减责方法也是永恒不变的真理。

（8）急诊是一门综合学科，对于一个急诊患者，首先应有少见病、危急重病的风险思维，可确保安全。

病例 15：熟人诊疗抛却规章，蛛网膜下腔出血死亡引来纠纷

患者华 x，女，47 岁，因"剧烈头痛"在门诊就诊，门诊用药后未见好转，于当日下午邀请神经内科会诊，查头颅 CT 未见明显异常，但患者仍感头痛剧烈。神经内科专科医师与患者相熟，门诊配药后让患者回家。回家后不久患者即出现昏迷，再次来院，急查头颅 CT 示"蛛网膜下腔出血"，后转上一级医院诊治，治疗 12 天后死亡。患者家属认为专科医师不负责任，不应让头痛剧烈、病情不明的患者回家，初诊发病如能及时诊断用药，最终结果有可能改变，投诉要求追责赔偿。

1. 处理结果

经调处中心调解，给予赔偿解决争议。

2. 风险分析

（1）该患者与专科医师相熟，医师忽略医疗原则和规范，未对告知的内容做记载，具体要求也无患者签字。

（2）该患者头痛剧烈不能缓解，应留观或收住院做动态观察，不能仅凭一次 CT 检查而放松对潜在病变的警惕，最终导致不良后果的发生。

（3）诊断不明的急诊患者，除常规处理外，应邀请相关人员会诊。

3. 安全警示

（1）又是一次熟人看病，医疗原则与熟人无关。

（2）神经系统检查，是否存在脑膜刺激征，医师一定要记载明确。

（3）蛛网膜下腔出血大部分是脑血管畸形、动脉瘤破裂所致，脑血管造影是诊断的金标准。

（4）观察或住院不仅有利于患者，也保护了我们医护人员自己。

病例 16：详细检查与询问，避免误诊与纠纷

患者史 x，女，42 岁，因"腹痛腹泻伴呕吐 6 小时"在内科门诊就诊，未行体检及辅助检查，诊断"急性胃肠炎"，予抗炎、输液等治疗。输液过程中医师发现患者脸色

苍白，血压下降，邀外科、妇产科医师会诊，追问病史有停经史 40 余天；急查 B 超示腹腔、盆腔积液。经后穹窿穿刺抽出不凝血，予急诊剖腹探查术，诊断为"左输卵管间质部妊娠破裂"，行左输卵管切除，术中术后输血 2000mL，后治愈出院。

1. 处理结果

经医患双方沟通交流，表示理解。

2. 风险分析

（1）育龄女性以急性腹痛就诊，应详细问明病史，包括月经史、手术史等，为临床诊断提供必需的参考资料。

（2）认真做好体格检查，不能凭主诉就草率诊断"急性胃肠炎"。忽视基本的体格检查和辅助检查，不能及时发现阳性体征，必然会造成误诊的发生。

（3）涉及专科情况的患者，应及时请相关专科医师会诊，及时处置专科病情，保障患者安全。

3. 安全警示

（1）对于腹痛女性，"宫外孕、黄体破裂"等急腹症，可出现出血性休克死亡等恶性事件，诊断时要第一个考虑到。风险思维万不可缺。

（2）腹痛患者绝不可漏掉有鉴别诊断意义的腹部压痛、反跳痛检查，并有病历记载。

（3）腹痛患者的医疗风险临床上屡见不鲜，观察必不可缺，绝对要有自我保护意识。

病例 17：摄片要求须掌握，正确检查防漏诊

患者李 x，男，48 岁，因"摔伤致左侧胸部疼痛三小时"急诊就诊。经摄全胸部 X 线片、侧位胸部 X 线片未见明显骨折，予用药观察。因活动时疼痛难忍于第三天复诊，再次摄片后诊断"左侧第 6、第 7 肋骨骨折"，予局部固定、制动等对症处理。患方对第一次就诊结果提出异议。

1. 处理结果

经沟通后释疑解决。

2. 风险分析

（1）对胸部外伤患者，要问清病史，详细体格检查，及时发现阳性体征。

（2）熟悉业务要领，提出规范的摄片要求，以利正确诊断。

（3）病情告知要到位，及时复诊。

3. 安全警示

（1）由于肋骨解剖结构、走向的特殊性以及外力的相互作用，肋骨骨折常以肋弓部位多见。临床在遇到胸部外伤时，仅仅申请摄肋骨平片或全胸部 X 线片来判断肋骨是否有骨折是不够的，因为不能充分显示完整的肋弓，必须常规申请拍摄受伤部位肋骨的斜位片，以防漏诊。

（2）如对摄片结果与临床表现有疑问时，需进行局部的 CT 扫描检查，以增强影像学检查的准确性，以防漏诊和误诊。

病例 18：警惕颅内迟发血肿，安全思维避免纠纷

患者韩 x，男，72 岁，因"酒后摔伤头面部破损两小时"急诊。经体格检查和头颅 CT 扫描无异常，输液后回家。患者 3 个月后右侧肢体乏力，经某医院门诊治说是无异常，后经神经科主任会诊，再次 CT 检查确诊"慢性硬膜外血肿"。家属对初诊医师未留观察、对脑外伤后慢性硬膜外血肿发生的可能性未告知提出异议。

1. 处理结果

经与患者及其家属沟通解释，家属表示理解。

2. 风险分析

（1）脑外伤患者，初期体格检查及 CT 等扫描可无异常，但短期内猝死屡有发生。

（2）脑外伤后"慢性硬膜外血肿"，以发生在伤后 3 个月内多见，要引起重视。

3. 安全警示

（1）脑外伤患者哪怕看起来检查都正常，都必须建议留院观察，以防不测。家属拒绝，病历上必须记载，并记录存在后期迟发性出血导致死亡的可能性。

（2）记录告知"外伤后慢性颅内血肿"，要求患者及家属重视和随访，这才是一个负责任的外科医师。

（3）有报道，一例 24 岁女大学生成为植物人，追问病史为儿童时期脑外伤所致。

病例 19 ~ 20：急腹症膈疝不少见，食管癌术后易发生

病例 19：患者汪 x，男，56 岁，因"腹痛一天"由急诊收住入院，三年前有"食管癌"手术史。查体：T 36.9℃，痛苦貌，巩膜无黄染，呼吸音粗，心率为 51 次 / 分。上腹部压之不适，无反跳痛，未及包块，肝脾未及，移动性浊音（－）。入院后内科保守治疗未见好转。四天后查腹部 CT 示"腹水，两侧胸水"。B 超示"左侧胸腔少至中等量积液，腹腔少量积液"，同日胸外科会诊后诊断"左侧膈疝伴嵌顿"，并于全麻下行"左侧膈疝松解修补术"，好转出院。

病例 20：患者姚 xx，女，74 岁，因"上腹部疼痛 13 小时余伴呕吐、腹泻"急诊收住入院，11 年前有"食管癌"手术史。查体：T 36.7℃，痛苦貌，形体消瘦，巩膜无黄染。左胸 30cm 手术瘢痕，心率为 58 次 / 分，呼吸音粗，腹平坦，腹肌紧张，上腹部压痛明显，无反跳痛，肠鸣音 4 ~ 5 次 / 分。B 超示"腹腔极少量积液"，腹透示"肠腔内散在积气伴多发小液平；左膈面抬高"。第二天症状无缓解，疼痛难忍，腹部平片示"肠梗阻"，急请普外科会诊，诊断"膈肌裂孔疝"，急诊行"嵌顿疝松解、修补＋部分小肠切除吻合术"，好转出院。

1. 处理结果

该 2 例患者虽未发生医疗纠纷，但为易发生误诊误治病例，要引起临床医师高度重视。

2.风险分析

（1）腹痛患者就诊时，应进行详细的问诊，采集完整的病史，对有食管癌手术史者，不论手术时间长短，应警惕发生膈疝的可能。

（2）对一些有通过膈肌的手术史的患者，出现肠梗阻、腹膜刺激征等，应详细检查，排除膈疝可能。

（3）X线和CT能早期发现，明确诊断，为早发现、早诊断、早治疗提供临床依据。

3.安全警示

（1）对诊断不明的患者应积极请相关专科会诊，同时告知患者及家属相关病情预后。

（2）充分认识膈疝的发病机制、分型及好发因素。膈疝分为先天性、创伤性、医源性。先天性多在发育过程中，在横膈上遗留裂孔形成。创伤性膈疝较多见，伤后一般可有不同程度呼吸困难、发绀、低血压，若患者清醒，常诉左上肢及左下胸胀痛。

有下列表现应考虑膈疝可能：①胸部损伤后出现腹部症状、体征，如腹痛、呕吐、腹膜刺激征、肠梗阻表现。②腹部损伤后出现胸部症状、体征，如胸痛、呼吸困难、一侧胸廓饱满、叩诊鼓音或实音、闻及肠鸣音、呼吸音消失。③腹部创伤后出现液气胸。④胸部闭合伤后一侧胸痛并向同侧肩背部放射。⑤胸部刀刺伤后出现腹痛、呕吐等消化道症状。⑥胸部或腹部严重挤压伤出现进行性呼吸困难，不明原因频繁呕吐。

（3）X线检查具有重要意义，可见膈肌抬高，膈上有异常阴影。若怀疑消化道破裂，可行CT检查明确膈疝部位、裂孔大小，并能观察腹腔脏器，判断手术方式；B超检查可见膈肌连续性中断，并可判断疝入胸腔内的脏器。

（4）医源性原因最常见为左胸食管癌根治术后，临床表现、诊断和治疗与创伤性膈疝基本相同。

（黄　强）

第二节　重症医学科医疗风险管理

一、ICU医疗风险的原因分析

重症医学科（Intensive Care Unit，ICU）是一门新兴的学科，20世纪50年代欧美国家相继成立ICU，1984年北京协和医院成立了我国第一个重症医学科。在2003年非典型肺炎（SARS）肆虐前可能大部分人都没有听说过重症医学，当时为了抢救非典型肺炎的患者，把危重患者转入ICU救治，这也让重症医学走进了公众的视野。随后2008年的汶川大地震，大部分的重症患者都在ICU中救治，社会大众对ICU的认知又进了一步。爆炸、火灾、重大交通事故，也正是伴随着这样一件件的紧急公共卫生事件，重症医学在快速成长。2020 年，新冠肺炎（2019-nCoV）疫情席卷全球，ICU 发挥了它独特又重要的作用，被大众熟知。

虽然这几年群众对 ICU 有了一些认识，但是也有一些误解，比如说："ICU 花钱多，但是大部分患者只是拖拖时间，救不回来的"。事实是现在在管理良好的 ICU 中，危重患者的抢救成功率可以达到 80% 以上。另一个极端想法是"进了 ICU 就等于进了保险箱，不可能救不回来的"。可是进入 ICU 的患者都很危重，而且往往是多个器官同时出现了问题，有些患者又是七八十岁的高龄，平时看着不错的身体经过一次重病打击就显露出器官衰竭的情形，这时候要把患者从死神手里抢过来可不是一件容易的事。患者病情危重，势必带来高风险。

1. 危重疾病，既有"白天鹅"，也有"黑天鹅"

从前，欧洲人总是以为天鹅只有白色的，但当他们到了澳大利亚，看到了黑色的天鹅，他们过去的认知被彻底推翻了。以往认为对的，不等于以后总是对的。我们没有认识到的疾病，并不是不会发生，思路不开阔，知识储备不够，往往会误诊漏诊。

我们曾经收治过一个车祸多发伤的患者，到院时，已经神志模糊，全身冰冷，双下肢布满花斑，这是严重休克的表现。医院立刻启动急救程序，开放静脉通路、补液抗休克、配血输血，把危及生命的出血止住。经过一夜的抢救，终于在第二天，患者血压开始平稳，双下肢也有了温度。可在第二天查房的时候却发现，患者右侧下肢的温度比左侧略低一些，足背动脉的搏动也弱一些，床边超声提示右侧血管的血流比左侧差。虽然症状不明显，但是确实与其他骨盆骨折的患者不同。我们感觉不对，想给患者做个 CT，以彻底查清病因。此时的患者气管插着管，呼吸困难，需要呼吸机辅助。可患者的呼吸如何维持？在 CT 途中一旦发生意外情况怎么办？在患者家属的高度配合下，我们冒着风险去做了 CT。最终明确诊断是罕见的创伤性主动脉夹层。这位患者比较幸运，在上级医院专家的协助下，保住了生命。

也有因为对疾病的认识不足，造成遗憾后果的。曾经有一位拔牙后发热的患者来就诊，按照常规思维，我们觉得这仅仅是一例常见的局部组织感染，给予抗生素和局部冲洗。然而，患者相继出现了张口困难、咽痛、吞咽困难、胸骨后烧灼感、腹痛腹胀，最终出现了感染性休克的症状。在诊疗过程中，我们对她序贯出现的不相关症状，百思不得其解。在查阅资料和多专科联合会诊后，才得到答案：牙源性感染致颌面多间隙蜂窝织炎，在患者机体抵抗力较弱、治疗不得力的情况下，炎症沿颈深筋膜间隙向下扩散，同时纵隔内的负压状态，把脓液向下吸，导致纵隔脓肿，腹腔积脓。大部分疾病的症状能用"一元论"来解释，此时再回顾这位患者的诸多症状，好像用丝线串起了珠子，一切都明了了，而患者却付出了生命的代价。

除了罕见疾病，常见病的罕见症状也常有发生。我们也曾经收治过一位患者，因为咀嚼肌紧张，五官科考虑颞下颌关节炎，后来患者又出现腿抽筋、腰背紧张酸痛，诊断为"破伤风"；还有因为口腔溃疡，到口腔科就诊，结果是"百草枯中毒"。

作为 ICU 的医师，常会有"知识恐慌"，不知道下一例患者会是"白天鹅"，还是"黑天鹅"，总是怕承受不住患者托付的生命之重。

2. "灰犀牛"来袭

生长在非洲大草原上的灰犀牛，身躯庞大，给人一种行动迟缓、安全无害的错觉，然而当它向你冲来，却会展现出惊人的爆发力，几乎无法阻止，最终引发破坏性极强的灾难。

在重症医学科里，有太多这样的"灰犀牛"。感染性休克、弥漫性血管内凝血（DIC）、深静脉血栓肺栓塞、腹腔间隔室综合征。知名的重症医学专家邱海波教授，有一句常在嘴边的名言：没有突然发生的病情变化，只有突然发现的病情变化。

以深静脉血栓为例，我们收治过一例膈肌破裂的患者，因为创伤严重，长期卧床，考虑到了深静脉血栓的风险，根据高危患者的标准，给予下肢气压治疗、低分子肝素抗凝。总以为治疗强度足够了，患者下肢粗细对称，没有肿胀。然而，伤后 10 天左右，准备第二次手术前，超声检查还是发现了深静脉血栓，如果血栓掉落，出现肺栓塞，后果不堪设想。再次翻阅之前的检查结果，D-二聚体的异常升高，已经给了我们提示。

再例如腹腔高压的患者，CVP 和血压都会假性升高，许多监测指标的正常值会变化，如果把血压的升高当作了病情的好转，往往病情恶化让人猝不及防。

各类风险苗头都是"灰犀牛"，既不能掉以轻心，更不能置若罔闻，写进教科书里的每一句话背后都有沉痛的教训。重症医学科医师最大的遗憾就是疾病已经给了我们警示，而我们没有注意。

二、重症医学科医疗风险的防范

ICU 患者身旁放着各种仪器，身上插着各种管路，高精尖的仪器设备对患者的病情进行连续、动态、实时、定量观察，随时可以发现病情变化。但是重症医学科医疗风险的防范，最终依靠的不是这些机器设备、检查结果，是 ICU 的人。ICU 临床医师的学习力、沟通力、决策力、复盘力、同理心是重症医学科医疗风险管理的核心。

1. 学习力

不断学习、提高技术、拓宽眼界、与时俱进，是对患者最大的负责。科学发展日新月异，医学知识十年内可能有超过 30% 的内容被颠覆。急性脑梗死，除了常规的静脉溶栓治疗，还有动脉溶栓、取栓治疗；心源性休克除了药物治疗，还有主动脉球囊反搏、左心室辅助装置、体外膜肺氧合（ECMO）治疗。各个专科都有新的学术进展，各类指南层出不穷，需要我们 ICU 医师除了熟练掌握本专科的各项知识技术，还要对其他专科疾病的治疗有所涉猎。

除了临床知识不能匮乏，我们还不能做"法盲"，《侵权责任法》《医疗纠纷预防和处理条例》《病例书写规范》《医疗质量安全实施核心制度细则》等，都是应该深入解读、认真学习的法律法规和临床管理规范。

2. 沟通力

医疗技术不是完美的，它是可能使患者成为受害者的缺陷技术。而危重患者往往投入很大的精力、财力，并不一定能改善预后，最终人财两空。我们应该充分了解患者的期望值，同时对医疗风险进行合理评估，一旦发现患方的理解和医方的评估之间存在着较大差异，就意味着达不到患者的期望值，可能会有纠纷隐患。医患之间要建立良好而有效的沟通才能引导患者期望值维持在一个合理水平，对医疗风险有足够的认知。充分考虑患者个体差异，取得患者的理解和配合，这是一门技术，更是一门艺术。

和兄弟科室的沟通也同样重要。ICU 从来不是单兵作战，危重患者往往涉及多器官功能衰竭，需要多专科通力合作，往往一块短板会造成治疗失败。优秀的 ICU 医师能够集全院之力，为患者提供更完善的医疗服务。

3. 决策力

创伤患者如何平衡止血和抗凝治疗的矛盾，心源性休克患者如何补液才能平衡容量和心功能的矛盾，血压低是先抗休克还是先手术止血，重症医学每天都会面临着抉择。各种监护设备上的数据、各种检验报告上的结果、各种影像资料上的表现、各种治疗设备上的反馈、各个专科医师的会诊意见，大量的信息汇总到 ICU 医师的手中，最终如何调整患者的治疗方案，则需要 ICU 医师有统筹全局的决策力。充分考虑各种治疗方案的利弊，既关注局部，又着眼全局才能做出最合适的选择。

同时也要认识到，最佳的治疗方案，不一定是最合适的临床决策。患者的身体条件、经济条件、家庭情况，往往也是影响临床决策的重要因素。

4. 复盘力

"前事不忘后事之师，只知闷头游水，不知抬头看路，只会在同一个地方摔倒多次。"每一个危重患者，都值得我们复盘学习。即使是救治成功的病例，也会存在一些问题，而失败的病例，更是我们学习改进的动力。好医师擅长从患者身上学习，复盘力是重症医学降低风险、防止错误再犯的重要力量。

5. 同理心

"重症医学科是冰冷的"。常有患者和家属这样对我们抱怨。重技术轻人文是我们常有的心态。但 ICU 的医务人员，应该具备同理心，关注生病的人，而不是患者身上的疾病。患者烦躁不安，有时候并不是镇静镇痛没给够，而是对病痛的恐惧和没有家属陪伴的惊慌。理解患者的情绪，体谅家属的不易，往往会使治疗更完善，沟通更顺畅。导尿操作前把床帘拉上，做完心肺复苏帮患者把衣服整理好，因为哪怕是到了生命的最后一程，干净的仪容，整洁的服饰，安详的神态，都会给悲痛的家属莫大的安慰。这些举手之劳，需要的不是高超的技术，是医师的同理心。而患者和家属感受到医师的善意和关怀，会更加信任医师，配合度更高。医务人员和患者，从来都不是敌对的双方，我们共同的敌人是疾病。良好的医疗风险管理，能维护医患双方的利益。

三、重症医学科案例的风险分析与安全警示

病例 1：意外预案要备好，临危不乱处置当

患者童 x，男，38 岁，因车祸伤致严重颅脑外伤收入 ICU 治疗。急诊行"开颅血肿清除术＋去骨瓣减压术"，术后 ICU 监护治疗。第 11 天白天 ICU 出现停电跳闸事件，致呼吸机暂停工作，发现后立即予人工气囊辅助呼吸，电源恢复后继续使用呼吸机呼吸，患者各项监测指标恢复正常。当晚患者病情呈进行性恶化，经抢救无效死亡，家属认为停电影响患者抢救，要求赔偿。

1. 处理结果

经双方多次协商，达成协议解决。

2. 风险分析

（1）脑外伤患者病情危重，变化迅速，医师对患者病情的变化预见性不全。

（2）对于入住 ICU，病情危重的患者，交待病情要彻底、到位，患者家属对病情变化不能理解，说明交待不彻底，沟通不到位。

（3）对于停电等突发事件的应急预案掌握不熟练，不能做到人人各司其职，事事井井有条。

3. 安全警示

（1）入住 ICU 患者病情都很重，预后结果难以预料，尤其是年龄不大，经过数天治疗，病情较前稳定的患者，家属对治疗的期望值高，容易吹毛求疵，平时要注重细节，注重医疗过程的正确。

（2）脑外伤患者警惕迟发型颅内血肿（DTICH）。DTICH 指头部外伤后首次 CT 检查未发现脑内血肿者，或者清除血肿一段时间后，又在脑内其他部位出现血肿者。迟发型颅内血肿会造成病情突然变化，脑外伤患者入院后要反复向家属交代，可能出现迟发型颅内血肿、脑疝形成、出血后脑梗死、梗死后再出血等不可预料的情况，使家属接受患者随时可能出现生命危险的现实。

（3）长期卧床患者警惕深静脉血栓形成及肺栓塞。根据美国 1979 年至 1999 年住院患者的资料，PE（肺栓塞）的发病率为 0.4%，在欧洲，每年死于 PE 的患者约为 20 万例，美国也有同样的报道，约 2.5% 的 PE 患者为猝死。我院每年的住院患者已达到 13 000 人以上，根据以上的数据报道，我院每年可能有 50 人发生肺栓塞，甚至会有一人死于肺栓塞。ICU 患者长期卧床、凝血功能异常、血管反复穿刺、股静脉置管都是肺栓塞发生的高危因素。医师要提高警惕，及早预防，告知家属。

（4）对于停电、火灾、地震等突发事件的应急预案，要经常演练，人人熟悉，要会说、能做、不乱。只有通过医护人员自信稳定的表现，才能让家属相信即使出现意外状况，我们也能安全应对。

（5）后勤保障也是医疗质量不可或缺的组成部分，医院电力供应必须实行双回路，一旦停电和故障，另一套电路瞬时供电；医疗设备要进一步提高，采用不间断电插座即使电源停跳后，插座仍能供应电源；医疗设备尽量选择含有备用电源的，这样可以进一步避免停电而带来的医疗隐患。

病例2：风险预知不及时，生命逝去被追责

患者蔡x，女，26岁，因车祸致脑外伤在ICU住院，当时医师说不需要开刀，转院存在风险，建议暂时观察。后患者瞳孔出现散大，需要手术，术后治疗无效死亡。家属认为医师观察的几个小时内失责，对家属告知不清，手术存在不足，要求医院给予满意答复。

1. 处理结果

经调处中心调解，达成协议解决。

2. 风险分析

（1）医师对脑外伤患者的风险性及病情演变缺少认识，对预后估计不充分。

（2）医疗告知不到位，未能使家属充分意识到疾病的风险。

（3）不适合转院的患者可以请外院专家会诊、远程会诊，为患者及家属提供更多的选择。

3. 安全警示

（1）对于专业性强的治疗问题，如手术时机的选择，术后的关键用药，ICU医师应该与相关科室医师多联系，多沟通，必要时与专科医师联合告知病情并记录。入院前24小时病情变化大，应多观察，多检查，多交代，把风险降到最低。若仍存在治疗困难，则需汇报上级医师，可联系全院会诊，院外专家会诊，甚至转院治疗。ICU医师并不是在孤军奋战。

（2）无论手术、药物治疗都是治疗方案，只是在不同阶段，采取不同的治疗手段而已。要把患者目前病情的治疗方案及可能存在的替代治疗方案告知家属，尊重家属的知情同意选择权。根据《侵权责任法》规定："医务人员在诊疗过程中应当向患者说明病情及治疗措施；需要实施手术、特殊检查、特殊治疗的，医务人员应当及时向患者说明医疗风险、替代医疗方案等情况。患者及家属有知情权，有选择权。"医师应详细告知各类医疗措施的利弊，由家属做出选择。若患者转院、做检查有风险，"有"只是代表可能存在，而不是禁忌证，不代表不能做。"做"与"不做"，"转"与"不转"由家属做出决定，医师负责详细告知病情，及时做好相关书面记录。

（3）治疗方案要因患者的病情演变而不断调整并及时告知，做到因病制宜，因时制宜，因人制宜。

（4）我们要针对患者可能存在的风险而制定相关应急处置措施，并向家属告知到位，做好书面文字记录和家属理解，一旦发生紧急情况，可以做到有预见性和针对性的抢救。对于车祸外伤的年轻患者，家属情绪特别激动，治疗要求高，对于此类患者，事要做到位，话要说到位，字要签到位。医疗告知时尽量避免使用"保守治疗"的用词，以免让家属产生医院治疗不积极的想法。

病例 3：告知希望成绝望，处置不当必赔偿

患者江 x，女，28 岁，因口服"有机磷农药"收住 ICU 抢救，经抢救病情比较稳定。某日中午起病情出现变化，经使用呼吸机辅助控制通气、解毒、促进毒物排泄、营养神经及支持治疗，晚上 18：00 时请上级专家会诊，医师告知家属患者心搏、脉搏正常，活的希望很大，患者家属询问是否需要转院，医师回答暂时不需要，予保守治疗。当晚 22：00 时患者突然出现心室颤动，经多次电击除颤和药物等复苏抢救，经抢救无效死亡。患者家属认为医师未能提前通知家属病情变化可能，如提前通知会要求转院治疗，对经治医师及会诊医师的病情告知存在异议。

1. 处理结果

经双方多次协商，达成补偿协议解决。

2. 风险分析

（1）药物中毒，首先要了解药物毒性、致死量，可以较好地做到病情交代，让家属明白病情严重程度，沟通、交代不能流于形式。

（2）出现病情变化，应及时告知，并在病程记录中及时记录。对于是否可选择使用"血液灌流"来清除毒物，要请相关专科医师会诊，最好共同交代。

（3）夜班值班医师观察病情要仔细，及时发现存在的问题，予以正确的对症处理和抢救。

3. 安全警示

（1）目前农村使用的农药的品种多种多样，有机磷农药、氨基甲酸酯类农药、拟菊酯类农药、除草剂等都是本地区较常用的农药。医师在平常的工作中要完善相关知识，了解药物毒性、致死量、特效解毒剂及相关禁忌证。如"敌百虫"中毒禁用碱性液体洗胃；"乐果"等硫化磷酸类农药禁用高锰酸钾溶液洗胃；"百草枯"中毒一般禁止或严格限制吸氧。

（2）有机磷农药中毒的患者需警惕"中间综合征"。随着医务人员对其诊疗水平的提高，急性期病死率已较前下降，中间综合征（Intermediate Syndrome，IMS）已成为有机磷农药中毒患者最主要的死亡原因。IMS 指急性有机磷农药中毒在急性胆碱能危象和迟发型多神经病变之间出现的类似重症肌无力的综合征。中毒后 3～6 天多见，个别在 7 天以后。以屈颈肌、四肢近端肌肉和呼吸肌肌无力为突出表现，常死于呼吸衰竭。同时有机磷农药中毒治疗过程中要警惕因洗胃不彻底，阿托品及复能剂停用而出现的"反跳"，以及"阿托品中毒"。

（3）邀请外院专家会诊，要提前到医务科备案，完善手续，明确会诊医师的资质。

（高　慧）

第三节 内科医疗风险管理

一、呼吸科医疗风险管理

（一）呼吸科医疗风险的原因分析

我国是烟草大国，吸烟人群较多，呼吸系统疾病发病率也越来越高，尤其是慢性阻塞性肺病（COPD）的发病率逐年上升，且患者对医疗预期值及服务要求也越来越高，因而呼吸系统疾病引起医疗纠纷也逐年增多。纠纷原因既有医源性因素，也有非医源性因素。医源性纠纷主要由医疗过失、医疗保护措施不力、服务态度、医德医风不正及法制观念不强所致。非医源性纠纷主要表现为患者及其家属缺乏医学知识，对疾病的转归不理解及不良动机等所致。

1.慢性阻塞性肺疾病（COPD）

资料表明 COPD 的发病率随年龄的增长而增长，此种增长男性比女性更明显，在我国 50 岁以上患者 COPD 发病率高达 13% 以上，并逐年上升。但是症状较轻时患者一般不会重视，直到患者的临床症状明显，活动耐受度下降，并且日趋严重时，此病才被认识并得以明确诊断。因此，现有的关于 COPD 的流行病学及其发病率的资料大大低估了此病的患病率及社会负担，同时也低估了此病产生医疗纠纷的重要性。住院肺心病的病死率平均为 30% 左右，COPD 伴有呼吸衰竭者病死率更高，因此也常发生漏诊、误诊，产生医疗纠纷。再之 COPD 患者常伴有肺大泡，容易并发气胸，一旦呼吸困难加重而病情不允许做 CT 时容易误诊为 COPD 急性加重，导致误诊误治而失去抢救机会导致纠纷。COPD 急性加重患者由于缺氧、卧床、体内高凝状态容易并发脑梗死及深静脉血栓导致纠纷，还有相当一部分 COPD 患者伴有心房颤动，每一年都有并发脑梗死而导致纠纷的案例。COPD 患者大部分伴有呼吸衰竭、二氧化碳潴留，需要使用无创呼吸机来治疗，在治疗过程中需要将氧气阀门调至湿化方向，在停止治疗时护士往往忘记将阀门调至吸氧状态而导致患者缺氧发生意外而导致纠纷。

2.肺栓塞

肺栓塞（pulmonary embolism，PE）是一个常见的临床疾病和重要的死亡原因。肺栓塞生前确诊很困难，误诊率达 84%。肺栓塞出现的呼吸困难、咳嗽、胸痛、咯血、呼吸急促、心动过速、晕厥和休克等症状和体征多与充血性心力衰竭、肺炎、慢性心肺疾病、急性心肌梗死及恶性肿瘤等基础疾病的表现相重叠，从而导致误诊率高，还有生前症状并不典型而以猝死为首发表现，也特别容易造成医疗纠纷。

3. 肺结核

我国结核病感染近 3.3 亿，现有肺结核患者 590 余万，约占世界结核病患者 1/4。每年因结核病死亡的人数高达 25 万，为其他各种传染病死亡人数总和的 2 倍。肺结核发病率高，病死率高，误诊率高，医疗纠纷多。原因是：

（1）症状不典型：肺结核早期病变较轻，可没有症状或仅有倦怠、精神萎靡、体重下降及食欲缺乏。

（2）合并症和并发症高：不少病例常合并为慢性支气管炎、肺气肿、肺心病、支气管扩张症、细菌性肺炎、胸内恶性肿瘤等，有的患者至确诊为肺结核时已拖延数月，故病程较长，病情偏重。有的结核性胸水呈血性渗出液，常被误诊为"恶性胸水"，有的胸水被误认为"心力衰竭"所致等，误诊率高。

（3）复发率高、复治病例多：有报告 50 岁以上的肺结核患者中 75.4% 为复治病例。

（4）治愈难：特别老年人肺结核，由于老年肺结核相当部分既往患肺结核而未经治疗或治疗不正规、不彻底使疾病迁延，以及老年人免疫功能低下，脏器功能减退，合并症多等原因，使之治疗难度大，治愈率较低。

（5）病死率高：有人报告 60 岁以上老年肺结核死亡占肺结核总病死率为 47%。也有人报告老年肺结核病死率为 22.5%。

以上的诸多特点，使我们在临床上对肺结核极易产生误诊和漏诊并导致死亡，也极易产生医疗纠纷。

4. 肺癌

据近年的报告，肺癌是癌症第一位死亡原因。肺癌常与某些肺部疾病共存，或其影像学形态表现与某些疾病相类似，故易误诊或漏诊。经常误诊、漏诊的疾病有肺结核球、肺门淋巴结核、急性粟粒性肺结核、肺炎、肺脓肿、结核性渗出性胸膜炎、慢性阻塞性肺疾病等。在临床上肺癌的误诊和漏诊极为常见，也极易发生医疗纠纷。造成肺癌误诊的原因：

（1）肺癌缺乏特异性症状和体征：特别是在早期可无症状，极易漏诊。

（2）没有重视肺癌的早期症状：咳嗽、胸痛、咯血为肺癌最常见的早期症状，如果肺癌与其他慢性呼吸道疾病并存时，容易被混淆。

（3）阅片不仔细：如左下肺散在斑点状阴影，有咯血者易考虑支气管扩张或支气管感染；未注意心影后方病变；弥漫性似粟粒状病变，易误诊为血行播散型结核；在肺门旁、纵隔内、心影后方、锁骨重叠区比较小的病变，早期不易发现；注意一般规律，忽视了病变的特殊性。如胸部 X 线片有空洞伴液平，常误诊为肺脓肿。

（4）了解病史不全面：一般认为诊断炎性病变患者经抗感染治疗 2 周 ~ 1 个月、结核性病变经 1 ~ 3 个月抗结核治疗无效者，应积极借助其他诊断手段，进行更加全面系统的检查，警惕肺癌可能。

5. 其他

呼吸科患者使用头孢类抗生素较多，出院时不告知患者饮酒容易发生双硫仑样反应；严重耐药的肺部感染，不易控制，也是造成医疗纠纷的原因；严重哮喘导致患者猝死也易产生医疗纠纷；大量的诊断、检查器械和毒性药物的使用，如支气管镜检查、胸腔穿刺、机械通气、化疗等也都易产生医疗纠纷。

（二）呼吸科医疗风险的防范

（1）完善各种医疗手续，如签订各种知情同意书。呼吸科涉及的知情同意书有很多，如气管切开、气管插管、机械通气、纤维支气管镜检查、化学治疗、各种穿刺操作、自费药物应用等。并请患者家属仔细阅读，慎重考虑。如同意，请签字为证；如不同意，也请签字明确意见。

（2）规范各级医师职责。医师定期查房，定期交待病情，定期与家属谈话，细致询问病史、查体，认真阅读各种检查报告（在临床上发现一些医师不看检查报告和结果）。对病重、病危患者的病情变化要有预见性；对各种治疗、检查的不良反应要考虑周全。

（3）重视危急值管理。

（4）重视老年患者及重症患者的系统化思维及整体化管理，这样可以避免漏诊误诊。

（5）全心全意为患者服务。

①正确定位医患关系。医院和患者的关系是服务与被服务的关系，应互相依赖，互相依存，而不应该互相对立，医师应该树立全心全意为患者服务的思想，把患者的病情、患者的需要放在首位，一切为了患者，一切服从于治疗，只有把医患双方的地位定位清楚之后，医师在治疗时才不会或减少和患者发生矛盾和冲突。

②提高医师的医疗诊断水平。

③提高医师的言语表达能力。有的医疗纠纷来源于医护人员的表达方式，应充分让患者及其家属理解我们的治疗措施和治疗中出现的并发症，必须注意说话方式、方法，说话内容，应清楚什么东西该讲，什么东西不该讲。

④加强医护人员的医德修养。医学是技术与伦理的统一，医术和医德是相伴而在相对稳定中同步发展的，医德修养高的医务人员，会有强烈的责任心，在医疗过程中决不马虎。

（6）避免冲突。直接责任医护人员应该避免与患方人员发生冲突和争吵，如发生冲突应及时汇报科室领导和医院行政管理人员。

①由于在医疗纠纷过程中，争议的过程非常短暂，有时很难有其他的证据来佐证，这种情况下，证人证言就显得格外的重要，尤其是与院方没有直接利害关系的人做证，将会成为处理事情的关键。

②有的家属在发生医疗纠纷后，尤其是患者出现不良情况后，可能情绪特别激动，难以控制自己的行为，伤人毁物的事情随时可能发生。为了使医护人员的人身免遭侵

害，直接责任的医护人员特别要避免与患者及其家属单独在房间内接触。

（三）呼吸科案例的风险分析与安全警示

病例1：辅检有偏差，沟通免纠纷

患者芮 xx，男，50 岁，因"中暑"入住 ICU 治疗，经抢救好转后转入内科治疗，予护胃、抗感染等治疗。2 月后彩超检示：右上肢头静脉血栓形成，予肝素抗凝，介入科会诊后转上级医院治疗，经检查未见明显血栓，住院五天后出院。患者认为医师态度、医德不好，要求医院给一个说法。

1. 处理结果

经与患者交流、协商，患者表示理解。

2. 风险分析

辅助检查结果也有可能存在偏差，遇到重要检查结果需详细向患者及其家属说明情况。

3. 安全警示

（1）B 超检查结果并不是百分之百正确的，与实际存在一定偏差，与 B 超设备的精确度、操作人员的熟练程度、患者本身生理结构的变异等多种因素有关。

（2）遇到有疑问的辅检结果，可请相对熟练的医技人员复查一次，并紧密结合临床情况，确保该检查结果的准确性和合理性。

（3）交代病情需详细，从多方位说明情况，说明医疗技术设备检查的局限性。

病例2：精细操作勿轻视，酿成后果难免责

患者王 x，女，65 岁，因"咳嗽咯痰一个月"住院治疗，在 CT 引导下行"经皮肺穿刺术"，术中患者剧烈咳嗽、咯血。术后 CT 扫描发现主动脉积气，空气栓塞，患者转入 ICU 抢救，后放弃治疗。患方认为是医师穿刺造成患者死亡，要承担全部责任。

1. 处理结果

经双方协商、市卫生局调解，达成赔偿协议解决。

2. 风险分析

（1）肺穿刺手术风险较大，需严格掌握其适应证及禁忌证。

（2）操作过程中应谨慎仔细，尽量避免相关并发症的发生。

（3）术前告知要充分，让患方做出知情选择后进行。

3. 安全警示

（1）任何手术及操作均存在各自的风险，术前一定要严格掌握适应证及禁忌证，做好充分的术前准备，不能操之过急。

（2）CT 引导下经皮肺穿刺术本身要求定位精确，技术难度大，医疗风险也大，常见并发症有气胸、大出血、感染、空气栓塞等。

（3）操作时需慎之又慎，掌握好进针深度和角度，避免穿刺针多次重复切割，避免套管针暴露于空气中时间过长。

（4）在术前对相关并发症需详细向家属交代，以做好一定的心理准备。

病例3：操作细节不注意，患方提心又吊胆

患者彭x，女，58岁，因"胸腔积液"住院治疗，行"右侧胸腔闭式引流术"，术中出现口吐白沫，两眼上翻，意识障碍，2秒后自行缓解。当时予吸氧，第二天转院治疗。家属认为医师在穿刺操作过程中不专心，有接电话的情况，要求医院对当事人教育和处罚。

1. 处理结果

经与家属沟通解释，患方表示理解。

2. 风险分析

（1）在各种手术及操作过程中应谨慎仔细，认真负责，绝不能开小差，譬如聊天、接电话、说笑等，均会影响进行中的手术或操作。

（2）关注每一个细节，警惕每一个漏洞。

3. 安全警示

（1）极少数患者在行胸穿时会出现"胸膜反应"，临床上常表现为心悸胸闷、出冷汗、恶心、呕吐，严重者可出现晕厥。

（2）当出现异常情况时必须立即停止胸穿，积极予吸氧，取平卧位，重者可皮下注射小剂量肾上腺素，每一个细节必须落实，不能疏忽大意。

（3）术前应详细评估患者的病情，严格掌握其适应证及禁忌证，相关并发症需详细向家属交代，以做好一定的心理准备。

病例4：诊断病情欠思量，片面定义被追责

患者吴xx，男，57岁，因"肺炎"住院治疗，门诊拍胸部X线片示肺炎，入院后胸部CT检查无异常。患者认为如拍片诊断正确，就不需要住院，多花费了住院费用。

1. 处理结果

经双方协商，给予减免部分住院费用解决争议。

2. 风险分析

诊断病情需谨慎，避免一些不必要的费用。

3. 安全警示

（1）胸部X线片与胸部CT在诊断肺炎上应以后者为主要依据，但在门诊检查一般仍以胸部X线片为主要检查手段，这就要求临床医师在阅片时不能拘泥于放射科的诊断报告，需仔细谨慎，并结合患者的临床表现与体征来下诊断。

（2）若在诊断上有疑问，可详细向患者及其家属交代行CT检查的必要性，取得理解后方能避免不必要的纠纷。

病例5：药物过敏非小事，处置不当惹争议

患者彭x，男，61岁，因"咳嗽3～4天"在门诊就诊，诊断为"支气管炎"，予输液治疗。第二日早晨发现手臂部位红疹，当天予去除一种药物后继续输液治疗。第三日患者出现全身红斑伴瘙痒、胸闷，查尿常规示潜血 +++，在皮肤科用药治疗，皮肤科医师称可能影响肾功能。患者认为呼吸科医师明知道是药物过敏，应停用所有药物，采取其他措施，而且应该告知患者。

1. 处理结果

查肾功能正常，医师与患者沟通交流后释疑。

2. 风险分析

药物过敏非同小可，一旦有过敏或怀疑有过敏，则首先立即停用该药物。

3. 安全警示

（1）药物过敏反应的表现多种多样，如皮肤瘙痒、红疹、心悸胸闷、恶心、呕吐等，最严重者则出现过敏性休克。

（2）一旦发现有过敏现象，但不能排除某种药物为过敏源时，则需立即停用所有药物，做到万无一失。

（3）防止病情进一步加重，及时采取补救措施，如予以抗过敏处理。

病例 6：意外预后本应告知，休克患者幸得救治

患者黄 xx，男，50 岁，因"农药中毒"到我院 ICU 抢救，四天后由 ICU 转入呼吸科，当时患者一般情况尚好。转科次日凌晨 2：00 左右护士在为患者再次洗胃时，第一瓶生理盐水经胃管注入开始洗胃，注入后回吸量约 50mL，予更换管子，第二瓶生理盐水注入后患者出现休克症状，后转 ICU 抢救治疗后好转。患者家属认为医师在洗胃过程中存在缺陷，导致病情反复，应予以赔偿。

1. 处理结果

经核实后向患方提供书面答复意见，家属表示理解和接受。

2. 风险分析

在各种常规临床操作时出现非常规结果时，需考虑到问题的存在性，并需及时向家属解释。

3. 安全警示

（1）少数病例在急性有机磷中毒症状缓解后或迟发性神经病变出现前，可于急性中毒后 24 ~ 96 小时突然发生死亡，称"中间综合征"。死亡前可先有颈、上肢和呼吸肌麻痹，累及脑神经者出现眼睑下垂、眼外展障碍和面瘫，如及时发现，则需立即插管、使用呼吸机，多数能成功救治。

（2）该例患者突发休克、呼吸停止，洗胃过程中无明显呛咳表现，可考虑为"中间综合征"的可能，经过积极气管插管、呼吸机辅助呼吸等一系列抢救措施，成功获救。

（3）在有机磷农药中毒患者的救治过程中，对可能发生的问题要及时全面地告知家属。

病例 7：知情选择莫忘记，疏忽细节引纠纷

患者潘 xx，女，58 岁，因咳嗽入院，入院诊断为："左肺上叶段炎症、2 型糖尿病、高血压 2 级、高心病、心功能 2 级"。当时患者不愿住院，医师建议住院治疗。住院十余天，症状未见好转，后转上级医院专科门诊就诊，认为咳嗽系"依苏"（卡托普利）药物的不良反应所致。患者认为医院应负责任，要求做出赔偿。

1. 处理结果

请相关医师与患者及其家属沟通、解释，家属表示理解和接受。

2. 风险分析

诊断病情需谨慎，避免一些不必要的治疗及费用；当遇到治疗效果不佳时，需及时思考原因，往往就是因为疏忽了某一细节而导致纠纷的产生。

3. 安全警示

（1）咳嗽按发病机制可分为三大类：化学性咳嗽、物理性咳嗽及心因性咳嗽，需详细排查病因，做出最准确的诊断。

（2）一般来说，若患者无特殊需求，咳嗽可在门诊治疗，是否住院要充分尊重患者的知情选择权。

（张水定）

二、消化科医疗风险管理

（一）消化科医疗风险的原因分析

消化内科是研究及治疗食管、胃、大肠、小肠、肝胆及胰腺等疾病为主的临床学科。消化内科不仅疾病种类繁多，其操作也是非常复杂和精细的，尤其是在内镜技术飞速发展的今天，消化科已被称为内科中的"外科"，内镜诊治的风险不容忽视。正是由于消化内科的繁杂及其常规特性，使其诊疗过程中往往存在着影响安全风险的因素。这些风险一方面严重影响了患者的生命安全；另一方面也影响了医务工作者的正常医疗活动。

（1）急危重患者，如消化道大出血、肝性脑病、急腹症、严重输血不良反应等诊疗，常常存在对疾病的严重程度、进展及预后预判不足，对危重患者未做好交接班工作。

（2）对内镜下治疗（如 EMR、ESD、ERCP、POME 等）后的患者观察不仔细，未能及时发现出血、穿孔、低血糖反应等并发症。

（3）对常规操作如腹腔穿刺、三腔二囊管压迫止血、内镜检查及内镜下治疗等技术掌握不够熟练，适应证、禁忌证等把控不严。

（4）对科室急救物品、药品不熟悉，急救流程不熟练，在抢救过程中医护配合不到位。

（5）对相关的医疗法律法规没有进行系统、认真的学习。

（6）医患沟通及各种知情同意书告知不到位，只流于形式。

（7）各种医疗文件书写不及时、不完整，签字不及时或随意代签。

（8）对新入科室人员没有进行消化内科常见病应急预案的学习和培训。

（9）对诊疗过程中经常出现的错误没有进行分析总结。

（二）消化科医疗风险的防范

（1）组建医疗风险管理小组，科主任是科室医疗风险管理工作的第一责任人。科内定期组织开展医疗风险管理会议，对前一阶段科室发生的医疗纠纷或可能引起医疗纠纷的医疗行为进行分析、总结，并提出改进方案及下阶段工作中的注意事项，保证医疗工作的安全和质量。

（2）建立医疗风险预警制度，明确风险预警范围并在科内学习。要求科室所有医务人员熟悉并掌握医疗过程中哪些情况存在医疗风险，可能发生医疗纠纷，从而规避医疗风险，达到预防医疗纠纷发生的目的。如急腹症在考虑到胰腺炎、胆囊炎、肠梗阻、肠穿孔等常见病的同时，不能忘了主动脉夹层、心肌梗死及肠系膜上动脉栓塞等危重病，适龄妇女更需当心宫外孕、卵巢囊肿蒂扭转、黄体破裂等疾病；呕吐患者在考虑急性胃肠炎的同时，需谨记酮症酸中毒、颅内出血等疾病。

（3）制定消化科急危重症（上消化道大出血、肝性脑病、重症胰腺炎、休克、药物过敏、心搏呼吸骤停等）救治应急预案，并定期协同护理组进行应急演练。

（4）定期组织医护人员认真学习相关的法律法规、疾病诊疗指南、操作流程。医学的发展日新月异，各种指南层出不穷，近年来内镜下治疗技术更是突飞猛进，我们只有通过不断学习才能规避医疗风险、避免医疗纠纷，更好地为患者服务。另外，医务人员在熟练掌握专业知识的同时也不能忽视法律法规的学习，《执业医师法》《侵权责任法》《医疗纠纷处理条例》等，都是我们应该去认真学习、深入了解的法律法规。

（5）患者及家属的期待值往往比较高，但医疗常识匮乏，这就需要我们的医务人员通过和患者及家属沟通、解释，来让患者及家属对疾病的发展和转归有一个正确的认识，不能好高骛远，当然这些都需要做好记录并签字。对下列患者应该加强重点关注与沟通：

①酒后患者。

②孤寡老人或虽有子女但家庭不和睦者。

③自费、经济困难无亲人照看的患者。

④在与医务人员接触中已有不满情绪者。

⑤预计治疗效果不佳或难以预料者。

⑥本人或家属对治疗期望值过高者。

⑦知情谈话交待病情过程中表示难以理解者、情绪偏激者。

⑧合并精神疾病的患者。

⑨患者或家属有一定医学知识者等。

（6）及时规范地书写各种医疗义件，牢记"打官司重点是病历问题"，医疗文书在医疗纠纷的处理中起着至关重要的作用。科室成立医疗质量管理小组，负责环节病历及终末病历的检查，定期总结并提出存在的问题，加以整改。

（7）上级医师要经常监督各种医疗规章制度的执行情况，并做分析总结。首诊负责制、三级查房制度、输血制度、交接班制度等核心制度更是要牢记心中。

（8）对诊疗操作过程中经常出现的错误要进行分析总结，做出整改，并组织全科进行讨论。

（9）对于急危重患者的诊治经过要"回头看"，定期组织科室讨论，集思广益，发现诊治过程中的"亮点"与"不足"，在以后的诊治过程中加以注意，不断提高业务水平，防止错误再犯。

因此，我们要分析问题出现的原因，并在此基础上，探究相对应的行之有效的防范措施。医疗风险无处不在，它贯穿诊断、治疗和康复的全过程，风险管理重在识别和预防。我们需要加强对医疗风险的认识，科学地分析医疗风险的主要成因并加以预防。在医患关系日趋紧张的今天，风险管理是每一个医务工作者都必须加强学习的必备技能。

（三）消化科案例的风险分析与安全警示

病例1：输血原则要谨记，合理输血放心中

患者赵x，女，62岁，因"上消化道出血、失血性休克"住院，既往曾多次发病，予输血治疗，后自动出院。此次因出血再次住院，血红蛋白仅24g/L，再次予输红细胞悬液1500mL，血浆600mL。输血后患者出现发热，家属认为输血出现了并发症，造成不良后果，要求赔偿。

1. 处理结果

经双方协商，达成协议解决。

2. 风险分析

（1）严格掌握输血适应证，没有输血指征的就不要输。

（2）医疗告知要到位，做好书面记录及签字，保留证据。

3. 安全警示

（1）输血的不良反应，最常见的是发热反应，常常是由致热原导致。

（2）急性输血不良反应：过敏反应，常见的过敏反应是荨麻疹和瘙痒，原因是对某种血浆蛋白产生过敏反应。

（3）溶血反应是输血最严重的并发症，常因ABO血型不合引起，临床表现是腰背酸痛和血红蛋白尿（尿呈酱油色）。处理原则：①立即停止输血，保持静脉通道；②保持呼吸道通畅，高浓度吸氧；③利尿，防止肾衰竭。

（4）细菌感染多见于：①献血者菌血症；②采血时皮肤污染；③血液加工过程中被污染；④血袋破损；⑤冰冻血浆解冻时被污染。记住导致细菌性反应最常见的血液品种是血小板。

（5）迟发性输血不良反应包括艾滋病、乙肝、丙肝、巨细胞病毒、T细胞白血病、EB病毒感染。我国仅对血液进行 HIV、HBV、HVC 和梅毒检测。

病例 2：置入支架遭脱落，随访告知防意外

患者葛 xx，女，79 岁，因"食管癌"在消化科安放食道支架治疗。2 月后支架由肛门排出，进食又出现困难。患者家属要求医院给予解决。

1. 处理结果

经双方协商，达成协议解决。

2. 风险分析

（1）支架移位滑脱是带膜支架放置中一个常见并发症，主要与支架类型、释放技术、剧烈呕吐及过早食用固体食物有关。

（2）放置前应全面详细医疗告知，取得知情同意。

（3）定期复查。术后 1 个月、3 个月、半年复查食管钡餐及胃镜。再次出现吞咽困难以及饮水呛咳等应及时就诊。

3. 安全警示

（1）支架置入后，立即安置患者平卧位，床头抬高 10°，以防支架未完全扩张发生移位滑脱。术后禁食、禁饮 2 小时，以免呛入气管。鼓励患者多饮热开水，使支架扩张到最佳状态。

（2）术后 1 周内以流质为主，食物温度在 40 ~ 50℃，忌 5℃以下冷饮食，以防支架收缩移位、变形或脱落。逐渐过渡为半流质或半固体食物，1 个月后可进普食。餐后多饮水，以清洁残留于支架上的食物。

（3）支架置入术后若饮食不当可发生再狭窄或支架移位，进食初期速度要慢，食物要细、软，忌粗纤维硬性食物，如韭菜、牛肉等，嘱患者饮食要循序渐进、少量多餐、细嚼慢咽。

（4）术后避免患者剧烈咳嗽、呕吐及加强呼吸道护理。咳嗽的患者给予抗炎镇咳处理。

病例 3 ~ 4：结肠镜检查风险多，禁忌证操作规范行

1. 病例和处理结果

病例 3：患者杨 xx，女，47 岁，于某日在门诊行电子结肠镜检查，过程顺利，当日回家后不久开始出现腹痛，逐渐加重，于当晚至医院急诊，诊断为"肠梗阻"，予住院治疗。后急诊手术治疗，术中诊断为"小肠梗阻"，考虑肠镜检查为诱发因素。患者家属认为腹痛为肠镜检查所致，要求赔偿损失。

处理结果：经双方协商，给予减免部分医药费用解决争议。

病例 4：患者孙 xx，男，62 岁，于某日行肠镜检查，术中发生肠穿孔，急诊手术。家属认为虽进行急诊手术，但病情的处理可能有更好的选择，且穿孔及手术造成了患者较大的痛苦，要求赔偿。

处理结果：经省医学会鉴定，结论为"四级医疗事故，医方负次要责任"。经双方协商，达成协议解决。

2. 风险分析

（1）医疗告知要到位，肠镜检查前必须履行详细的书面告知、签字。

（2）结肠镜检查前要了解病史，完善必要的相关检查。

（3）熟知肠镜检查适应证及禁忌证。

（4）看不清肠腔不能盲目插镜。操作应轻柔，切忌盲目和暴力推进，这样易损伤肠壁，造成穿孔。当看不清肠腔或推进受阻时，可稍等片刻或向后退镜，再行推进。

（5）注入空气不能过多，因注气过多，肠内张力增大，易引起穿孔，特别是结肠已有病变者，更易发生。由于顾虑穿孔，已经有人主张尽量不注气或少注气为佳，但初学者往往看不清肠腔，就大量注气，这是十分危险的。

（6）结肠镜检查时，不能过深、过快或组织牵拉过多，也易引起出血或穿孔。

（7）结肠镜检查后腹痛患者必须留院观察，必要时完善相关检查，再次使用肠镜抽吸结肠气体。

3. 安全警示

（1）肠镜检查的适应证

①原因不明的腹泻、腹痛、便血、黑便、大便检查潜血阳性、大便习惯改变、腹部包块、消瘦、贫血，怀疑有结肠、直肠、末段回肠病变者；

②钡灌肠发现有肠腔狭窄、溃疡、息肉、癌肿、憩室等病变，须取活检进一步明确病变性质者；

③转移性腺癌，寻找原发病灶者；

④溃疡性结肠炎、克罗恩等病的诊断与随访；

⑤行止血、息肉摘除等治疗；

⑥大肠癌高危人群普查；

⑦大肠癌及大肠息肉术后复查等。

（2）肠镜检查禁忌证

①肛门、直肠严重狭窄、肛周脓肿、肛裂；

②急性重度结肠炎，重度放射性肠炎；

③腹腔内广泛粘连者；

④癌症晚期伴有腹腔内广泛转移者；

⑤急性弥漫性腹膜炎；

⑥严重腹水、妊娠妇女；

⑦严重心肺衰竭、严重高血压、脑血管病病变、精神异常及昏迷患者。

病例5：胃溃疡镜检穿孔，修补术后提赔偿

患者汪x，男，74岁，因"上腹部隐痛一天"行胃镜检查，原有溃疡病史，检查结束后患者感上腹胀、出冷汗，诊断为"消化道穿孔"，经外科会诊后急诊手术，术中诊断为十二指肠球部溃疡合并穿孔。家属认为胃镜检查造成穿孔及患者痛苦、经济损失，要求赔偿。

1. 处理结果

经双方多次沟通及调处中心调解，达成协议解决。

2. 风险分析

检查前了解病史可以使操作者做到心中有数，应特别注意有无禁忌证及药物过敏史，必要时监测血压、脉搏、呼吸。

3. 安全警示

（1）检查前患者至少要空腹 6 小时。如当日上午检查，前一日晚餐后要禁食，当日免早餐，前一天禁止吸烟，以免检查时因咳嗽影响插管。禁烟还可减少胃酸分泌，便于医师观察。

（2）检查时嘱患者以鼻深呼吸，头不能动，全身放松。在插镜过程中若有阻力，不能强行插管，动作要轻柔，可让患者休息片刻，然后再借吞咽动作将镜端部送入。

（3）在插镜过程中密切观察患者的呼吸、面色等情况，同时不断向患者做简单解释，指导其做深呼吸，不能吞下口水，让其自然流出。

（4）发现出血、异物、穿孔等异常情况，要向患者说明，或者向患者家属交代清楚，必要时书写文书，留下书面证据。

（5）术后可有咽喉部不适或疼痛，或出现声音嘶哑，告诉患者在短时间内会有好转，不必紧张，可用淡盐水漱口或含服喉片。

病例 6：急危症救治莫草率，知情权落实更突出

患者刘 xx，女，76 岁，患者因"上腹部疼痛半月余"在门诊行 B 超检查，后自行服药治疗。既往患者曾先后 3 次在上海长海医院行"ERCP"治疗。5 天后因出现寒战、发热，上腹部疼痛明显，入住肿瘤科，一天后考虑感染性休克，转入 ICU，请消化科会诊，在床边行急诊"鼻胆管引流术"，第 2 日晨发现鼻胆管引流不畅，造影提示鼻胆管已滑出。经院外专家会诊行"ERCP ＋经胆管取石术＋鼻胆管引流术"，术中发现胆总管内大量结石，不能彻底取石，重新留置鼻胆管。数日后因病情危重，再次转长海医院治疗，未能挽回生命。患者家属认为首次引流管没有插到位，耽误了一天引流，导致患者病情进一步加重，最终死亡，要求赔偿经济损失。

1. 处理结果

经双方多次沟通及调处中心调解，达成协议解决。

2. 风险分析

（1）ERCP 国内应用于临床已有 20 余年历史，作为一种微创治疗与十二指肠内镜结合介入治疗技术，在胰腺和胆道疾病诊治中发挥越来越重要的作用。

（2）医师在病例选择上要充分考虑患者的自身情况，手术适应证，可能的应对方

案，术后可能发生的并发症及其他风险。

（3）特别强调医疗告知要到位，充分履行患方的知情选择权。

3. 安全警示

（1）禁忌证

①严重的心肺或肾功能不全者；

②急性胰腺炎或慢性胰腺炎急性发作；

③严重胆道感染；

④对碘造影剂过敏。

（2）造影成功的患者常规应用抗生素三天，以防感染。

（3）观察有无发热、腹痛、血常规变化。

（4）胰管造影者，术前、术后 4 ~ 6 小时及翌晨各测血、尿淀粉酶，升高者每天复查至正常为止。

（5）危重、终末患者应积极向家属告知交代病情，或及时转上级医院进一步诊治。

病例 7：白细胞异常未重视，转重症抢救究原因

患者华 xx，男，68 岁，因"下消化道出血"入住消化科，入院后予"头孢匹胺"抗炎及其他止血、补液等治疗。经肠镜、钡透诊断"直肠憩室"，期间血白细胞从 $7.6 \times 10^9/L$ 降至 $3.3 \times 10^9/L$，未引起医师重视。第 11 日转入普外科治疗，行"直肠憩室切除术"，术后白细胞降至 $1.31 \times 10^9/L$，并出现急性左心衰竭、Ⅱ型呼吸衰竭，经抢救后逐渐平稳，病情好转。家属认为患者发生白细胞下降与医师用药不当、观察不仔细有关，造成患者的重大损失，要求医院赔偿。

1. 处理结果

经市医患纠纷调处中心解决，达成协议解决。

2. 风险分析

（1）医师缺乏药物使用中的风险意识，仅注重药物治疗作用，对毒副反应往往不够重视。

（2）医师缺乏工作的主观能动性，已出现的病情变化未进一步分析原因和可能的转归发展，未能做出正确的预见及处理。

（3）科室之间工作衔接不紧密，患者转科时交接医师均未能做到详细检查和分析，交接工作不仔细。

（4）手术医师思维局限，只考虑手术效果，术前未全面评估患者情况，风险意识较差，循证思维意识差。

3. 安全警示

（1）本案中医师表现出循证思维意识缺乏，出现病情变化，不能以循证思维寻找原因并积极处理。工作中只有以循证思维贯穿病情发展变化，对疾病病因、表现、转归做出整体思考和判断，才能对疾病进行全面正确的诊疗。

（2）风险意识的缺乏，经常表现为片面思维，只注重药物、手术的积极效果，而对风险的考量较少，反映了医师诊疗活动中有时存在侥幸心理和知识盲区。

（3）对于专科、转院的患者同样要积极负责，全面诊察，判断转归及应对措施，而不应认为转出的患者就由他人负责，工作就掉以轻心。

（4）对于转入患者，不管前面的医师如何诊治，都要重新收集病史、查体、分析理化检查，重新认真评估病情。

（5）对于诊断明确、治疗措施明确的患者，同样不能疏忽大意，也要全面循证思考，发现可能导致不良后果的原因，要有阻断风险的意识；发现存在病情变化，就要寻找原因，及时处理，防止不良后果发生。

病例 8 ~ 9：肠镜检查并发穿孔，特殊操作应慎而精

病例 8：患者王 xx，男，68 岁，因"腹部隐痛不适，便秘 20 余天"，行无痛肠镜检查，检查中发生肠穿孔，行急诊剖腹手术和穿孔修补，术后又发生切口感染，愈合时间较长，住院 2 月出院。家属认为肠镜检查导致肠穿孔，医院要负全部责任和赔偿。

病例 9：患者朱 xx，男，60 岁，因"下腹部隐痛不适一月"在门诊行肠镜检查，回家后出现腹痛明显并加重，后到医院复查，诊断肠穿孔，紧急剖腹探查，术中见直肠和乙状结肠交界处约 5cm 撕裂口，行"肠切除和造瘘术"。术后第二日因出现"肠梗阻"转上级医院治疗出院，条件许可后再行肠吻合二期手术。家属认为医院必须为肠穿孔及后果承担责任。

1. 处理结果

经市医患纠纷调处中心解决，达成协议解决。

2. 风险分析

（1）肠镜检查中操作不细致或粗暴操作容易导致穿孔；医师操作中不够耐心，风险意识不够。

（2）无痛结肠镜检查时，因处于麻醉状态，患者无疼痛反射，不能及时反馈操作中的感受，不利于医师对风险的判断，更需耐心细致负责。

3. 安全警示

（1）侵入性检查存在风险，结肠镜检查存在 0.3% 的穿孔风险，这样的概率要时刻警醒医师，避免暴力操作。

（2）学习掌握好内镜操作技术，正确处理诊疗活动中出现的各种问题，必要时要懂得放弃，不能盲目进镜。

（3）无痛内镜检查虽然避免了侵入性检查的痛苦，但更需要医师高度的责任心和精湛技术。

（4）医务人员诊疗活动中要相互配合，要能正确采纳他人意见或提醒他人注意风险。

病例 10：高龄急诊藏风险，处置陪护细留心

患者黄 xx，女，89 岁，因"上腹部隐痛不适半月余，加重 2 小时"于某日夜间来院急诊，验血、摄片后收住院。值班护士告知医师不在，等了约一个小时。医师接诊患者并检查后告知验血结果：白细胞计数 20.7×10^9/L，中性粒细胞百分比 94.9%，血小板计数 29×10^9/L，幼稚红细胞百分比 2.3%，医师拟进一步行 CT 等检查。患者在 CT 室检查时发生晕厥，后转至 ICU 抢救，凌晨死亡。家属异议当班医师不在岗，医师误诊误治未能及时处理用药致患者死亡，要求给予赔偿。

1. 处理结果

经市医患纠纷调处中心调处，达成协议解决。

2. 风险分析

（1）值班医师没有贯彻执行首诊负责制，未在第一时间进行诊察，服务不到位。

（2）本例患者病情凶险，诊断不明，病情迅速恶化，处理较为困难，但如果做好沟通和病情交代，就有可能避免纠纷发生。

（3）血常规白细胞大幅度升高及幼稚细胞异常、血小板减少，内出血的风险未被重视，反映了医师在血液病专科知识方面的欠缺。

（4）高龄、病情复杂的患者风险很大，但接诊医师风险意识不够，未能判断病情的凶险，危重患者检查过程中无医护人员陪同。

3. 安全警示

（1）严格执行首诊负责制，值班医师虽不是专科医师，但可以常规处理，询问病史，体格检查，监测生命体征，和家属沟通交流，及时处理紧急情况。

（2）加强学习，完善知识结构，只有更全面丰富的医学专业知识，才是医疗安全最基本最重要的保障。

（3）时刻要有风险意识，尤其是对于高龄、诊断不明的患者，更要积极重视，医务人员的陪护观察是最基本的医疗措施。

（4）危重复杂病情必须第一时间和患者家属沟通，告知风险，及时向上级医师汇报并请相关科室会诊。

（韩 亮）

三、心血管内科医疗风险管理

（一）心血管内科医疗风险的原因分析

1. 心血管内科医疗风险的特点

随着我国物质生活水平的不断提高，某些不健康生活方式越来越多地充斥在人们的日常生活中，造成我国心血管疾病的发病率逐年增高。又由于患者维权意识的增强，以及医患关系的日趋紧张，心血管疾病的医疗纠纷也呈现上升趋势。一旦因病致死、致残，势必引发纠纷。

（1）心血管疾病特点决定：心血管疾病多以急诊形式来院，较其他系统疾病而言具有发病急、病情危重、变化快、抢救时间紧迫的特点，无论是疾病的自然转归还是医护人员的稍微疏忽均可直接危及生命，导致死亡。有文献报道，在猝死引发的医疗纠纷中，心血管疾病为37.2%，占猝死病死率之首。此外，心血管患者绝大多数伴有其他系统疾病，无论是内科介入治疗还是外科手术治疗期间，都极易发生并发症。除出血、血肿、感染等常见并发症外，还可出现心脑血管意外等严重并发症，所以心血管疾病本身病死率高、猝死率高、致残率高。如果最终的治疗结果是患者生活不能自理或损害结果大于患者原有疾病，将给患方造成极大的生活和精神压力，患方往往难以接受而引发纠纷。

（2）患方对于围手术期处理产生质疑：患方投诉多对于患者是否具有手术适应证，诊疗、操作是否存在失误提出质疑。经分析，医院主要存在以下几方面问题。

①术者过高估计自己的业务水平，术前对患者危重程度估计不足，讨论和会诊不够充分。

②个别医师在缺乏经验的情况下独立进行自己不熟练的手术。

③对同一患者实施多个术式，造成手术时间延长，患者手术风险加大。

④术中因技术原因导致手术操作损伤和对意外情况处理不当。

⑤术后胸腔穿刺、IABP辅助等治疗操作不当导致其他系统或重要器官的损伤。

⑥术后观察处理欠缺，导致肺部感染、伤口感染愈合不良，病情迁延，从而增加纠纷概率。

（3）术前沟通告知缺陷导致纠纷：由于心血管疾病的特点决定了术中高值耗材使用较多、突发情况多、手术时间及入住监护室时间预估困难，造成医疗费用普遍较高，差异性较大，少则四五万，多则二三十万。在没有社会保障支付部分费用的情况下，大部分家庭难以承受。许多家庭借债看病，存在着因病致穷的情况。如果医师术前未进行详尽的沟通及告知，花费越高，患方后期索赔就会越多。一旦患者死亡，势必引发纠纷。

（4）手术器械意外损伤导致纠纷：目前心血管介入治疗适用于大部分的冠心病人群。优点是相对安全、不需开刀、患者痛苦少、康复快、效果显著，逐渐为广大冠心病患者接受。但相对安全不等于绝对安全，导管、球囊、导丝等手术器械如果出现打折、打结、折断，在处理的过程中极易造成新的损伤而引发纠纷。

（5）患方医疗知识匮乏及对治疗期望值偏高：大多数患者对于心血管疾病的了解往往局限于网络信息、口口相传等，知识层次及信息量有限，更缺少专业性，常存在着一次住院就可以解决全部疾病的想法。当治疗后某些症状未达到完全缓解时，就会对治疗结果产生疑义而引发纠纷。

（二）心血管内科医疗风险的防范

1.关注医疗质量的重点环节

（1）严格执行手术医师资质授权制度：医院应对心脏手术、介入等高风险技术操作以及人员进行分级分类授权管理，保证手术操作质量。同时根据医师手术情况进行动态的考评与复评。

（2）加强围手术期的管理：术前做好充分的准备及讨论，严格掌握手术适应证。在设计手术方案时要实事求是，医师应根据自身的水平和经验正确评估能否胜任手术。避免没有足够的能力和经验时就贸然采用某种新的手术方案，增加患者的风险。同时，还要考虑患者的整体状况，综合评估病情。术后要严密观察病情变化，及时发现异常，积极治疗，杜绝不作为行为的发生。已经发生手术并发症或重要器官损伤时，更应积极处理，降低副损伤的发生或进一步恶化，从而避免矛盾激化。

2. 提高医务人员专业技术水平

科室要坚持医学继续教育制度，制定完善医师培养计划，加强对年轻医护人员的培训和进修、实习人员的带教，特别是要注重心血管疾病术后症状的鉴别诊断与各种紧急状态的处理，减少因医务人员技术水平欠缺给患者造成不良后果的情况。

3. 加强临床医师的风险意识

对医务人员进行医疗责任风险教育，加强医务人员法律意识和自我保护意识，增强其法制观念，自觉规范医疗行为，形成牢固的医疗安全意识，依法行医，以德行医，从而防止纠纷的发生。

4. 规范告知制度，加强医患沟通

（1）尊重患者的知情同意权：全面告知患者所患疾病、病情、手术方式、术中风险、术后可能发生的情况、治疗措施、预后等情况；手术治疗与介入治疗、保守治疗效果的权衡比较等。帮助患者及家属分析利弊，选择最佳治疗方案，取得患方的理解。

（2）规范术前签字谈话：术前谈话签字时要求医师尽量使用通俗易懂的语言进行解释，不仅强调手术的风险，还要让患者及其家属知晓，如果出现意外情况，医方能够采取哪些事先准备好的应对措施。

（3）根据患者经济承受能力提供不同的治疗措施：医方应根据患者经济承受能力，提供多种治疗措施，充分与患方沟通，协助患方量力而行选择合适的治疗方式，避免在患方未知情的情况下因病承担过多的经济负担。例如，患者经济状况欠佳，可提供相对低值的耗材，术后康复中高价特殊药物的慎重使用等。部分患者对治疗费用比较敏感，医师要在避免伤及患者自尊心的前提下做好解释说明工作。

5. 及时规范书写病历

（1）严格执行病历书写规范：病案记录要做到严谨、准确、客观、真实。特别要把心血管患者病情发生变化时，患者的反应、检查结果以及相应的处置、上级医师查房诊断处理意见、每次与患者交待病情的谈话内容等详细记录。

（2）重视各种同意书的签署：在进行重要有创检查、操作或手术、特殊耗材和药品的使用、超医疗保险用药前要向患者交待风险性、可能发生的意外情况及自费项目的金额，并让患者及其委托人签字认可。

（3）加强对特殊病患的重视：对危重、死亡、有纠纷倾向的病患，要引起足够的重视，严格执行规范，及时完成、完善病历，防止封存后无法举证的情况发生。

（三）心内科案例风险分析与安全警示

病例1：心脏介入有风险，内科防范同术科

患者奚x，女，70岁，因"室上性心动过速"在我院由外邀专家行"射频消融"手术，术中不慎损伤心脏血管导致"急性心包填塞"，经抢救后生命体征平稳，家属对医疗有异议。

1. 处理结果

经双方协调，医院承担部分医药费用解决争议。

2. 风险分析

（1）心内科介入手术开展使得内科变得和术科一样存在手术风险。

（2）上级医院专家会诊手术因对本院设备不熟悉常常容易导致手术风险增加。

（3）上述并发症虽然很少见，但什么事情都可能发生，不能只停留在格式化的术前谈话书上。

3. 安全警示

（1）会诊手术开始前，必须请外院专家查看病历，查看患者，熟悉本院设备，必要时重新交待患者。不能术前术后不见患者家属。对本院硬件设备条件不够开展的手术，则不能开展。

（2）本例手术并发症如此严重但抢救成功，得益于术前术中的正确准备和抢救预案，术中及时心包穿刺抽积血并回输到股动脉。

（3）术前认真的沟通很重要，本例沟通成功，使损失减到最小，医院承担部分医药费用，没有发生大的赔款。

病例2：三查七对是基石，细微情况莫放松

患者王xx，因病危自动出院，家属在带回家中的输液药物中，发现其中一瓶标签为"30床，居x，5% GNS，胞二磷胆碱0.5g"，已输入液体20～30mL，后至医院，特向医院反映情况，要求医师道歉。

1. 处理结果

派护士长及相关医师上门查看患者，与家属沟通解释后解决争议。

2. 风险分析

（1）"三查七对"作为护理上最重要的核心制度，什么时候都不能放松。

（2）对自动出院、放弃治疗患者离院前的一切诊疗活动同样适用。

（3）最忙也不能让患者家属自行取走药品。

3. 安全警示

（1）家属可因家庭矛盾等对预后不好的患者心态不一，一旦发现差错，易发生各种纠纷，故要及时发现，做好防范。

（2）自动出院时人多手杂，而医护人员因为患者放弃治疗也易放松警惕，导致如本例患者错拿了别人的输液药品。

病例 3 ~ 4：成熟技术有特例，良好沟通解危机

病例 3：患者赵 x，男，60 岁，因"心房颤动伴三度房室传导阻滞、扩张型心肌病"入院。行永久性起搏器置入术，因第一肋间隙很小，穿刺困难，术后电极脱落。经上级专家会诊再次手术，术后第五天电极再次脱落后转上级医院，改行右侧手术，置电极成功。家属对手术操作存在异议，要求赔偿。

病例 4：患者曹 xx，男，68 岁，因"病态窦房结综合征、高血压病 3 级、缺血性心脏病"行永久性起搏器植入术，后因起搏失灵更换起搏器，术后恢复良好出院。

1. 处理结果

经双方协商，给予减免部分住院费用解决争议。

2. 风险分析

（1）起搏器置入术虽然是常规手术，仍然会有意外发生。

（2）虽术前选用主动电极，电极脱落机会小，但仍会发生。

（3）虽然上级医院专家重新手术，但手术仍会失败。

3. 安全警示

（1）因为有些情况术前难以预测，术前谈话时不能因为小概率事件而不引起重视。

（2）二次手术，特别是外院会诊手术后，家属期望值很大，但不是 100% 一定成功。

（3）良好的医患关系是化解一切纠纷的良药，发生任何事情后真心面对、敢于承担才能得到患方谅解。

病例 5：心脏猝死概率高，观察监护很重要

患者周 xx，男，74 岁，因"缺血性心脏病、心律失常"住院治疗，第二天早晨起床大便回病床后，病情突然发生变化，出现意识丧失，心跳停止，经医师积极心肺复苏抢救，转入 ICU 继续抢救后死亡。

1. 处理结果

经市卫生局调解，给予适当赔偿及减免部分医药费解决争议。

2. 风险分析

（1）猝死发生率高，特别是在心内科，因 80% 的猝死与心血管病相关。

（2）节假日、交接班前后，人手少，辅助检查不易做全，往往是危险高发时段。

（3）用力大小便是心源性猝死的绝对高危因素。任何心脏病人及家属入院、查房时必须反复交待，并做好"二便"护理工作。

（4）凌晨是心脏病猝死的高发时段，值班护士忙于晨间护理及抽血，要加强此时段的巡视。

3. 安全警示

（1）牢记你是心内科值班医护人员，猝死随时会发生，发生必有纠纷！

（2）患者多、值班人员少时更应警惕，必需的检查一定要做，必要时科室间协调解决。

（3）部分检查项目不能考虑费用，如一些床旁快速检测项目如血糖、D-二聚体、肌钙蛋白、肌红蛋白、PRO-NTBNP 等，排除 AMI、DM、PE 等急诊情况，如阳性，立即处理。

（4）主动脉瘤、主动脉夹层是心内科急重症，必须及时排除，增强 CT 首选，必须及时完成。

（5）要记住，发生事件后不会因为你不是顶尖医院而降低要求标准。

（6）"抢救黄金 5 分钟"平时只是学术讨论时的专业术语，而患者猝死后却以此要求医护人员在 5 分钟内开始规范地抢救，就需要所谓"养兵千日，用兵一时"，平素反复进行心肺复苏培训考核及演练。

病例 6：高龄患者术后亡，好心治疗风险高

患者李 x，男，89 岁，因"急性前壁心肌梗死、冠心病"住院，经活血化瘀、抗凝、改善冠脉血供等治疗，病情稳定。后在局麻下行 PCI 手术，术中出现胸闷、血压下降，考虑合并再灌注损伤，转入 ICU 抢救无效死亡。家属认为患者病情稳定，神志清楚进入手术室，术中发生意外导致患者死亡，医院医师在手术中存在问题，应赔偿损失。

1. 处理结果

经双方多次协商，在市卫生局调解下，予减免部分医药费及给予人道主义补助解决争议。

2. 风险分析

（1）高龄是手术的独立危险因素，术前必须认真评估。

（2）上级医院技术、设备、能力、科间合作等都强，不能以会诊专家评估意见作为本科标准。

（3）家属要求尽力救治、手术的心情可以理解，必要时可以联系转上级医院。

3. 安全警示

（1）上级专家也是人，不是神。

（2）不经历风雨，无风险意识。平时要多学习，特别是对他人失败案例的深思。

（3）好心办坏事很多，要坚持原则不动摇。

病例 7：差错只要发生过，"死人"也会来索赔

患者方 x，男，78 岁，因"右侧股静脉栓塞、I 度房室传导阻滞、房早、心功能不全、缺血性心脏病"入院，行右股静脉造影术。三年后患者病故火化，家属发现其骨灰中残留一段钢丝，扭曲状。患者家属来院咨询时，认为当事医师态度不好，遂以体内残存导丝为由投诉。

1. 处理结果

经双方多次协商，达成协议赔偿解决。

2.风险分析

（1）三年前的失误，股静脉穿刺置管时遗留导丝，当时或没发现，谁也没想到仍然被索赔。

（2）因为事情发生过久，手术医师不承认有过错，导致冲突恶化，事态升级。

3.安全警示

（1）任何介入手术必须留下影像资料，以防万一。

（2）有了纠纷正确面对，不能一味推卸，导致事态恶化。

（3）有因就有果，医疗技术永远无止境，"死人"也会说话的。

病例8：熟人看病乱程序，发生纠纷无情谊

患者胡xx，男，62岁，因心脏病住院，安装起搏器治疗。术后第二天因电极脱落，再次手术，历时三小时。三天后上午检查时又出现问题，下午由上级医院专家再次手术。患者家属认为三次手术患者受了较大痛苦，花费医药费用6万余元，认为医师手术操作存在问题，医院要予以解决。

1.处理结果

经双方多次协商，达成协议解决。

2.风险分析

（1)因为熟人，术前患者家属同意交费而未交，科室认为很熟悉的患者不担心费用。

（2）术中发现手术难度大，没有引起足够重视。

（3）二次手术必须慎重，最好会诊手术。

3.安全警示

（1）熟人看病必须按规章办事，不然发生纠纷就无情谊可言。

（2）起搏器电极脱落是常见并发症，都能处理好，提高技术永远在路上。

（3）医院任何级别医师、领导都不能轻易口头承诺患者，总会遇到不讲理的人。

病例9：家境贫困又遭难，全院爱心渡难关

患者狄xx，男，62岁，因"病态窦房结综合征（SSS）、左锁骨骨折"，手术前安装心脏起搏器，术后11月后发现局部隆起，心内科医师诊断为"囊袋感染"，患者病情未恢复，身体逐渐消瘦。B超示：皮下起搏器前方少量积液。患者家属认为医师应负责任，家庭经济贫困，难以承担医疗费用。

1.处理结果

经双方协商，给予人道主义补助及组织捐款解决争议。

2.风险分析

（1）随访时关于囊袋感染防范要加强告知。

（2）起搏器囊袋感染后果很严重，处理很复杂，医护人员要高度警惕。

3.安全警示

（1）患者蚊子叮咬后局部瘙痒，抓破皮肤后没有及时就诊处理导致恶果。

（2）起搏器囊袋感染是世界难题，术前、术中预防是关键，术后及长期的防范也十分必要。

（3）对待因贫致病、因病致贫患者，全院伸出救助之手献爱心。

病例 10：规范治疗记录全，结果不佳也无责

患者杨 x，女，65 岁，因"心肌梗死"住院治疗。住院期间予观察、输液等保守治疗。某日夜间护士在测血压时，病情突然出现变化，心搏、呼吸骤停，转入 ICU 抢救无效后死亡。家属认为医师没有重视病情，在医疗上存在缺陷，病情诊断不明。

1. 处理结果

经院内学术委员会讨论认为，患者在整个住院过程中，医师对患者病情的诊断、治疗及抢救过程不存在过错，与患者家属解释沟通，并建议可咨询外院专家或申请医疗事故鉴定。

2. 风险分析

（1）对待重危患者病情交待要反复告知，见家属多交待。

（2）心内科要建立集中监护病房（CCU），专人护理监护。

3. 安全警示

（1）心肌梗死是猝死高危患者，医护人员要重点关注。

（2）根据专病指南和临床路径处理患者，记录、交待到位，结果不好，医院也无责。

（3）当今医疗环境下，规范治疗及安全意识同等重要。

病例 11：冠心患者变化大，防不胜防也要防

患者刘 x，女，67 岁，因"突发胸痛四小时"住院治疗，值班医师于凌晨发现患者死于床上。住院期间查心电图及化验检查未见明显异常。患者家属认为患者何时死亡不清楚，医院没有尽到监护责任，存在医疗失误，医院要负主要责任。

1. 处理结果

双方多次协商未果，经医患调处中心调解，达成赔偿协议解决。

2. 风险分析

（1）因 80% 的猝死与心血管病相关。心内科猝死发生率高。

（2）节假日、交接班前后，人手少，辅助检查不易做全，往往是危险高发时段。

（3）一般情况下患者死亡前都有不适主诉，但本例患者没有呼叫。

（4）凌晨是心脏病猝死的高发时段，值班护士忙于晨间护理及抽血，要加强此时段的巡视。

3. 安全警示

（1）本例患者自以为症状缓解，叫家人回家，没有陪护是猝死无人知道的原因之一，故必须强调陪护的重要性并签字。

（2）科室要制定清单，重点防范重点患者。

病例 12：焦虑抑郁很常见，心脏病人"心"病多

患者王 xx，男，55 岁，行冠心病"PCI"手术，术后患者一直称心里不适、疼痛，再次住院发现患者存在"焦虑状态"，平时常到医院就诊。第三次住院期间，某日早晨患者从 8 楼跳下死亡。患者家属认为从第一次 PCI 手术后患者就一直存在问题，常到医院诊疗，本次住院后未及时转诊，且防护不到位，导致患者跳楼死亡，医院要承担责任。

1. 处理结果

经公安部门、卫生局参与调解，给予赔偿前期部分医药费解决争议。

2. 风险分析

（1）焦虑症、抑郁症是同一疾病的不同阶段，不要只认为抑郁症才会自杀。

（2）神经内科会诊示该患者无自杀可能性，但事实相反，要从中吸取教训。

（3）不能仅听从患者及家属意见，如果必须转院，最困难也要实施转诊。

3. 安全警示

（1）现代社会心理疾病的患者很多，特别在心内科，因此很有必要开展"双心门诊"。

（2）对心理疾病的患者要认真评估，严重者必须重点防范自杀等意外事件发生。

（3）因存在资质及法律问题，治疗这类患者必须转到精神专科医院诊治。

（4）抑郁症患者家人往往也对抑郁症认知不足，有的认为精神病可耻而极力隐瞒病史，有的因为患者反复有自杀行为或倾向而麻痹大意，我们要提高风险意识，抑郁症自杀已不是少见而是常见行为。

病例 13：术前检查要全面，外院资料不共享

患者谢 xx，女，60 岁，因"心肌梗死"在外院行溶栓治疗。后因"胸骨后疼痛 20 天，再发 3 天"住院，诊断：前壁心肌梗死，行介入治疗。出院第四日发生脑梗死，再次入住 ICU 抢救，并诊断出"肺癌伴转移"，住院 4 天后自动出院死亡。患者家属认为院方如能早期诊断出肺癌，就没有必要做心脏介入手术，由此造成了不必要的经济费用，要求予以赔偿。

1. 处理结果

经调处中心调解，达成赔偿协议解决争议。

2. 风险分析

（1）术前全胸部 X 线片未见异常，而急性心肌梗死诊断明确，导致肺癌漏诊。

（2）入院前患者曾就诊于石家庄市两家医院，诊断"急性心肌梗死"而无肺癌发现。

（3）在专病明确时往往会疏忽其他少见的异常情况。

3. 安全警示

（1）专科医师眼中不能只有专病，更应具有全面意识。

（2）罕见的诱因，但学无止境。事实上，凝血功能障碍是恶性肿瘤的独立危险因素。

（3）事后复习病历，患者短时间内反复发生心血管事件，应当会有蛛丝马迹发现。

（4）在倡导辅助检查共享的今天，仍有很多差错发生，术前该查什么必须按临床路径进行。

病例 14：抑郁自杀不少见，"双心"诊治是关键

患者吴 xx，女，65 岁，因"反复心悸半年，再发 10 余天伴咳嗽咳痰"入住心内科，诊断为"室性期前收缩、支气管炎"；患者既往有"高血压、糖尿病、抑郁症"病史，住院过程中焦虑明显，相关科室已做对症治疗。在住院期间，某日患者独自离开病房未归，后被警察发现死于护城河中。

1. 处理结果

经市调解中心调处，达成协议解决。

2. 风险分析

（1）医师认真落实交接班制度，实行点名制及缺席追踪制度。

（2）强化护理巡视，实行点名制及缺席汇报制度。

（3）入院谈话沟通时，重点强调入院须知内容。

3. 安全警示

（1）近年来抑郁症患者增加明显，多以躯体焦虑症和伴随器质性疾病就诊临床各科，应引起高度重视。

（2）抑郁症患者及家属往往隐瞒或不愿承认或不相信该病，家属对此病的危险性认识严重不足，要详细沟通交流！

（3）要用"双心"模式即心脏、心理两方面诊治心内科疾病。

病例 15：心脏猝死很常见，防不胜防也要防

患者孟 xx，男，61 岁，因"反复胸痛三月余，再发 4 小时"入住心内科，诊断"冠心病、急性冠脉综合征（ACS）"。拟行冠脉造影术，术前常规行碘过敏试验，用药约 20 分钟后，患者突诉咽部不适，胸痛。急查心电图示急性前壁心肌梗死、阿斯综合征，随即突发意识丧失、抽搐，立即心肺复苏，最终抢救无效而死亡。

1. 处理结果

经市调解中心调处，达成协议解决。

2. 风险分析

（1）过敏试验作为临床常规方法，医护人员往往只重视结果是否是阴性、阳性，但对严重不良后果告知不足，虽然不必签署同意书。

（2）本例患者死亡原因虽不是碘过敏所致，但临床医师对该 ACS 患者预后仍存在认识不足。

3. 安全警示

（1）大型临床研究提示有机碘试验结果与不良反应之间有相关性，因此大部分药品说明书明确不必做过敏试验，国内做与不做观点不一，但应掌握不良反应的临床表现及处理流程。

（2）现在增强 CT、DSA 都离不开造影剂，因此对各类造影剂相关不良反应要充分认识到位，并有相关应急预案。虽然严重反应极少见，或与造影剂不相关而与基础疾病相关，但后果极其严重。

（郑永宏）

四、肾内科、血液净化中心医疗风险管理

（一）肾内科、血液净化中心医疗风险的原因分析

1. 终末期肾脏病患者医疗风险高

终末期肾脏病患者症状重，预后差，处理棘手。由于肾脏具有两大功能，所以，发生尿毒症后，不但表现滤过功能障碍的各种并发症，比如水肿、内脏出血、高血压、酸中毒、高钾血症、心衰、急性冠脉综合征、卒中等，而且还表现内分泌功能障碍，比如甲旁亢、贫血、肾性骨病等。世界卫生组织（WHO）对姑息治疗的定义为：为改善正面临危及生命疾病的患者及家属的生活质量而进行的全面的护理。具体来说，对晚期慢性肾病（CKD）患者和终末期肾病（ESRD）患者而言，透析治疗可以解决令人沮丧的身体和情绪症状以及提供复杂的治疗决策，但不能解决一切。在过去的 10 年中，世界各国对严重的晚期和终末期肾病患者接受治疗结局的观察性研究数量已有显著的增加。在我国对终末期肾脏病患者病情进行评估显得格外重要。由患者本人、家属和临床医生三方共同决策已经开始，然而仍有许多有待确定。此外，还需要进一步探索，以了解和改善患者、家属、临床医生在接受晚期和终末期肾病的不同人群中使用透析治疗资源的差异。

患者安全是全球医疗系统重要的关注点，降低和预防不良事件发生频率或后果的干预措施、行动和政策能改善患者安全。患者安全的定义有两个重要术语：不良事件和医疗差错。不良事件意味着发生了不希望的意外结局，患者已受到伤害，比如药物不良反应是一种常见不良事件。很明显这是一种意外伤害，但只要治疗者对过敏不知情，处方或应用这种药物时就不存在这种差错。医疗差错定义为未能按照预期完成计划行动或使用错误计划实现目标。医疗差错可能导致不希望的结局，但不一定带来后续伤害。事实上，绝大部分差错不会导致医源性损伤。比如由于忽视而对已知青霉素过敏患者使用青霉素是一种错误，但在注射之前可能被给药护士发现而停止，因此伤害可被避免。按照定义，错误造成的不良事件是可预防的，因此被称为"可预防不良事件"。可预防不良事件定义为医疗差错导致的伤害，患者安全主要针对可预防的不良事件。

2. 医疗风险体现在执行制度不严

（1）查房制度不落实，患者病情变化未及时发现。

（2）病例讨论制度未执行，对患者诊断治疗讨论流于形式。

（3）查对工作不认真造成输错血、用错药。

（4）查体不全面造成误诊误治。

（5）出了意外不请示、不报告、不请会诊等造成医疗缺陷。

3.血液净化患者的特殊医疗风险

（1）穿刺渗漏。

（2）静脉穿刺处断开或者移位（少见但有潜在危险）。

（3）血液净化体外循环凝血。

（4）容易疏忽血液净化患者的药物治疗。

（5）血管留置导管通路感染。

（6）跌倒。

（7）血液净化发生相关危险并发症的及时治疗。

（8）医院感染。

（二）肾内科、血液净化中心医疗风险的防范

1.避免医疗风险的首要条件是具备足够的专业知识和技能，让患者信服

近些年来随着社会经济的发展，患者的自我保护意识、法制意识和知识水平不断提高，医疗纠纷也呈逐年上升趋势。肾内科医疗纠纷主要原因是对危重症不能识别和及时有效处理，导致患者病情加重或死亡。试想一个需要急诊血透的患者你都搞不定，一个简单的穿刺你也做不成功，你态度再好又有何用。因此，不要抱怨别人对你不宽容、不理解，首先自己要努力，把专业知识和技能练好。肾内科需要掌握的基本技能很多：肾穿刺活检术、临时股静脉、颈内静脉或长期深静脉置管术、动静脉内瘘术、腹膜透析置管和拔管术、血液透析技术等。医务人员对于操作发生的并发症，如肾活检及置管发生血肿、动静脉内瘘闭塞、腹膜透析管飘移、引流不畅等情况，应总结经验，小心操作，并需向患者及家属做好操作前的解释和签字工作。

肾内科医师要求是多面手，要对重症疾病如急性心力衰竭、高钾血症、恶性心律失常、急性冠脉综合征、消化道出血、癫痫发作、严重代谢性酸中毒、各种置管后渗血出血有较高的识别和处置能力，所以专科应制定肾内科急、危、重症规范，并全员培训。多年临床一线工作经验告诉我们，急危重症处理无能的医师在值班管床时纠纷明显多于其他人，二线、三线的高级医师的后备就显得很重要。

2.依法行医是避免肾内科医疗纠纷的保障，让患者心安

国家需依法治国，医疗方面也要有依法行医、守法求医、违法必究、执法必严的医疗秩序，如此才能依法保障医患双方的合法权。近些年来医疗纠纷呈逐年上升趋势，不仅给患者带来无尽的痛苦和烦恼，同时也使广大医务工作者及院方深感焦虑。医疗纠纷对医院和医务人员的主要危害有侵害医疗单位的财产权、破坏医疗单位的正常工作秩序、侵害医疗单位的名誉权和侵害医务人员的人身权等。

3.敬畏天职和尊重患者是减少纠纷的手段，让患者自重

医务工作是护佑生命，是神圣的天职，是崇高的初心，永远保持谦虚谨慎。不要妄自尊大，自己的能力是有限的，遇见不清楚的问题一定要多请示，多请会诊，多个人帮你想办法，分担责任没有什么坏处。肾科医护人员接诊的患者不少是尿毒症患者，有的

长期血透，是社会的特殊群体，更应个体化服务。

（1）医师护士必须保持 24 小时通信畅通。

（2）不得推诿患者或其他形式的暗示、引导下的推诿。

（3）重症患者抢救须在患者病情稳定后或转至 ICU 后方可离开岗位，不得假借任何理由脱离岗位，并及时向科主任汇报。如果中午及晚班时段血透患者血透结束需住院，血透值班医师应主动与住院区肾内科医师联系，血透重症患者若不能入住 ICU，血透值班医师应亲自护送到病区，与其他科医师共同抢救患者，住院区肾内科医师到达后，血透值班医师应在床边汇报病情。

（4）值班医护人员在值班时要坚守岗位，不得迟到、早退、院内串岗，特别是节假日期间，更应不折不扣遵守，不得由其他科人员顺便代替照顾患者。

（5）值班医师如果有院部医疗任务或会议，离开病区前应汇报科主任，由科主任安排其他医师顶岗，按规定执行后该时间段病区如发生医疗意外与该班医师无关，由替班医师负责。血透室值班医师不得离开岗位。低年资医师值班期间遇到疑难问题或重症患者应向主治医师或科主任汇报，不得勉强处理；同时主治医师应放手不放眼，要及时审核低年资医师医嘱或病案，以免犯低级错误。

（6）急会诊应在规定时间内完成，如遇会诊的患者转科，会诊医师应在完成会诊报告前向科主任汇报，以免矛盾和纠纷。

（7）科内人员在医疗活动中，要有大局意识，在单独值班中发现自己有操作不当或用药错误时应及时向上级医师和科主任汇报，不得隐瞒不报；不得在患者面前贬低其他医护人员，抬高自己；发现其他医师处理不当要及时补台，事后科内加以总结，避免重复犯错。

（8）成立"安全小组"评估和监测风险，降低血透医疗风险。安全小组可对患者和工作人员的风险、过去事件、违反的程序和协议的情况及其对安全的看法进行调查，将观察到的医疗不良事件（如操作不规范、感染、凝血、跌倒、渗血等）做成一份报表。医护交流安全经验很重要，如果每个专业人员能够了解和学习他人的经验和关注点，患者的安全可能会得到显著改善。安全小组也可作为与医院其他科室的纽带，使终末期肾脏病患者在血透室外接受其他治疗（例如普通手术）时确保得到安全治疗。血透室出现事故苗头或出现变故，应及时汇报上级医师，如需要转 ICU 时要快速坚决地把患者安排到位，路途中也要按规范救治。血透室或住院部患者需要大型抢救时，科内人员应互相帮助，接到通知后及时到位，不得拖延时间。

（9）科主任是科室医疗风险第一责任人，科主任要率先垂范，把医疗风险降到安全范围。

（三）肾内科、血液净化中心案例风险分析与安全警示

病例 1：萎缩肾脏不轻视，肾脏肿瘤莫漏诊

患者沈 xx，男，67 岁，规律透析 3 年，在一次常规检查中患者拒查双肾 B 超。患

者说："我的肾脏已严重萎缩了，还有什么好查的。"后经过我科医师再三劝说同意检查，检查结果发现肾脏有占位。到上级医院手术治疗，术后病理提示早期肾恶性肿瘤。

1. 处理结果

术后恢复良好，继续我科维持透析 2 年，后因肺部严重感染死亡。

2. 风险分析

（1）尿毒症患者仍有可能伴发其他系统疾病，要用整体思维对待患者。

（2）对尿毒症患者不全面的体检可能会漏诊某些疾病，带来严重后果。

3. 安全警示

（1）肾脏肿瘤在肿瘤中发病率为 1%，在肾衰竭患者中仍要注意潜在患者。

（2）没有依据提示肾萎缩的患者不会发生肿瘤。

（3）尿毒症患者早期肾肿瘤可以建议手术治疗。

病例 2：患者便意非真实，查明原因很重要

患者李 xx，女，79 岁，规律透析 2 年半。在一次透析中，患者透析到 3 小时时，监测血压 88/60mmHg，予停超滤等对症处理。后患者要求去上厕所，护士予下机处理。患者起身去厕所时突然晕厥，跌倒在地，急查头颅 CT 提示蛛网膜下腔出血。收住入院后死亡。

1. 处理结果

经过和家属解释交代，家属未要求赔偿。

2. 风险分析

（1）对老年透析患者的重视程度不够。

（2）低血压患者要注意行走风险。

3. 安全警示

（1）透析患者低血压临床表现较多，其中便意也许是低血压所致，临床医师要注意区分。

（2）老年患者行走不便，防跌时刻放心上。

（3）透析中途上厕所要有医护人员陪同。

病例 3：透析低压是禁忌，上机之前要鉴别

患者李 xx，男，76 岁，规律透析 8 年。某日透析开始前，患者由家属用轮椅推入血透室，当时值班医师看到了便心生怀疑。平时患者步入病房透析，为何今天是推进来的？故上前仔细询问。家属说患者今天自觉特别乏力，走不动路。医师测量血压后发现仅 60/40mmHg，建议患者住院查明原因再透析，家属拒绝住院，后自行带患者回家了。第二天电话科室，患者已去世。

1. 处理结果

家属无意见。

2.风险分析

（1）透析的禁忌证要牢记于心。

（2）对心功能严重衰竭及出血患者先对症处理后再考虑透析。

3.安全警示

（1）低血压是透析相对禁忌证，透析前要排除低血压的患者，特别注意精神萎靡，需要推车入病房或扶入病房的患者。

（2）低血压患者透析风险较大，可能透析中死亡，上机前要交代病情。

（3）平时血压正常或偏高的患者出现低血压肯定有原因，要多做检查排除。

病例4：透析出血因不明，肝素使用要重视

患者王xx，男，28岁，规律透析3年。在一次透析1小时后即出现口腔牙龈弥漫出血，以前透析无类似情况发生。经医师检查患者一般情况可以，生命体征平稳，为何会突然出现出血倾向？后经询问护士肝素使用情况，发现该护士对调整浓度的肝素没注意，首剂使用了医嘱双倍剂量的肝素抗凝。

1.处理结果

立即予鱼精蛋白对症处理后症状好转，患者无意见。

2.风险分析

（1）按操作步骤，三查七对很重要。

（2）护理人员要对科室设备、用药调整等谙熟于心。

3.安全警示

（1）护理人员的操作在透析过程中非常重要，不明原因的病症也要和护士沟通。

（2）护士用药一定谨记三查七对，不能用错药，不能用错剂量，也不能用错人。

（3）加强对护理人员的培训，特别是有方案变动时。

病例5：针头脱落险送命，重点患者多巡视

患者史xx，男，78岁，无家属陪护，规律透析6年。患者在某次透析过程中伸手去摸电话后不慎导致穿刺针脱落，透析导管以每分钟250mL的速度将血液泵出体外，等护士发现患者已处失血性休克状态。

1.处理结果

我科医护人员立即予以抢救，经输血、输液终于救回一条命。经过和家属商量，家属未要求赔偿。

2.风险分析

（1）穿刺针脱落的风险贯穿于整个透析过程中，要注意防范。

（2）医护人员工作中要注意识别风险大的病患。

3.安全警示

（1）针头脱落在透析中风险极大，要牢牢绷紧这根弦。

（2）护士操作要注意，不能把导管固定在患者衣物袖口上，否则患者拉衣服很容易把导管拉脱落。

（3）重点患者重点观察。如意识不清患者、糖尿病患者、烦躁患者都是我们重点巡视对象。

病例6：慢性咳嗽要当心，心力衰竭要排除

患者王xx，男，49岁，规律透析7年。半月前出现咳嗽，咳痰少。我科医师予抗炎、止咳、化痰对症处理无明显好转。查：胸部X线片提示肺门纹理增多。再次询问病史发现患者咳嗽特点是平躺比较严重，端坐好转，活动后严重，休息好转。查体发现肺底少许湿啰音。考虑患者慢性心力衰竭咳嗽，予调整干体重，加强超滤后患者咳嗽明显好转。

1.处理结果

患者无投诉意见。

2.风险分析

（1）对于一些严重疾病的漏诊、误诊后果是十分严重的。

（2）医师首诊患者时就要注意鉴别诊断。

3.安全警示

（1）慢性心衰竭患者经常表现为慢性咳嗽，容易误诊。

（2）对患者的症状医师要有发散思维，不能局限于一种常见病。

（3）对治疗效果不好的病症要从头思考诊断问题。

病例7：呼吸困难高钾，单超透析惊险

患者宋xx，男，39岁，规律透析8年。患者某次透析前体重增加4kg，出现胸闷、呼吸困难。值班医师查过患者后考虑患者容量负荷大，心力衰竭。立即上机透析，使用单超半小时脱水1kg方案，减轻心脏负荷。患者上机后心悸，呼吸困难不见好转，越透越重。医师立即予下机后查电解质，发现患者严重高钾，再次调整透析方案，患者下机后症状明显缓解。

1.处理结果

经过和患者协商，患者未要求赔偿。

2.风险分析

（1）医师要对常规治疗的适应证谙熟于心。

（2）医师一定要养成鉴别诊断好习惯，而且思维要开阔。

3.安全警示

（1）尿毒症患者的心力衰竭由多种原因导致，要注意鉴别。

（2）透析单超会导致血钾增高，没有电解质报告不建议患者一上机就使用单超方案。

（3）高钾患者心电图检查有高度提示作用。

病例 8：糖肾透析易低血糖，胰岛素使用要调整

患者孙 xx，女，72 岁，规律透析 10 年。患者糖尿病肾病为原发病，近年来自测血糖增高，未按医嘱透前调整使用胰岛素。在一次透析 3 小时后患者出汗，心悸，颤抖。查血压下降至 80/61mmHg，血糖 2.4mmol/L，立即予 50% 葡萄糖静推处理后好转。

1. 处理结果

患者症状好转，未要求赔偿。

2. 风险分析

（1）糖尿病患者在医疗安全及医疗纠纷中常占较大比重。

（2）糖尿病患者诊治过程中要考虑发生高、低血糖的一切可能性。

3. 安全警示

（1）透析中低血糖是透析中死亡的常见原因。

（2）因透析中血糖也会和血肌酐一样被透析清除部分，所以透析中患者一般不会出现太高的血糖指标。

（3）常规使用胰岛素的患者在透析当天一定要调整或不使用胰岛素，否则发生低血糖的可能性很大。

病例 9：下机前防低血压，早期干预很重要

患者刘 xx，女，67 岁，规律透析 8 年。患者在一次透析下机前出现全身大汗，意识丧失，恶心呕吐。查血压测不出，考虑低血压休克，立即予回血输入生理盐水后好转。后根据护士口述，患者休克前曾出现连续打呵欠，护士建议下机，患者因另外有事不肯下机，要多脱水。

1. 处理结果

患者症状好转，未要求赔偿。

2. 风险分析

（1）透析过程中患者的病情变化是瞬间的，医护人员诊治要占主导地位，不能让患者制定方案。

（2）识别早期的并发症临床表现很重要，需要总结这方面的经验。

3. 安全警示

（1）透析低血压是透析中意外死亡的主要诱因之一，要足够重视。

（2）透析低血压大部分发生在下机前，所以这段时间内医师要多巡视，发现异常及时处理。

（3）透析低血压常表现为呵欠、乏力、出汗、呕吐、便意等，要注意鉴别。

（4）透析低血压早期处理非常重要，否则可能出现严重的心脑血管并发症及内瘘闭塞。

病例 10：护士封管要当心，空气栓塞很危险

患者余 xx，女，63 岁。血管炎伴尿毒症，长期颈内静脉留置导管。某日患者前来

医院封管，护士在操作过程中患者突然出现咳嗽、胸闷症状。值班医师前去查看后考虑患者出现空气栓塞症，予吸氧，左侧卧位对症处理半小时后症状好转。

1. 处理结果

患者症状好转，未要求赔偿。

2. 风险分析

（1）一切操作规范制定有科学道理，严禁省略步骤或违规操作。

（2）"三基"教育一定要过关，一个失误的小操作会酿成大错误。

3. 安全警示

（1）颈内静脉压力低，置管及封管过程中容易进入空气。

（2）护士在封管过程中始终要使管腔和外界保持隔离，操作不当打开肝素帽后如果没有夹闭夹子，空气很容易随呼吸胸廓活动进入导管，直到右心房，发生空气栓塞。

（3）少量空气进入患者还有生存希望，一定量的气体进入可能是致命的。

（芮国华　柏小辉）

五、神经内科医疗风险管理

（一）神经内科医疗风险的原因分析

1. 医务人员的原因

（1）工作责任心不强。医疗是一种特殊行业，医师必须有较好的职业素养。但有些医务人员工作责任心不强，如询问病史不详细，对患者的病史资料不看，不认真规范查体，值班时间不查看患者。甚至在护士或家属汇报患者病情有变化时，不去亲自查看患者就直接开医嘱。

（2）专业技术水平有限。神经内科绝大部分为老年患者，基础疾病多，病情复杂而且重，医务人员有时因基础知识薄弱，临床经验不足，容易发生漏诊误诊等情况，或者只着眼于自己的专科情况而忽视其他系统的问题，导致医疗纠纷的发生。另外，由于平时不重视学习，对相关专科疾病诊疗指南、规范不熟悉，或对相关疾病诊疗的最新进展不了解，在诊疗过程中容易陷入被动。

（3）医患沟通不到位。神经系统许多疾病，如急性脑梗死、脑出血、中枢神经系统感染等，大部分患者在发病后短期内症状会进一步加重，而且症状越重的患者，发生并发症的可能性就越大。如果医师对患者的疾病发生发展过程、并发症的防治等没有详细交代和采取有效措施，患者症状一旦加重就极容易导致医疗纠纷。此外，包括特殊检查、特殊治疗的告知，替代治疗方案的告知，是否需要转院诊疗的告知，医疗费用的告知，病情变化时的及时沟通，仍然得不到临床医师的重视。

（4）自我保护意识不强。部分临床医师仍然存在着法律意识淡薄，自我保护意识不强。如病历书写不及时、不打印，通篇复制粘贴，犯如男女不分、左右不分等低级错误。在平时的医疗安全警示教育中，总认为这类纠纷不可能发生在自己身上，总抱着不在乎的心态看待医疗安全。不关注患者住院过程中的病情变化、辅助检查的异常，查房不认真，不能早期发现纠纷的苗头。有时轻信患者或家属是自己的亲戚朋友，认为不会发生纠纷，图省事而没有签字等，导致保护自己的证据不足。

2. 患者及家属的原因

由于社会大环境的影响，患者就诊的期望值越来越高，只要没有达到患者的预期诊疗要求，很容易导致患者不满。许多患者或家属会认为，他们花了钱，就要达到相应的治疗效果，如果达不到就是医师水平低或不负责任。部分患者或家属依从性差，不执行相关护理要求，如无家属陪伴、无人搀扶等，极容易发生坠床、滑跌等意外事件；家属如果不按照要求给患者翻身叩背、做肢体活动等，就容易发生坠积性肺炎、下肢深静脉血栓等；患者不按照要求控制饮食，就容易引起血糖波动等，这些情况均容易导致医疗纠纷的发生。

3. 疾病本身的原因

限于当前的医疗技术水平，有许多疾病还没有特殊的治疗手段，如帕金森病、癫痫等。目前只能用药物减轻或控制症状来提高生活质量，还不能达到根治的目的。急性缺血性中风仅能在有限的时间窗内采取静脉溶栓或血管内治疗，而绝大部分中风患者都错过了最佳治疗时间，所以并没有积极有效的治疗方法。急性脑梗死超早期静脉溶栓治疗的患者也并不是都能达到最好的结局，也有可能引起梗死后出血、再梗死、再灌注损伤等，不好的结局自然就容易引发纠纷。

（二）神经内科医疗风险的防范

1. 提高风险防范意识

高度关注医疗、护理风险，同时要高度重视非医疗风险，如滑跌、走失、烫伤、床栏夹伤、家属的意外事件等。针对不同科室、不同时期出现的各种医疗风险事件及医疗纠纷进行学习讨论，引以为戒，提高防范能力。有疑难危重病例，要及时请上级医师查房或组织相关会诊。

2. 提升专业技术水平

定期组织科内医务人员业务学习，重点掌握神经内科各种疾病最新的诊疗规范和指南。熟悉工作流程和要求，强化科室的学习氛围，提高学习的主动性，提高基本技能和各种应急能力。通过去上级医院进修、轮训，外出参加学术会议等形式，掌握专科专病国内外治疗新进展，提升科内医师的临床能力。

3. 加强有效医患沟通

加强医患沟通技能教育，增强有效沟通意识，提高沟通效果，减少医患矛盾的发生。上级医师要履行职责，认真把好医疗质量关，做到放手不放眼，定期抽查医疗质量，关注医疗组所管床位患者的病情变化。全面落实诊疗组长负责制，有难度的医患沟通上级医师必须参与，或由科主任组织实施。

4. 严格掌握用药指征

认真阅读相关药物使用说明书，严格掌握适应证，要熟悉药物禁忌证和不良反应，严禁无指征用药，切实做到安全用药。

5. 全面评估患者病情

从患者入院开始，床位医师就要对患者发病原因、病情轻重、预后判断等进行充分评估，部分特殊患者还要考虑治疗的费用、治疗方案的选择和替代治疗建议等。尤其是对于病情较重或有病情变化的、住院时间过长的、住院期间出现明显并发症的患者要高度重视，要增加有效沟通的次数。对于出院患者，要详细交代出院后服药、饮食、康复训练、复诊时间、复查的内容等。

6. 严格落实核心制度

科内所有医务人员要熟练掌握十八项医疗核心制度，并在各项工作中严格落实，这样才能确保医疗质量和医疗安全。要特别关注三级查房制度、会诊制度、值班与交接班制度、疑难病例讨论制度、急危重症患者抢救制度、危急值报告制度等，并严格执行，因为这是内科系统医疗安全的保证。同时科室要定期组织学习，在日常医疗工作中进行抽查考核。

7. 加快卒中中心建设

卒中中心能采用快速、标准化的诊疗方案对卒中患者提供更快和更准确的评估和诊疗，显著减少卒中确诊时间、缩短急性缺血性卒中再灌注治疗时间，能大大提高急救的成功率，降低患者的致残率和病死率。全国各大中医院已经全面推行卒中中心建设，从而规范急性卒中的诊疗工作。

8. 规范医疗文件记录

病历记录必须及时、准确、客观、真实，尤其是对病情的分析、病情变化、患者或家属有特殊要求、病情疑难危重、开展特殊检查、特殊治疗、治疗效果不好的病例要特别关注，病程记录一定要详细。对于医患沟通记录、住院患者谈话书、各种知情同意书等必须有患者或授权委托人签字。病历资料要及时打印并由上级医师审签，平时做好病历资料的保管，防止遗失等。

（三）神经内科案例风险分析与安全警示

病例 1：不良反应未熟知，"脂肪乳"成祸首

患者唐 x，因"脑梗死"收住入院，在使用脂肪乳静脉滴注后出现发热、畏寒症状，后一直使用头孢及抗病毒药物；再次使用脂肪乳后，又出现发热症状。目前，患者不能行走，大小便失禁。家属认为医师对药物使用说明不熟悉，病情变化与医师用药失误有关，要求医院解决。

1. 处理结果

经双方协商，达成协议解决争议。

2. 风险分析

（1）所有的药物都有可能出现不良反应，尤其是对于高龄、体质差及特殊体质的患者。所以医师在使用药物时要认真阅读药品说明书，将有可能出现的不良反应告知患者及家属。

（2）脂肪乳渗透压高，需要缓慢输注。如输注速度过快，易引起不良反应，要高度警惕药物不良反应，应当尽可能避免。

（3）对于容易出现不良反应而临床确有需要使用的药物，要严格控制剂量和滴速等，出现不良反应及时处理。

3. 安全警示

（1）患方认为老龄患者脂肪乳使用过量，滴速过快而出现不良反应并提出索赔要求，从另一个角度对医师知识的全面掌握提出了更高的要求。

（2）医师应熟悉使用药物的适应证、不良反应及注意事项，降低药物使用中的风险。

（3）发生不良反应时，医师要及时处理，并做好与患方的沟通解释工作。

病例 2：头痛不明未重视，患者死亡遭指责

患者万 xx，男，47 岁，因"剧烈头痛"至门诊就诊，门诊医师用药未见好转，于当日下午转至神经内科就诊，查头颅 CT 未见明显异常后让患者回家。回家后患者头痛仍剧烈，至 17：30 患者出现昏迷，复查头颅 CT 示"蛛网膜下腔出血"，转院诊治后死亡。患者家属认为神经内科医师不负责，不应在病情诊断不清时让患者回家，如及时诊断用药也许结果会改变，应承担责任。

1. 处理结果

经双方协商，达成协议解决。

2. 风险分析

（1）对于临床症状、体征与相关实验室及器械检查结果不符合的患者，要进一步检查排除其他病变。

（2）对常规治疗后症状不能缓解的患者，要高度重视，尽可能排除少见病、疑难病。

（3）对于诊断不明的病例，及时留观或住院观察，以降低医疗风险。

3. 安全警示

（1）疾病是一个动态变化的过程，诊断不明的重症患者，应及时留观或住院，避免不良后果。

（2）该患者系熟人，忽视诊疗规范而遭投诉索赔，医师应吸取深刻教训，认真履行知情告知，并做好病历记载及签字。

（3）对于诊断不明的病例，要及时和患者及家属做好沟通，交代注意事项及可能出现的风险等。

病例 3：中风患者坠床致骨折，安全目标未达获赔偿

患者丁 x，女，90 岁，因"脑出血"住院，当天晚上不慎从床上摔下，经 CT 检查

及摄片检查，示"右侧股骨骨折、肾囊肿内出血"。家属认为床栏损坏未及时维修，院方有监管不到位责任，提出赔偿。

1. 处理结果

对患者表示慰问，经双方协议解决。

2. 风险分析

（1）高龄患者，尤其是合并有肢体功能障碍或智能下降的患者，一定要有家属陪护，否则很容易出现滑倒、坠跌、窒息等意外情况。

（2）医院提供的设施设备要定期检查，如床栏、桌椅、扶手、陪客床、水电用品等，发现问题及时维修，确保使用安全。

（3）由于室内地面为地砖，要交代勤工及时发现地面水迹并拖干，地面湿滑时及时竖立防滑跌的警示标识。

3. 安全警示

（1）对高龄体弱、肢体功能障碍等患者，要与家属及患者本人认真做好入院告知，并开具陪护医嘱，交代家属做好陪护工作，防止意外损害措施要指导到位，避免意外事件发生。

（2）供患者使用的设备、设施要定期检查，保证正常使用，确保患者安全。

病例4：言行不当惹是非，病情变化遭质疑

患者杨x，男，80岁，因"中风、右侧肢体瘫痪"住院，经治疗后好转，准备近期出院。在用药时突然出现病情变化，期间护士说用错了药物。患者家属认为目前患者病情加重与用错药物有关，医院要给予解决。

1. 处理结果

经双方沟通后，给予减免部分住院费用解决争议。

2. 风险分析

（1）日常诊疗过程中，医护人员一定要注意自己的行为和言语，避免患者及家属发生不必要的误解。

（2）对于高龄脑卒中患者，平时要多和家属沟通交流，病情可能出现的变化要预先告知。

（3）当患者出现病情变化时，要及时处理并认真记录，和家属进行有效沟通，医护之间要做好配合工作。

3. 安全警示

（1）患者病情突然变化时，医护人员要及时处理，并予以合理的沟通解释，以取得家属的理解。

（2）面对突发事件时，医护之间要及时沟通，协调一致和积极处理，避免矛盾的发生。

（黄赛忠）

六、内分泌科医疗风险管理

（一）内分泌科医疗风险的原因分析

内分泌科收治的患者以糖尿病为主，治疗上以口服药物及注射胰岛素为主，由于药物品种较多，在药物使用的各类环节过程中都存在安全风险。医务人员对使用药物的适应证、用法用量、禁忌证、不良反应及药物之间的相互作用等知识掌握不全面，导致治疗效果不佳，也很容易出现纠纷。患者在临床治疗过程中对医院治疗方法及护理常常寄予厚望，一旦医疗水平无法达到他们的期望值，患者很可能出现抵触心理，与此同时由于部分患者不能有效配合治疗及护理工作，进一步引发用药不良反应等情况。医师及护士工作负荷及心理压力较大，容易发生医疗安全隐患。

（二）内分泌科医疗风险的防范

强调落实医务人员在坚持医疗核心制度的基础上做到以下几点：

一是有接受患者就诊和正确诊断、治疗、护理的职责义务。规定首接、首诊负责制，不得拒绝和推诿患者。

二是有观察病情、记录病情变化、及时会诊和疑难病例讨论的职责义务。对把握不准的病情，应及时向上级医师报告，必要时请会诊、进行疑难病例讨论，积极采取医疗措施。

三是有正确书写和保护患者病历的职责义务。书写病历时注意避免随意修改与涂改病历、病历页码不符、病程记录中对关键内容未记载、记载不清或不全、病程记录与护理记录自相矛盾等情况，特别是特殊检查或治疗记录应尽量记录详尽。

四是有向患者对医疗方法、特殊和辅助检查、使用药物解释说明的职责义务。规定医师对患者个体的治疗、检查、用药都应该是有针对性的，应当向患者做出说明，如特殊检查、特殊材料、特殊药物可能引起并发症、毒副反应、不良反应以及价格等。

五是有尊重患者医疗知情同意权的职责义务。医疗知情同意权受法律保护，应当尊重患者在充分告知、知情的基础上做出的自我选择和决策。

六是有团结协作的职责义务。科室工作要求大家"一盘棋"，心往一处想、劲往一处使，避免大家步调不一致及不和谐、不利于专业发展的"音符"存在。

生老病死是一种自然规律，医患关系自古有之。古人认为，"医乃仁术"，要求医师重视每一位患者的生命，强调了医师的职责是"救死扶伤"。古人看病有"医不三世，不服其药"的观点，强调了临床经验对医师的重要性，但是医术再高明，也不可能完全杜绝医疗纠纷，《史记扁鹊列传》记载"病有六不治"，所以为了尽量减少医患纠纷，每个医师必须要有职业道德，良好的业务素质，更要懂得自我保护。

（三）内分泌科案例风险分析与安全警示

病例 1 ~ 2：胰岛素是高危药，后缀数码品种多，一不小心就犯错

病例 1：患者俞 x，女性，38 岁，因"发现血糖升高五年余，口干多饮一月余"收

住入院。入院后予三餐前门冬胰岛素＋睡前地特胰岛素皮下注射控制血糖，治疗一周好转出院，出院时嘱患者继续以上方案治疗，同时注意监测血糖。后患者来院复诊，诉出现低血糖症状，进食后缓解，才发现床位医师出院带药时，将"门冬胰岛素"错开为"门冬胰岛素30笔芯"。

病例2：患者周xx，女性，50岁，因"口干、多饮、多尿七年余，伴双下肢水肿十余天"收住入院。入院后予三餐前门冬胰岛素＋睡前甘精胰岛素皮下注射控制血糖，出院后患者要求改用预混胰岛素早晚两针控制血糖，但是患者来院复诊后血糖控制不佳，发现医师当时了出院带药"门冬胰岛素30"，而药房工作人员发药时错发为"门冬胰岛素"。

1. 处理结果

立即更换胰岛素笔芯，同时向患者道歉。

2. 风险分析

（1）两起事件均是医务人员工作中粗心大意，发生差错，导致患者用药后出现不良反应。

（2）胰岛素是内分泌科常用的药物，属于高危药品，由于不同类型的胰岛素起效时间及半衰期均不相同，所以用药配伍也不相同，如果使用不当，会导致不良后果。

3. 安全警示

医务人员工作中必须认真仔细，一丝不苟，尤其是一些开具高危药品的医嘱及发放高危药品时应该仔细核对后再发给患者。

病例3：自备药品隐患多，使用之前必审核

患者郑xx，男性，因"口干多饮多尿两年余，加重一周"收住入院。入院后医师长期医嘱予甘精胰岛素睡前皮下注射联合口服降糖药物控制血糖。床位护士询问患者有无自备胰岛素，患者回答有。后从家中取来一支甘精胰岛素交给护士（实际是已经过期的胰岛素），使用2天后患者出现皮疹，伴瘙痒。

1. 处理结果

嘱患者停用过期的胰岛素，并且给予抗过敏治疗，密切观察，嘱其如有胸闷、气喘等不适症状，立即就诊。向患者表示道歉。

2. 风险分析

胰岛素既是高危药品，同时也是生物制品，如果未开始使用必须在2～8℃温度下保存，保质期两年，如果开瓶使用后，保质期仅为30天左右，该患者家中带来自备的胰岛素交给了护士，护士未再仔细查看药品的保质期以及开瓶日期，导致患者使用了早已过期的胰岛素，出现不良后果。

3. 安全警示

一般情况下住院患者应该避免使用自备药品，如果特殊情况下必须使用，医务人员必须仔细检查自备药品的规格、生产日期和保质期以及说明书，并且签署知情同意书或者医患沟通书。

（陈燕霞）

七、肿瘤科医疗风险管理

（一）肿瘤科医疗风险的原因分析

1. 肿瘤疾病特征

恶性肿瘤是当前危害人类健康的主要疾病之一，在传染病得到基本控制的国家，心脑血管病和恶性肿瘤已分别成为死亡原因的第 1 位或第 2 位。20 世纪以来随着恶性肿瘤的流行病学、病因、预防、诊断、治疗以及基础研究的进步，肿瘤学科已经成为一门独立的学科，并已进一步形成若干分支。恶性肿瘤的发病率和病死率目前仍在不断上升。20 世纪 70 年代我国恶性肿瘤为死因的第 3 位，而 2000 年在城市已占第 1 位，在农村占第 2 位；城市恶性肿瘤病死率达 128/10 万，农村也达 112/10 万。随着我国人口老年化进程的发展，以及工业化的进程加速，恶性肿瘤已成为我国居民健康的主要问题。

恶性肿瘤分布面广，危害性大。恶性肿瘤发病年龄跨度大，从儿童到老年人均可发生，但以成年人为主。对于家庭来说，恶性肿瘤患者诊断后，往往意味着死亡，所以对患者和家属的心理影响巨大。由于目前的诊断和治疗条件的限制，恶性肿瘤诊断发现时机偏晚，诊断时常常已经失去最佳的治疗机会。肺癌的相关研究资料表明，临床上 86% 的肺癌患者在确诊时已属晚期。所以，大部分恶性肿瘤患者的生存时间较短。由于上述原因往往和患者及家属对治疗的期望值相背，而不能达到预期时会对医护人员有过激行为。

2. 患者及家属特点

（1）患者对疾病的知情权受到侵犯。恶性肿瘤患者的家属往往由于害怕患者知情后对患者有不利影响而选择隐瞒，但如果患者不知道自己真实病情，对于治疗不能主动参与，没有选择权，往往造成误解。目前的临床实践表明，对肿瘤患者告知其真实病情，对患者及家属减轻心理负担，主动配合医师和护士的治疗有积极的作用。

（2）患者及家属对恶性肿瘤认知水平较低。目前来说，绝大多数患者及家属对恶性肿瘤的相关知识水平较低，对临床治疗方法的选择没有主动权。由于恶性肿瘤是一大类疾病，目前尚未完全了解其疾病过程，治疗方法较为复杂，而且由于恶性肿瘤的治疗，是临床上发展最为迅速的学科之一，牵涉到多学科的合作，甚至一些医务人员也难以了解其全部治疗过程，患者及家属很难得到正确的诊治指导。需要医务人员和患者及家属进行较好的沟通，最佳的过程为教育过程，使其能够掌握一些疾病及治疗方法的知识以及对疾病的客观认识。

（3）患者及家属对治疗的期望值过大。由于恶性肿瘤疾病的特点，患者的预期生存时间较短，患者及家属对治疗成功的期望值过高，容易造成患者及家属对医师治疗方法过度期待的想法。患者一旦出现疾病复发，就容易造成医疗纠纷。

（4）"病急乱投医"现象时有发生，对治疗方法的选择不当。众所周知，恶性肿瘤疾病是目前医学上仍然尚待解决的一大难题，患者及家属往往会陷入"病急乱投医"的状况，这种情况会导致病情的进一步恶化，使治疗过程复杂难以掌握，加上一些媒介的不客观的宣传，对肿瘤患者的误导，也是临床上导致肿瘤患者发生误诊误治延误病情的一个重要原因。

（二）肿瘤疾患医疗风险的防范

1. 加强肿瘤疾病医患沟通的途径和方法

（1）医务人员应该在充分了解病情的基础上，真实客观地告知患者及家属相关的诊断及疾病的预后。首先医务人员应该在充分了解患者的病情，做好各项检查，给予患者尽可能准确的分期，根据不同的分期结果，做出相应的预后判断。在此基础上真实客观地告知患者及家属病情，给患者对于疾病整体的一个较为准确的信息。特别强调的是由于恶性肿瘤病情特殊，患者家属往往要求对患者隐瞒真实病情，正确的方法应如实告知患者病情。但由于国情的关系，目前较为普遍的做法是临床医师告知患者诊断，预后情况向患者家属交待，同时应协助患者及家属渡过此一阶段的心理危机关。临床实践中往往对患者说明病为恶性肿瘤，但病情尚早，临床有较好的治疗方法，但对患者家属的沟通时应详细告知病情的真实情况。隐瞒疾病真相可造成患者对治疗的不配合，以及带来不必要的医疗纠纷。

（2）根据患者的病情以及不同的经济条件，提供相应的多学科肿瘤治疗方法供患者及家属选择，应提供充分的信息帮助患者及家属进行治疗的抉择。由于恶性肿瘤疾病属于尚未解决的医学难题，治疗过程较为复杂及多样性，很多问题医学界尚无定论，因此需要临床医师精通专科知识，客观真实地提供给患者相关信息，有效地帮助患者及家属进行治疗的选择。不能夸大治疗的效果，但也不能不作为。

（3）提供给患者及家属充分的信息。如整个治疗过程的注意事项以及相关治疗的各种毒副反应、并发症以及治疗成功的可能性。恶性肿瘤治疗周期长，治疗复杂，各种治疗所引起的不良反应必须事先说明，如化疗可引起脱发、恶心、呕吐，骨髓及心、肝、肾功能不同程度的损伤，放射治疗可造成放射损伤，如小儿进行放疗可导致发育不良，甚至畸形，影响生育功能等。

2. 主动防范医疗风险

所有治疗都必须取得患者或家属的同意，签署相关的知情同意书。尽管此类文件不能作为发生纠纷时不赔偿的依据，但可证明患者或家属的知情同意，对所采取的治疗方案的态度。知情同意不仅仅是法律文件，也不是医患共同的决策，而是一个具有丰富伦理内涵的概念，是一个人实际理解并且真正在没有他人控制下有意识地批准和同意专业人员做某事。知情同意应包含以下要素：

初始要素是知情同意的前提，包括：能力——指患者或者受试者对必要信息的理解和决定的能力；自愿——指患者或者受试者的决策是完全自愿的决策。

知情要素包括：揭示——指患者或受试者对必要信息的揭示；建议——指所提议的对患者或受试者干预措施或者研究过程；理解——指患者或受试者对所揭示的必要信息以及所提出的建议或研究过程的理解。

同意要素包括：决定——指患者或受试者赞成该医疗干预建议或研究过程；授权——指患者或受试者授权对已选择的干预建议或研究过程进行实施。

坚持知情同意原则，医师需要为患者提供下列信息：

（1）患者的诊断（如果已经得出的话）；

（2）建议进行某种医疗干预的性质、目的以及干预的程序；

（3）对进行这种医疗干预预期益处的描述；

（4）对某种可预见的"实质性"风险或者不适进行恰当描述，所谓"实质性"的风险是指具有现实重要性的和重大后果的风险，至于"恰当的"描述，有学者建议，凡是不利的结果都应该警告患者；

（5）不进行这些医疗干预的后果和好处，包括适当的可供选择的其他医疗干预方法和程序，如对于晚期肿瘤患者进行支持治疗、中医中药治疗，而不选择化学治疗、放射治疗可能的结果；

（6）可供选择的干预方法的风险和好处，关于饮食、生活方式等方面的特殊的说明。

如果所涉及的是对参与研究的知情同意，信息的揭示还应该包括：

（1）对要求受试者所完成研究过程的描述；

（2）对受试者可能承担风险和不适的描述；

（3）对受试者可能的收益的描述；

（4）对可能的可供选择程序的描述；

（5）对数据保密范围的描述；

（6）对补偿及对与研究风险有关的可得的医疗的描述；

（7）与联系人联系方式的说明（如果受试者个人有任何与研究有关的问题需要联系）；

（8）说明参加研究是自愿的，受试者有权在任何时候中止其参与并且不会受到任何处罚。

3.提供人性化的服务

尽可能按照肿瘤患者的特点提供人性化的服务，如在条件允许的情况下尽量满足患者的一些合理要求，给患者家属充分的陪护时间，做好患者心理护理。肿瘤患者及家属的一个较为突出的心理特点就是对治疗的担忧，在沟通时一个最好方式就是进行谈话。在服务理念上从"以疾病为中心"转到"以患者为中心"，医护人员除了要有敬业精神，还要学会换位思考。治病救人这一特殊的职业要求医护人员要有崇高的医德。患者只要有百分之一的治疗希望，医护人员就要尽到百分之百的努力。由于医患双方在医学知识上的不对称，医护人员眼中的常见病，对患者来说，可能是头一回遇到。处于指导甚至决定地位的医护人员，如果能从患者、家属的角度来考虑问题，"冷、硬、卡"等现象就会减少许多，患者、家属也更能理解。

目前为止，生命过程和许多疾病尚未被人类完全认知或未发现行之有效的治疗手段，这就需要得到患者、家属的理解和配合。从维权的角度讲，患者、家属有知情权、选择权，医者须给予充分尊重。但医疗质量受到诸多因素的影响，即使提出了正确的诊疗方案，如果家属不支持、不配合，也会危及患者安全。建立在人性化基础上的信任，能够增强医师治病的信心，从而避免医师为减少纠纷采取"防卫性"诊疗措施。医患间构筑一座双向交流的桥梁。世界医学教育联合会《福冈宣言》指出："所有医师必须学会交流和处理人际关系的技能。缺少共鸣（同情）应该看作与技术不够一样，是无能力的表现。"听患者、家属多说几句，给患者、家属多说几句，就会拉近距离，化解矛盾，达到治病救人的目的。

4. 在治疗过程中始终和患者及家属保持交流

部分恶性肿瘤患者治疗周期长，病情变化快，治疗方法随着病情的变化而需要不断进行调整，这就要求医务人员保持和患者及患者家属密切沟通，对疾病的每一过程如实地告知患者及家属，同时进行治疗方案调整时应同样征得患者及家属的同意。

医患沟通必须要有诚信、尊重、同情、耐心；要多听家属说几句话、多对家属说几句话；要掌握患者病情、治疗情况、检查结果，掌握医疗费用情况及患者和家属心理状态；留意沟通对象的情绪状态、沟通感受、对交流的期望值及医师自己的情绪反应；避免强求沟通对象实时接受事实，避免用刺激性语言，避免过多使用对方听不懂的专业术语，避免刻意改变对方观点和压抑对方情绪；采取预防为主的针对性沟通。

5. 保持和相关治疗学科的协作

对同行的治疗方案及治疗选择保持客观的态度，不要妄加评论，避免不必要的医疗纠纷。恶性肿瘤的治疗首先要求多学科的综合治疗，和其他常见内外科疾病有所不同，在治疗过程中患者可能会到不同的医院或不同的学科就诊，虽然目前肿瘤治疗尚没有一个统一的规范，但仍有一定的治疗依据可循。对于不同医院或不同医师所采取的治疗方案，不要妄加评价或指摘，以免造成不必要的医疗纠纷。

6. 做好临终关怀

肿瘤患者最终要面对的一个难关就是死亡的威胁。对于晚期肿瘤患者，正确的做法是不要不作为，而是要和患者及患者家属充分交流，提供一切可能的方法解决患者的痛苦。

（三）肿瘤科案例风险分析与安全警示

病例 1：化疗变更有风险，知情选择最重要

患者许 xx，因肺癌在行化疗，既往曾多次化疗。本次化疗时医师更改了化疗方案，在化疗的第三天由于反应强烈，患者家属要求停止化疗，医师则认为应继续化疗。第四日在患者家属强烈要求下停止化疗。但由于化疗反应强烈，患者病情恶化，最终自动出

院后病故。患者家属认为医师未听取家属意见，对患者化疗反应后死亡应负责任。

1. 处理结果

经双方协商，达成赔偿协议解决。

2. 风险分析

（1）医师在更改化疗方案前应与患者做好告知和沟通，并取得患方的知情同意。

（2）在化疗过程中应及时观察病情变化及化疗的毒副反应，并及时调整化疗方案。

（3）尊重患者及家属的要求，如果要做必要的检查治疗应向患方交代存在风险及不良反应，得到患方同意后，方可进行。

3. 安全警示

（1）肿瘤患者在前期治疗无效时，方可更改方案，更改方案应得到上级医师同意及科内讨论后方可实行。

（2）必须与患方签署知情同意书，交代可能出现的毒副反应，如遇反应强烈及时停药。

病例2：化疗患者现皮疹，擅改方案惹纠纷

患者吉x，女，61岁，因"卵巢肿瘤"在外地医院手术及化疗3次后入院。医师将化疗药物剂量加大，出院后出现了重度皮疹伴瘙痒，诊断为过敏性皮炎。患者家属认为发生皮炎与医师增加用药剂量有关，要求赔偿。

1. 处理结果

经双方多次沟通，家属对药物反应尚不能完全理解和接受，建议做必要的咨询。

2. 风险分析

（1）患者曾在外院化疗，来本院化疗住院是为了方便和节约医疗费用。

（2）该患者家属提出要求用好药，医师则加大了化疗药用量，虽未超剂量用药，但与家属沟通不到位，出现费用增高后，患者家属意见增加。

（3）出院后五天出现皮疹，基本与我院用药关系不大，可能是患者其他自服药所致，但因积怨而导致投诉发生。

3. 安全警示

（1）肿瘤患者在化疗前应做好交代和沟通工作，前期化疗无明显不良反应的情况下，不宜擅自改变化疗方案。

（2）需改变方案时应和家属交流沟通，在化疗同意书上签字后方可施行。

（3）患者入院后应告知患者化疗的大致费用情况。

（葛科伟）

第四节　外科医疗风险管理

一、普外科医疗风险管理

（一）普外科医疗风险的原因分析

1. 医务人员的因素

（1）责任心不强。据有关部门统计30%～40%医疗纠纷与医务人员缺乏爱心，责任心不强有关。如患者或家属诉说病情时医师表现为漫不经心，或边看病边顾及与别人说话，或询问病史不详细，或查体不严格，或该交待的病情不交待，或病情变化该记录时不记录，或特殊药物的使用该签字不签字均可能引起纠纷。

（2）服务态度差。医疗行业也属于服务性行业，患者带着病痛怀着忐忑不安的心情来到一个陌生的环境，如再遇上医护人员漠不关心，甚至恶言恶语，最后如治疗效果不满意或费用超过预期，就极易产生纠纷。

（3）业务技术水平低。普外科病多面广，疑难杂症也多，需要医护人员有广泛而全面的基础知识，熟练的操作技能和快速准确的临床应对力。有的医师眼高手低，一遇到超出其处理能力的突发状况就极易处置失当；有的医师为了手术而手术，而不管有无手术指征，更易发生纠纷。

（4）告知不充分，沟通不及时。随着社会老龄化进程，患者的年龄越来越大，基础疾病越来越多，而对医疗的期望值却越来越高，再加上过度的自我保护意识，在当今不和谐医患关系下，普外科因患者进出院较快，医师工作量大，如再医患沟通不到位就极易发生纠纷。如一个腹膜炎患者，发生了概率极大的切口感染，即使预先告知，但患者术后常常接受不了；有替代方案而不告知患者或术中病情有变化却沟通不及时，治疗效果不佳时发生纠纷就是意料中的事了。

（5）自我保护意识差，法律意识淡薄。普外科绝大多数患者对治疗效果都比较满意，即使患者有一些小的怨言，都可能不了了之。这就使我们的医师自我保护意识淡薄：病历书写简单、不及时，拷贝错误多，该问的不问，该记的不记，该查的不查，该交待的不交待，不该做的手术做了，而一旦出现纠纷又提供不了有力的证据。

2. 患者及家属的因素

现有的医疗条件下，有些疾病不能完全治愈或有些并发症不可能完全避免，但患者及家属期望值却很高（希望结果是百分之百的好），又缺乏对疾病的认识或一知半解，一旦不能达到预期目标，就对医师的治疗手段或过程产生怀疑，往往抓住一点失误，以偏概全，全盘否定。也有部分患者完全因为经济原因而无理取闹的。

（二）普外科医疗风险的防范

（1）加强教育，提高工作责任心。通过多种途径来不断教育提醒科内医师，要换位思考，要时刻牢记患者在你心中有多重，你在患者的心中就有多重。杜绝敷衍、推诿患者，做到人尽其职，各尽其职。

（2）加强教育，提高服务意识。通过科内正面事例（如科室某位老主任）和反面事例（科内以往因服务态度而发生的纠纷）来不断教育大家，时刻提醒医师"一句话说得人笑，一句话说得人跳"。

（3）通过多种途径，提高业务水平。通过科内集中学习、个别辅导、外出学习进修、专家会诊、单独考核等多种形式不断督促提高业务水平，使能紧跟时代最新动态。

（4）规范告知，重视沟通。科内规范告知：具体什么情况要告知，告知什么，告知到什么程度，充分尊重患者的知情权和选择权。要求沟通及时有效，注意方式技巧，要求纠纷苗头早发现，早汇报，早处理。

（5）加强自我保护意识的教育。针对普外科医师普遍存在的重手术轻书写，重手术轻沟通，重手术轻观察，重手术轻检查的情况，严格病历的书写，病情变化的观察，医患的沟通及手术适应证的掌握，尽量避免不必要的失误而引发纠纷。

（三）普外科案例风险分析与安全警示

病例 1～10：小阑尾大学问，愈合差引纠纷

1.病例和处理结果

病例 1：患者梁 x，男，36 岁，因"右下腹疼痛 3 小时"在某医院就诊，诊断为"阑尾炎"入院。第二天因出现"阑尾脓肿"而手术，术后因切口感染反复不愈，多次到我院住院治疗。因长期休息，被工厂除名，患者要求医院给予误工赔偿。

处理结果：经双方协商，达成赔偿协议解决。

病例 2：患者徐 x，女，54 岁，因"急性化脓性阑尾炎"就诊，急诊行"阑尾切除术"，手术顺利，但术后七天一直未换药，拆线时发现切口处有脓液溢出，后每日换药治愈。患者因家庭困难，要求医院给予解决。

处理结果：经与患者沟通，给予减免部分住院费解决。

病例 3：患者宗 xx，男，34 岁，因"腹痛半天伴大便次数增加"至急诊就诊，当班医师简单查体后诊断为急性胃肠炎，予输液治疗，当时未做血常规及粪常规检查。第二天上午患者在外科就诊，确诊为"急性阑尾炎"，予保守治疗，使用抗生素抗炎治疗三天后，患者出现"阑尾穿孔、局限性腹膜炎"，行"阑尾切除术"，同时放置了引流管。在引流管仍有液体引流出时，被一位非床位医师拔除引流管，缝合引流口，致引流口皮下积液，不能愈合。患者要求继续住院治疗及部分经济赔偿。

处理结果：切口愈合后，经双方协商赔偿部分医疗费。

病例 4：患者戴 xx，男，14 岁，因"急性阑尾炎"在普外科手术，术后切口一直不愈合，出院后在门诊换药处理。经 B 超检查示"手术切口处窦道形成（24mm×7.4mm），

深达腹膜层"。患者要求给予解决，进一步治疗。

处理结果：患者住院手术治疗，减免部分医药费解决。

病例5：患者赵xx，男，17岁，因"急性阑尾炎"住院手术治疗，术后第二天出现发热、腹泻，予输液等对症治疗；第四天无好转，查血常规示白细胞升高；输液至术后第九天，血常规示白细胞仍较高；次日患者转院，经B超定位穿刺脓肿引流后治愈。家属要求医院要承担全部医药费用和赔偿。

处理结果：经双方协商，达成赔偿协议解决。

病例6：患者杨x，女，44岁，行"阑尾切除术"，术后发现切口感染，缝合线结脱出，经治疗数月愈合，下腹部遗有一鸭蛋大小肿块。两年后外院行"右下腹壁肿块切除术"，病理为炎性包块。术后切口一直未愈合，再次治疗数月，造成长期的痛苦和身体损伤、经济损失，要求给予赔偿。

处理结果：经双方多次沟通，达成赔偿协议解决。

病例7：患者邱x，女，70岁，因"胆总管结石、胆囊结石伴萎缩性胆囊炎、高血压病"住院治疗。行"胆囊切除＋胆总管切开取石＋T管引流术"，术后切口出现液化，不愈合，出院后发现存在切口疝。患者对切口出现液化、并发切口疝、医疗告知等方面存在异议。

处理结果：经双方多次沟通，医院承担患者因"切口疝"住院产生的部分医疗费用。

病例8：患者彭x，男，16岁，因"臀部肿块"在我院普外科门诊手术，术后出现切口感染、不愈合，后到人民医院换药后治愈。患者要求医院给予家属合理补偿。

处理结果：经双方协商，达成赔偿协议解决。

病例9：患者石x，女，46岁，因"肠梗阻"入住普外科后即行手术治疗。出院后第二天出现切口裂开，再次住院手术清创换药治愈。患者对切口裂开的原因存有异议，对增加医疗费用及损失要求赔偿。

处理结果：经双方多次沟通，达成赔偿协议解决。

病例10：患者史xx，男，53岁，因"反复左下腹痛伴腹泻一年，大便带血二周"入住普外科行"乙状结肠腺瘤摘除术"，术后发生切口感染。出院后咳嗽时发现切口上有一包块突出，诊断为"下腹部切口疝"，再次住院手术治疗。要求赔偿因"切口疝"造成的经济损失。

处理结果：经双方多次沟通，达成赔偿协议解决。

2. 风险分析

（1）切口感染是急性阑尾炎等化脓性炎症手术后常见的并发症，虽然受腹腔污染程度、发病时间长短、患者年龄体质等多方面因素影响，但对于医师而言不能认为其发生是不可避免的，必须重视手术操作、切口保护、合理引流等可控环节质量，减少发生切口感染的潜在因素，从而达到降低切口感染率的目的。

（2）因切口感染而导致的切口延迟愈合，虽未造成严重的身体健康危害，但会给患者带来沉重的经济负担和心理负担，并对患者的生活质量造成一定影响。在术前与患者进行告知谈话时，应充分告知出现切口感染后患者将面临的实际情况，使患者能对疾病的手术治疗过程有一个完整客观的心理预期，同时又不至于引起患者过分的担心而影响治疗，因此围手术期的医患沟通更需要医师的技巧与智慧。

3. 安全警示

（1）术后发生感染相关性并发症，原因众多，医师要从中分析，吸取经验和教训，避免和减少并发症发生。

（2）细心做好围手术期患者管理，术中规范手术操作，正确选择切口和引流方式。

（3）术后仔细换药，及时发现异常情况和及早合理处置，减少患者痛苦和损失。

（4）认真做好医疗告知和沟通，取得患方的理解和配合，对于术后极易出现并发症的病例，需在整个住院期间反复强调发生并发症的可能性，打消患者的侥幸心理。

病例 11 ~ 14：并发症可各种各样，要避免唯精益求精

1. 病例和处理结果

病例 11：患者姜 xx，女，83 岁，因"胆总管结石、肝内胆管结石、胆总管中上段及肝内胆管扩张、胆囊结石伴慢性胆囊炎"住院治疗，完善相关检查后行"胆囊切除＋胆总管切开取石＋T 管引流术"，术后 T 管通畅。术后二月不慎自行将 T 管拔出，后因出现多脏器衰竭死亡。家属认为我院治疗及手术存在问题，要求赔偿。

处理结果：经双方协商，达成赔偿协议解决。

病例 12：患者袁 x，女，52 岁，因"左侧疝气"住院治疗手术，术后医师告知患者家属在手术中出现了肠管损伤，已经予以相应处理。术后 5 天，患者仍不能进食，患者家属向医院反映，要求给予处理。

处理结果：经双方协商，达成赔偿协议解决。

病例 13：患者金 xx，男，48 岁，因"胃癌"行"根治性远端胃切除术"，术后放置胃管。住院期间胃管被医师不慎拔出，予胃镜下重新放入胃管。家属认为胃管拔出导致患者营养不足、增加经济负担，要求给予合理赔偿。

处理结果：经双方多次沟通，达成赔偿协议解决。

病例 14：患者高 xx，女，44 岁，因"胆囊结石"住院，在手术关腹后，护士发现引流器接头不见，重新打开腹腔后找到。患者术后感疼痛，恢复较慢，要求医院解决。

处理结果：请相关医师同患者沟通交流，家属咨询后表示理解。

2. 风险分析

（1）随着社会生活水平提高，患者对医疗质量的要求也不断提高，不仅要求安全地度过手术，还要求术后保持良好的生活质量。如何在术前、术中预防和避免并发症的发生，以及一旦发生并发症，如何处理？如何向家属交代沟通，都需要外科医师认真思考，时刻警惕。

（2）由于对医学缺乏了解，当出现并发症后患者可能提出一些不合理的要求，此

时更加需要医师耐心而全面的告知与沟通，使患者能回到理性看待问题的方式上解决纠纷。

3. 安全警示

（1）因医疗告知存在问题而出现的投诉、纠纷占相当比例。告知十分重要，宁重勿轻，要让患者有一定心理准备，尤其是强调围手术期的反复告知并做好记录。

（2）医护之间要及时沟通、互相协调，保持一致；医师之间也要注意沟通方式方法，不能相互推诿责任，更不能相互贬低，避免在患者面前出现争执、分歧，引发患方的误解。

（3）重视患者的知情选择权。提供多种治疗方式，包括替代方案（转院）供患者知情选择。

病例 15 ~ 17：意外事件如影相随，艺高规范方能平安

1. 病例和处理结果

病例 15：患者马 x，男，60 岁，行"腹腔镜下胆囊切除术"，术后仍有腹痛。后在外院再次手术，诊断为"胆囊瘘"。患者要求给予赔偿。

处理结果：经双方协商，给予赔偿解决争议。

病例 16：患者汤 x，男，43 岁，因"车祸致外伤性肠系膜多发性破裂、外伤性小肠破裂、失血性休克"入院并急诊手术治疗，术后一般情况恢复好。术后出现腹腔内有异常引流液，再次手术，术中诊断为"肠瘘，腹膜炎，外伤性肠系膜、小肠破裂修补术后"，经治疗后病情无好转，持续加重，后转外院治疗。家属认为医师二次手术中存在问题，应给予赔偿。

处理结果：经双方多次协商，达成赔偿协议解决。

病例 17：患者狄 x，男，51 岁，因"胆囊结石"行"胆囊切除术"，术后发生切口裂开。患者家属认为医师不负责任而造成患者痛苦，治疗费用增加。

处理结果：经双方多次沟通，达成赔偿协议解决。

2. 风险分析

（1）手术并发症的发生率及处置水平，是医院手术质量的重要标志之一，医师术前应有充分的思想准备，要有预见性。

（2）医师对本专业领域的各种手术并发症要有深入认识，才能在术中保持警惕，避免发生。对一些因全身情况或局部病理情况而较难避免的并发症，应及时向家属告知，并采取相应预防措施。一旦发生并发症，要及时发现并妥善处理，最大限度保证患者安全与生存质量。

3. 安全警示

（1）规范技术操作，提高手术技术操作水平是避免并发症发生的重要一环。

（2）严格掌握适应证，术前全面辅助检查，充分评估，选择合适的手术方式，围手术期加强管理。

（3）严格执行手术分级制度；对于重大、复杂、疑难手术、非计划二次手术认真执行术前讨论制度，手术审批制度，杜绝越级手术等责任事故发生。

（4）对病情复杂、损伤广泛的病例，需格外小心，多查多看，不留遗漏；对越是简单的病例越不能忽视常规检查或简化程序。

病例 18 ~ 20：轻率处置致漏诊，术前诊断须严谨

1. 病例和处理结果

病例 18：患者汪 x，女，45 岁，因"胆囊结石"住院行"腹腔镜下胆囊切除术"，术后患者仍有腹痛，经 B 超检查显示有胆管结石，行"ERCP"，病情好转。患者认为腔镜手术没有完全达到效果，要求解决。

处理结果：经双方协商，减免部分医药费解决。

病例 19：患者杜 xx，女，75 岁，因"胆囊结石、慢性胆囊炎"住院治疗，行"腹腔镜下胆囊切除术"，术中并发脑干梗死，经抢救治疗，预后不良，遗留有后遗症。

处理结果：经双方协商，减免部分医药费解决。

病例 20：患者吴 x，女，53 岁，因"乳房肿块，性质待定"在门诊手术治疗，术后常规送病理检查。病理报告示："髓样癌"，予收住入院化疗及再次手术治疗。家属认为门诊草率手术，未行快速病理检查，影响患者后续正规治疗，影响病情康复，应给予赔偿。

处理结果：经双方沟通，达成赔偿协议解决。

2. 风险分析

（1）注重完善全面合理的问诊、查体、辅助检查。

（2）在术前尽可能对患者情况做全面了解是避免纠纷的有效手段。

（3）重视中老年妇女乳房肿块的鉴别诊断，不盲目手术。

（4）采取正确的手术治疗方案，术中必须行快速病理检查，决定后续手术治疗方式。

3. 安全警示

（1）手术方案的制定，需建立在对疾病全面认识之上，病情诊断有疏漏，治疗结果必然有欠缺，应在全面收集患者各项信息资料的前提下，建立科学合理的诊疗方案。

（2）疾病在治疗过程中也存在变化的可能，而在治疗过程中这种变化往往不易被及时发现，这就要求医师在术前沟通时考虑全面、告知彻底，同时能提出一旦发现并发症后的处理措施方案。这不但不是术者缺乏信心的表现，相反是术者尊重患者，敬畏生命的表现。

病例 21 ~ 25：围手术期处处风险，并发症多早早防治

1. 病例和处理结果

病例 21：患者金 x，女，77 岁，因"急性嵌顿疝"急诊手术，术后第二天感觉下肢肿胀，未予重视。出院后经查下肢血管超声示："下肢静脉血栓形成"，予收住介入科治疗，经治疗病情好转。家属认为住院期间，医师未尽责任，应予赔偿。

处理结果：经双方协商，达成赔偿协议解决。

病例 22：患者沈 xx，女性，因"右腹股沟可复性包块 3 年"入院，行"腹股沟斜疝高位结扎＋修补术"。术后第二天起大腿肿痛，医师未予重视，并嘱患者活动，患者肿痛越来越明显，后经彩超检查示右下肢血栓形成，经行介入、抗凝等治疗痊愈出院。

处理结果：经双方协商后，减免部分医药费解决。

病例 23：患者张 x，女，80 岁，因"胆囊结石"住院治疗，手术后第三天突然出现头晕，转入 ICU 监护治疗后好转，后转入神经内科治疗。在准备拆线出院前一天病情突然发生变化，经抢救无效死亡。分析死亡原因为"肺栓塞"可能。患者家属认为：①术前未做头颅 CT；②术后腹带未及时使用，经家属提醒后才使用；③术后护士未及时导尿；④第二次发病送 ICU 不及时。要求医院给予解决。

处理结果：经与家属多次沟通，在卫生局协调下，达成赔偿协议解决。

病例 24：患者陆 xx，女，51 岁，因"双侧大隐静脉曲张"入住普外科手术治疗，4 天后下床活动导致突发肺栓塞，经介入抢救治疗恢复。患者认为医师术前告知不清，预防措施不力和手术处理不当导致肺栓塞并发症，造成医疗费用大幅增加，要求予以赔偿。

处理结果：经调处中心调解，达成赔偿协议解决。

病例 25：患者阮 xx，男，75 岁，因"左腹股沟疝嵌顿"入院治疗，医师帮助手法复位后，予输液治疗，情况尚好。同日下午医师告知需要手术治疗，后病情突然发生变化，经抢救无效死亡。分析死亡原因可能为"感染性休克？肺栓塞？"。

处理结果：经双方协商，达成赔偿协议解决。

2. 风险分析

（1）手术后并发静脉血栓屡见不鲜，甚至发生肺栓塞等危险事件，医师要高度重视。

（2）一旦发生此类并发症，相关科室应积极协同，科学处置，把风险降到最低。

（3）高龄患者住院手术，潜伏各种巨大的医疗风险，各级医师要有清醒的认识。

3. 安全警示

（1）围手术期要全面做好辅助检查和评估，正确指导处置和预防各类并发症。

（2）术前应充分告知和沟通，要为患者提供各种治疗方案和替代方案，让患方做出知情选择。

（3）严格执行首诊负责制，首诊医师必须全面了解患者病情，正确应对各种异常情况，不能存有侥幸心理。

（4）对手术适应证、手术和麻醉风险、围手术期并发症等要认真讨论，充分评估，必要时组织全院会诊决定。

（5）对已发生的并发症，采取积极正确的处理方式，降低医疗风险，保障患者的生命安全。

病例 26：医嘱错误未发现，错行化疗遭赔偿

患者吕 x，男，69 岁，"直肠癌"术后化疗，医师将每周使用一次的化疗药物连续使用三次，导致患者出现严重化疗反应。家属对错用化疗药物造成患者损害要求赔偿。

1. 处理结果

经双方协商，减免部分医药费解决。

2. 风险分析

（1）一次医嘱用法的错误，导致严重的化疗反应和损害，在用药过程中床位医师、护理人员均未意识到使用错误的存在。

（2）因一次化疗失误，导致患者整个后续治疗方案不能实施，不仅造成患者严重的化疗反应，也延误了患者疾病的治疗。

3. 安全警示

（1）精益求精应是每个医护工作者的态度。

（2）临床医师要完全熟悉和掌握病情，采用正确的治疗方案，不能满足于一知半解，得过且过。

病例 27：拔管内出血休克，观察不足险致命

患者张 xx，男，42 岁，因"车祸致胸部疼痛、呼吸困难一小时余"急诊就诊，诊断为"多发性损伤"，收入我院 ICU 治疗。由骨伤科、胸外科行"大腿骨折、锁骨骨折、肋骨骨折"手术，后转胸外科继续治疗。后患者因肺不张、胸水放置胸腔引流管，经治疗病情好转稳定后拔除引流管。拔管当时局部穿刺点有少量出血，而拔管医师并未在意，只用纱布覆盖伤口。不久后患者出现血压下降、抽搐，复查胸部 CT 后急诊手术，行"胸腔镜辅助右侧胸腔止血＋血肿清除"术，术后康复。患者家属认为因医师拔管不当，拔后失察导致失血性休克，向医院多次反映要求给予处理。

1. 处理结果

经医患双方多次协商，一次性赔偿解决争议。

2. 风险分析

（1）拔胸腔引流管要掌握拔管指征，如没有漏气、没有活动性出血、每日引流液少于 100mL，引流液色泽澄清；复查胸部 X 线片或胸部 CT。

（2）拔管操作以后仍要观察患者病情变化，如引流口是否有出血、是否有胸痛胸闷症状、呼吸音是否有改变。该患者拔管后引流口当时就有出血，医师未在意，可见医师对处理此类临床病例经验不足。

3. 安全警示

（1）医疗操作无小事，就算拔管操作也应严格遵守操作流程，按拔管流程操作，如引流液有血性液引出或没有复查 X 线片、CT 就不可拔管。

（2）加强责任心、加强和患者及家属沟通，拔管也可能出现相应并发症，应多观察，当拔管后出现异常情况，应及时交代家属，判断病情，进行必要的治疗和检查，将

损伤控制在最小程度。

病例 28：术后深静脉血栓风险大，牢记防范大法遵循指南

患者熊 xx，女，51 岁，因"双侧大隐静脉曲张"收住入院手术治疗，术后第 4 天突发肺栓塞，介入溶栓治疗，但术后患者需长期口服药物并定期复查。患者家属认为：①医师术前风险告知不清，只说小手术；②手术处理存在问题，导致肺栓塞并发症。向医院多次反映要求给予处理。

1. 处理结果

经市医患纠纷调解中心调解，赔偿解决争议。

2. 风险分析

（1）在医疗活动中，医疗机构及其医务人员应当将患者的病情、医疗措施、医疗风险等如实告知患者，及时解答其咨询，但是应当避免对患者产生不利后果。

（2）增强风险意识，对术中、术后可能存在的并发症应向患者及家属交代清楚。

3. 安全警示

（1）术前严格遵守手术适应证：①下肢静脉曲张明显，伴有小腿胀痛和肿胀，色素沉着，慢性复发性溃疡；②大隐静脉及交通支瓣膜功能不全者；③既往无深静脉血栓形成病史，且深静脉瓣膜功能良好者。

（2）手术中注意手术操作规范：①避免切口出血及皮下血肿形成；②避免股静脉及隐神经损伤；③高位结扎时，残存不要保留过长，避免血栓形成，残端也不能过短，以免造成股静脉狭窄；④瓣膜功能不全的主干和分支要全部切除，瓣膜功能不全的交通支一定要结扎，避免术后复发；⑤对于合并深静脉瓣膜功能不全的患者，还要做深静脉瓣膜修复或重建手术；⑥弹性绷带包扎要由足部至股部逐渐放松，有利于静脉回流，不要包扎过紧而影响血液回流。

（3）对于下肢静脉手术，术前血管彩超，血管造影检查都要做。另外，下肢静脉曲张都要做三种检查：①深静脉通畅试验；②交通静脉瓣膜功能试验；③大隐静脉瓣膜功能试验。术后下肢都要外用弹力绷带包扎 3～5 天，同时低分子肝素抗凝治疗，丹参等药物活血、抗血栓治疗，建议患者早期下床活动，踝关节做跖屈、背伸等动作防止下肢深静脉血栓形成。建议术后医用弹力袜绑腿两年，尽量避免长时间站立或行走。

病例 29：胆道手术并发症，及时处置预后好

患者宗 ××，男性，53 岁，因"右上腹疼痛反复发作二十天余"收住入院。入院后查 MRI 示胆总管结石，胆囊结石，转入消化科行 ERCP ＋ EST 术，术中取出胆总管结石，留置鼻胆管，后转入外科行胆囊切除术，术中诊断为胆总管结石，胆囊结石伴急性胆囊炎。手术顺利，术后予抗炎换药对症处理，出院当时切口无明显红肿渗液。患者出院后出现腹壁切口周围一直肿胀，有渗液，换药后也未见明显好转。后行窦道切除术，手术顺利，术中探及窦道已深达腹膜，术后予抗炎补液对症处理后康复。

1. 处理结果

经双方协商赔偿解决。

2. 风险分析

（1）患者第一次胆囊切除术，术前交代病情时需重点强调可能出现切口感染，不愈合，窦道形成等可能性，反复交代术后出现并发症的概率，这样在患者出现状况后能相对理解并发症的出现。

（2）出院时虽未见切口红肿渗液，但需向患者交代可能出现再次线结反应或炎性反应的可能。

（3）胆囊切除术虽为腔镜手术，切口较小，但术中需反复探查切口内情况，反复消毒，防止感染等情况，缝合切口时尽量应用可吸收线，防止出现线结炎性反应等情况。

（4）患者来院后因切口破溃住院，每日换药，但伤口经长时间换药后未愈，应考虑到窦道形成的可能，应彻底清创，换药时应深至破溃最深处。在未愈合的情况下不能盲目予出院。

3. 安全警示

（1）手术前应反复交代出现术后并发症的可能性，出现并发症后会出现的诊疗经过及时间长短。

（2）手术中应对切口情况反复探查、清洗、防止感染。

（3）在患者反复住院及再次手术的过程中应反复与患者交流沟通，争取赢得患者的理解，并将可能出现的最坏结果向患者交代，治疗及手术换药时应更为严谨。

（把永忠）

二、骨伤科医疗风险管理

（一）骨伤科医疗风险的原因分析

随着人们生活水平的不断提高和法律意识的普遍增强，对医疗服务和医疗质量的要求也越来越高。在许多医院，骨伤科患者"致死率低、致残率高"特点，骨伤科医疗纠纷的发生率位居医院各专业科室前三位。医患之间的冲突日益凸显，其根本原因在于患者对骨科手术的风险性、探索性和复杂性缺乏认识，常因客观疗效与主观期望的反差较大，对某些医疗后果在认识和理解上存在分歧，从而引起医疗纠纷。骨科医疗纠纷发生的环节多，贯穿于门诊、住院、出院后各个环节和诊断、治疗、康复等医疗行为的全过程。

1. 骨伤科疾病的特点

第一，骨科创伤多数为车祸伤、坠落伤、机械伤、刀刺伤及其他原因所致，往往病情急、变化快，患者缺乏心理准备，稍有不慎极易造成医疗纠纷；第二，全身疾病骨关节表现，不能仅局限于专科考虑，如转移性肿瘤骨痛、肺癌引起肩痛，初期也经常误诊为骨质疏松、肩周炎，明确诊断后患者或（和）家属常以漏诊为由追究医院、医师的责任；第三，骨科患者治疗时间长，许多慢性疾病缺乏根治性手段，容易反复发作，或缓慢加重；加上患者体质存在个体差异，同一种治疗方案对于相同疾病的不同患者，可能有着千差万别的治疗效果。由于患者及家属缺乏医学专业知识，对此往往难以正确理解。

2. 沟通不到位方面

与患者及家属谈话沟通不到位，加上患者及家属普遍缺乏医学专业知识，对诊断和治疗的期望值过高，一旦达不到他们所预期的效果，医疗纠纷随时都可能发生。对于一些病情并非特别严重的患者，经管医师一般不会很重视，在与患者及家属进行沟通时，对可能出现的各种意外或并发症往往交代得不够详细，一旦出现难以预料的医疗意外或严重并发症，患者家属一般难以接受，由此引发的医疗纠纷不在少数。某些部位骨折特殊性，如肋骨骨折、股骨颈骨折、舟状骨等线形骨折，伤后摄片往往不易显示，而需1~2周骨质吸收后方可能再现骨折线。如这期间未限制活动，可能造成移位骨折，对这类疾患要特殊交代沟通，否则易引起纠纷。相同部位骨折，由于年龄、伤力大小、软组织条件、全身情况不同，医师会选择不同时段手术，就会出现先入院者后手术、后入院者先手术的情况，如果没有提前沟通解释，则偶然有患者不理解而误认为医师故意延误手术时间。

3. 骨伤科治疗方面

骨伤科疗效直观，透明度高，骨折是否复位，内固定是否满意，有无畸形愈合或不愈合等，在 X 线片上一目了然，即使外行也能看明白，并且功能恢复到什么程度，是否影响日常生活与工作，患者及家属也心知肚明。病情相似患者之间疗效也易于相互比较，或者到其他医院骨科询问，也能了解到治疗方案是否合理，治疗措施是否恰当。因有影像学证据，特别是症状不缓解，残留功能障碍时，易将全部不良后果归咎医院。

4. 并发症方面

骨伤科医疗纠纷发生率高，主要与常容易出现并发症有关，如医源性损伤、内固定物松动或断裂、骨折不愈合或再骨折、关节功能差、伤口感染长期不愈合、下肢深静脉血栓形成等，尤其是下肢深静脉血栓脱落，形成急性肺栓塞所导致的猝死，更是产生医疗纠纷的一个重要原因。

5. 康复及预后方面

骨科疾病特别是创伤骨科康复直接影响治疗效果，决定功能恢复程度。因为国内经济水平、医院床位设置、医保政策等因素，真正开展住院康复患者较少。因此，该阶段未恰当处理引发纠纷不在少数。康复初期过早或不恰当活动，或者自拆外固定石膏等引起骨折移位，轻者再复位，重者重新内固定畸形愈合，患者不满；与过度活动相反，部分患者担心骨折移位，不敢功能锻炼，尤其是关节部位骨折，最后因粘连等造成关节僵硬，影响部分劳动和生活能力，诉诸医疗处理不当；而预后方面，部分儿童骨骺损伤，数年后出现发育性畸形，如肘部骨骺损伤引起肘内翻；或有的并发症（如创伤性关节炎、股骨头缺血性坏死等）可能会在治疗终结多年以后才出现，出现致残，也会责难医院。

（二）骨伤科医疗风险的防范

1. 遵守规章制度和操作规程

每一位骨伤科医师对 18 项医疗核心制度要一丝不苟地坚决执行。尤其是对于一些存在内科合并症的患者，要毫不犹豫地邀请相应专科会诊，不仅对患者有好处，经管医师也可以有效地规避法律风险，各科的团队合作精神，很大程度能缓解不少医患矛盾，消除纠纷萌芽。

2. 切实履行知情告知义务，健全签字制度

医疗活动中知情告知无处不在，诊断情况、治疗选择、手术与否、预后好坏，均需随时告知，以书面形式记载告知具体内容及患者或家属意见，并签字，如有创检查、疑难病例试验性治疗、具体植入物选择、手术临时改变术式等。语言要通俗确切、具体，并且在不影响保护性医疗制度前提下，具有完全民事能力的患者以本人签字为宜，更具法律效力。折中的办法可由患者出具书面委托书，指定其中亲属一人为委托人，代理有关治疗方面签字事宜。

3. 努力提高业务水平

骨伤科医师随时跟踪骨科发展前沿发展方向，练好基本功，充分利用 CT、MRI 等新技术、新方法，通过认真体检"望、触、动、量"即能发现不少骨科阳性体征，真正为患者提供优质、高效诊疗服务。贯通临床各科，扩大诊断思路，既要擅长本科，也要鉴别他科疾病，减少误、漏诊。尽管各种新的检查设备仪器日新月异，但由于个体、疾病差异，不能完全避免误漏诊，因此预防措施应时时跟进，如对可疑骨折等重复对照检查，加强随诊，采取预防性制动保护等。

4. 提高医师自身素质

因人因时而异，充分尊重患者权利，选择合理治疗方案。由于治疗模式、手术方法、植入材料多元化发展，骨科医师应以仁爱之心，充分考虑患者的需求目标、经济状况做出治疗判断，并需得到患者理解和同意，切不可为搞科研做课题，扩大手术指征，擅自更改治疗程序。在尊重患者自主选择的前提下，出现一些难以避免的并发症时也容易被患者理解。

5. 重视术前谈话，掌握沟通技巧

术前谈话看似是一个小问题，但却蕴涵着深奥的哲理，体现出一个外科医师的医术、医德和责任心，而且对改善医患关系、减少医疗纠纷具有非常重要的作用。术前谈话医师要了解不同患者及其家属的知识文化背景差异。目的是要消除患者对手术风险的恐惧心理，赢得患者及其家属对我们的信任，让患者及其家属认识到手术的必要性、风险性和手术结果的不可预测性，对手术可能出现的一些并发症和意外情况要有一定的心理准备，对将要进行的手术治疗医患之间能达成一致意见。

6. 抓住重点环节，提前做好防范

骨伤科危重患者、疑难病患者、诊断不明的患者、治疗效果不佳的患者、估计愈后差的患者、容易出现严重并发症的患者、社会关系复杂的患者等，都是发生医疗纠纷的高发人群。特别是病情复杂的低收入患者，因为经济困难，对治疗的要求比其他患者更高，尤其是在花费了较大数额的费用后，却没有取得预想的治疗效果，就非常容易引起医疗纠纷，同时他们也比其他患者更希望通过医疗官司获取高额赔偿。对于这些医疗纠纷的高发、易发人群，必须重点防范。

（三）骨伤科案例风险分析与安全警示

病例 1：不良反应未告知，出现低钾住院治

患者韩 x，男性，34 岁，因"右臀部疼痛 3 个月"于骨伤科门诊就诊，查腰椎 CT 考虑"腰椎间盘膨隆、腰椎退行性变"，予口服"骨筋丸"及静脉滴注"甘油果糖"处理；第二天出现四肢不能活动来院急诊，查血钾 1.9mmol/L，考虑"低钾血症"住院治疗。患者认为低钾血症由骨科门诊用药所致，要求医院承担住院费用。

1. 处理结果

经双方协商，给予减免部分医药费解决争议。

2. 风险分析

（1）在使用脱水剂前应详细询问病史，排除使用禁忌证。

（2）向患者交代使用该药物时可能出现低血钾，应及时复查。

3. 安全警示

（1）对病情一定要有充分的认识和估计，交代病情要做到详细、清楚、到位，使患者了解清楚自己的病情，有一个充分的思想认识。

（2）要及时书写病历，详细记录，有些特殊的病例要有患者亲笔签字。

病例 2：骨折漏诊索赔偿，临床协作勿大意

患儿潘 xx，女性，因"跌伤致右上肢疼痛两天"来我院就诊，摄 X 线片示：未见明显骨折，诊断为："右上肢软组织损伤"。第二日复查 X 线片示："右侧桡骨中下段骨折"，予石膏托固定。后复查 X 线片示："右侧尺桡骨中下 1/3 骨折，断端间显示轻度成角。"患者向外院咨询可能遗留畸形，要求赔偿。

1. 处理结果

经双方协商，给予减免部分住院费解决争议。

2. 风险分析

（1）提高影像科诊断水平，防止漏诊和误诊。

（2）应该告知患者家属定期来医院复查，一般一周复查一次。

（3）要随时观察患肢石膏托的松紧度，随时更换石膏托。

（4）病情交待清楚，同时在病历上记载清楚。

病例 3 ~ 4：询史体检欠仔细，漏诊骨折误治疗

病例 3：患者胡 x，男，47 岁，因车祸伤住院，ICU 抢救治疗 8 天后转至骨科，行小腿上段骨折手术治疗。术后进一步查体及 X 线发现右侧锁骨骨折，再次手术。患者认为漏诊造成二次手术及恢复时间延长。

病例 4：患者林 xx，男，44 岁，因"高处跌伤致腰部疼痛、活动受限二天"入院，予平卧，活血化瘀治疗。入院后摄 X 线片示"骶椎脱位"，出院后到外院外敷用药。因疼痛加重再次住院，予活血化瘀、促进骨折愈合治疗。出院后患者因仍感骶尾部疼痛明显，认为医院未及时发现，应负责任。

1. 处理结果

病区主动与患者及家属沟通交流后表示谅解。

2. 风险分析

（1）面对每一位患者，都要详细询问病史，认真负责，减少漏诊和误诊。

（2）患者入院或由其他科转入时应详细全面体检。

3. 安全警示

（1）上级医师查房时应再次详细查体。

（2）对于急诊科或其他科医师查体阳性体征不能先入为主，要自己重新详细全面检查。

病例 5 ~ 6：儿童骨折误诊，贻误治疗担责

病例 5：患者宋 xx，男性，9 岁，摔伤致右肱骨外上髁撕脱性骨折，肱骨小头骨骺分离，门诊予石膏托固定，多次复诊时医师均交代复位可。后患儿出现右肘部畸形至外院就诊，医师建议到 15 岁后截骨治疗。

病例 6：患者李 x，男性，5 岁，车祸致右胫腓骨下端骨折住院，行石膏托固定。一月后复查 X 线片示：骨折畸形愈合，遂入院行"切开复位矫形内固定术"。

1. 处理结果

经双方协商，达成赔偿协议解决。

2. 风险分析

（1）对患儿四肢骨折可能遗留后遗症没有充分预见及判断。

（2）没有建议患儿家长带患儿至儿童医院骨科就诊。

（3）复查的 X 线片，凭肉眼大略估计角度，没有仔细测量移位的程度。

（4）违反诊疗常规，对儿童疾病的认识不足，知识、经验欠缺。特别对儿童的骨骺解剖及损伤机制不熟悉，将骨骺翻转认为简单的撕脱性骨折予以简单外固定而贻误治疗。

3. 安全警示

（1）一定要重视儿童四肢损伤。关节部位主要是软骨，影像上不显影，一般来说，儿童肘关节骨折容易漏诊。诊治骨折创伤患者时，应以动态的观点去认识疾病，及时修

正和补充诊断，使疾病的诊断更准确、更及时、更全面。

（2）对存有疑虑的病例要及时会诊或转诊。

（3）加强医患沟通，反复告知患儿家长：疾病的诊治既要及时，也要有一个过程，骨折行固定期间有可能发生移位而需手术。

（4）医疗告知要到位，并做好书面记录及签字。

病例7：术后血栓急救保命，卧床出院要防血栓

患者岳x，男性，61岁，因"腰椎管狭窄症，腰椎间盘突出症"住院手术治疗。出院后半月因左下肢肿胀三天就诊，B超示：左下肢深静脉血栓形成（完全性栓塞），左侧髂总静脉及髂内静脉起始段血栓形成，左下肢动脉轻度硬化。予以急诊介入治疗。患方认为血栓与手术相关而拒付医疗费。

1. 处理结果

经与患方协商，减免部分治疗费用解决。

2. 风险分析

（1）对病情一定要有充分的认识和估计，交代病情一定要做到详细、清楚、到位，使患者了解清楚自己的病情，有一个充分的思想认识。

（2）鼓励患者早期活动，促进静脉血回流，是减少下肢深静脉血栓（DVT）发生的主要方法。

（3）使用脱水药治疗，血液处于高凝状态，指导患者饮水量适宜，防止血液黏稠，必要时使用抗凝药。

3. 安全警示

重视深静脉血栓形成的因素：

（1）年龄：年龄越大，发病率越高。

（2）制动：长期卧床并制动、麻醉等使下肢深静脉血流缓慢，加上外伤刺激及手术创伤等因素作用，易诱发下肢DVT。

（3）饮水量：饮水量越少，发病率越高。

（4）脱水药使用：使用脱水药治疗后血液处于高凝状态。

病例8：疏忽大意术后钢丝残留，患者追责赔偿经济损失

患者肖x，男，36岁，住院行"左尺骨鹰嘴骨折术后取内固定术"，出院后X线片中发现钢丝残留，予局麻下行残留钢丝取出。

1. 处理结果

经双方协商，达成赔偿协议解决。

2. 风险分析

该患者尺骨鹰嘴所做内固定为克氏针钢丝张力带，取内固定时，因未注意钢丝钳前方及侧方均有咬口，剪钢丝时将其多剪出一段并残留，摄片发现后虽及时取出，但仍造成纠纷。

3. 安全警示

（1）任何一例手术，均需细心、认真对待。

（2）应熟悉术中所用器械。

病例 9：方案出错酿事故，专科技术更求精

患者杨 xx，男性，33 岁，因跌伤致右肘关节脱位、右桡骨小头骨折，右侧肱骨下端内上髁处骨碎片而入院手术治疗，术后出现肘关节半脱位，关节僵硬，于他院行人工桡骨头置换术。

1. 处理结果

经市医疗事故处鉴定，第一次手术方案有缺陷，达成赔偿协议解决。

2. 风险分析

右肘关节脱位、右桡骨小头骨折、右侧肱骨下端内上髁处骨碎片为典型的肘关节"恐怖三联症"，当时对肘关节"恐怖三联症"疾病认识不足、治疗错误造成。

3. 安全警示

（1）最严重肘关节损伤为肘关节"恐怖三联症"。

（2）肘关节"恐怖三联症"处理为肘关节脱位复位、桡骨小头骨折切复内固定、尺骨冠状突骨折切复内固定、侧副韧带修补术。

（3）"恐怖三联症"内固定点有限，术后达到满意功能的概率很低，应告知患者及家属。

病例 10：病情交待不到位隐患，钢板松动再手术遭赔

患者彭 x，男性，29 岁，因左锁骨中段粉碎性骨折入院，行手术治疗，术后二月余发现钢板松动行内固定取出，后在上级医院再次行内固定。

1. 处理结果

经双方协商，达成赔偿协议解决。

2. 风险分析

（1）对钢板的长度估计不够，太短固定不牢。

（2）交待患者不能剧烈活动及负重注意事项不到位。

（3）未告知患者来医院定期复查，不能及时发现病情变化。

3. 安全警示

（1）对病情一定要有充分的认识和估计，对骨折的严重度及钢板的长度要有充分的认识。

（2）交代病情一定要做到详细、清楚、到位，定期复查。

（3）出现问题后要及时沟通、解释，尽量争取得到患者的理解。

（4）书面文字记录完整，以便作为证据。有些特殊的病例要有患者亲笔签字。

病例 11：治疗方案精心斟酌，高危风险务必告知

患者吕 x，女，62 岁，因跌伤致左肱骨小头骨折住院，行手术治疗，术后发现骨折

愈合处对位欠佳，再次行手术治疗。

1. 处理结果

经双方协商，达成赔偿协议解决。

2. 风险分析

（1）手术中，内置物选择不当。没有考虑到单纯用可吸收螺钉固定不够坚固，导致再次手术用钢丝加强固定。

（2）术前没有制订周密的手术计划；没有准备两套手术方案。

3. 安全警示

（1）诊疗技术水平缺陷往往是骨科事故高发的重要因素。

（2）必须向患者及家属介绍各种手术常见的意外情况，谈话务必清楚、详尽、透彻，应充分说明手术并发症发生的可能性。

（3）术前设计二套以上可施行的手术方案，术中细致操作，防止发生副损伤。

病例12：神经好比"高压线"，不当处置致损伤

患者潘xx，男，36岁，因外伤致左肱骨骨折住院，行手术内固定治疗。再次住院取内固定时发生桡神经损伤致腕下垂。

1. 处理结果

经双方多次协商及市卫生局调解，达成赔偿协议解决。

2. 风险分析

（1）在行肱骨下段骨折术后内固定时极易损伤桡神经，应仔细操作。

（2）术前向患者及家属详细交代。

（3）术中解剖时行钝锐性分离结合，慎用电刀。

3. 安全警示

（1）对病情一定要有全面的认识和估计，交代病情一定要做到详细、清楚、到位，使患者了解清楚自己的病情，有一个充分的思想认识。

（2）要写下书面文字，作为证据。有些特殊的病例要有患者亲笔签字。

病例13：胰岛素错用脑损害，担责任医院高赔偿

患者马xx，男，60岁，因股骨颈骨折住院，期间因胰岛素使用不当，术后出现低血糖（2.0mmol/L）昏迷，导致出现重度大脑损害的严重后遗症，丧失生活自理能力。在外院治疗未见好转，家属提出赔偿。

1. 处理结果

经双方多次协商和调解，达成赔偿协议解决。

2. 风险分析

（1）血糖值低于2.8mmol/L，则可诊断为低血糖。若糖尿病患者在治疗期间，血糖值低于3.9mmol/L，就可诊断为低血糖。

（2）当出现以下临床表现时，需要检查血糖，以排除风险。

①肾上腺素能症状：包括出汗、神经质、颤抖、无力、眩晕、心悸、饥饿感。

②中枢神经系统的表现：包括意识混乱、行为异常（可误认为醉酒）、视力障碍、木僵、昏迷和癫痫。

（3）低血糖的严重后果包括可诱发脑血管意外、心律失常或心肌梗死、昏迷，甚至危及生命。

（4）由于该患者有急性脑梗死病史，有手术禁忌证，同时患者原有中风后遗症，言语不清，无法配合医师，更应引起临床医师的重视，密切观察病情变化，及时处理异常情况。

3. 安全警示

（1）对于非本科疾病应及时向专科医师咨询及会诊。

（2）病情复杂患者术前应详细全面检查，同时邀请多科会诊，反复交代手术风险。

（3）完善医师本身专业知识，掌握手术适应证及禁忌证。

病例 14：骨折伴血管断裂未发现，漏诊致功能障碍酿后果

患者李 x，男，44 岁，因车祸致右胫腓骨骨折住院，同时存在胫前动脉断裂及腘动脉栓塞，未能及时发现，后转至无锡市手外科医院治疗，遗留右踝关节功能障碍。

1. 处理结果

经双方协商，达成赔偿协议解决。

2. 风险分析

（1）本例患者术前已诊断骨筋膜室综合征，没有考虑动脉损伤，并关注这方面情况。

（2）术中消毒铺巾发现减压伤口有喷射性动脉出血，仍没有引起足够重视，可见医师在处理此类临床病例中经验不足。

3. 安全警示

（1）对血管损伤的患者适时有效地行筋膜切开减压术是必不可少的。四肢主干血管大多数与神经伴行，在血管损伤时，极易损伤神经，术前及术中要仔细检查。只有在及时手术修复受损血管的同时，正确处理合并伤，才能挽救肢体。

（2）目前大多数临床上的血管损伤延误诊断与检查者的经验和责任心有关。必须提高对闭合性血管损伤特点的认识，减少类似事件的发生。

（3）一般认为具备"软体征"者应进行急诊动脉造影，而对于有"硬体征"表现者，应及时手术探查，不必过分强调术前动脉造影而延误了治疗的最佳时机。

（4）当接诊肢体损伤患者时应首先确立"有无血管损伤"的意识并进行仔细查体，同时了解不同类型血管损伤的临床表现，及时做出明确诊断。

病例 15：骨折诊断违常规，漏诊致损遭赔偿

患者华 x，男，76 岁，因臀部跌伤疼痛来门诊就诊，摄 X 线检查，当时未发现右股骨颈骨折。因漏诊致骨折端移位，于外院手术治疗，后家属提出索赔要求。

1. 处理结果

经双方协商，达成赔偿协议解决。

2. 风险分析

（1）接诊医生阅读 X 线片不认真或者不读片，跟着 X 线报告走，漏诊在所难免。

（2）违反诊疗常规，对疾病的认识不足，知识、经验欠缺，疏忽大意。

3. 安全警示

（1）认真进行影像学分析，阅读 X 线片要遵循一定的顺序，骨与软组织并重，中间与周围统看，甚至将 X 线片分别放于远、近处观察。

（2）报告只可作为参考，必须结合临床病史和体征分析、诊断。

病例 16：告知处理不到位，切口不愈遭赔偿

患者林 xx，男性，70 岁，因右胫腓骨粉碎性骨折住院，后行手术治疗。术后切口不愈合，钢板外露，经长期反复治疗后才愈合，家属提出赔偿。

1. 处理结果

经双方协商，达成赔偿协议解决。

2. 风险分析

小腿胫前下段处皮肤菲薄，皮下软组织少，血液供应差，切口不愈合率高。

3. 安全警示

（1）慎重处理伤口和切口，做好充分的医疗告知。

（2）出现切口不愈合应科内会诊，集思广益，找出原因，对应处理。

（3）必要时请上级医院专家会诊处理。

病例 17：绿脓菌切口感染，少事故重在预防

患者张 xx，男性，38 岁，因左股骨颈骨折术后入院行内固定取出术，术后切口发生铜绿假单胞菌感染，转上级医院治愈并留下后遗症，医药费花费 6 万多元，家属提出索赔要求。

1. 处理结果

经医学会鉴定属三级丙等医疗事故，达成赔偿协议解决。

2. 风险分析

（1）术后发生切口感染，属院内感染范畴，重在做好预防工作。

（2）内固定取出时应详细观察，是否有炎性分泌物及炎性肉芽组织。

3. 安全警示

（1）术前详细检查，询问病史，辅助检查中应加入 CRP、血沉。

（2）术中加强无菌管理及无菌操作。

（3）术后规范换药，保证正常愈合。

病例 18：儿童骨折需警惕，漏诊误诊易追责

患者方 x，男性，10 岁，因跌伤致左肘部疼痛在我院门诊就诊，摄 X 线片未见明显

骨折征象，九天后外院查 X 线片示左肱骨外髁骨折。

1. 处理结果

经双方协商，给予赔偿解决争议。

2. 风险分析

（1）接诊时应详细问诊、查体，防止漏诊、误诊。

（2）应该告知患者家属定期来医院复查，一般 1 周复查一次。

（3）病情应详细交待清楚，必要时书面签字。

3. 安全警示

（1）对病情一定要有充分的认识和估计，交代病情一定要做到详细、清楚、到位，使家属了解清楚患儿的病情，有一个充分的思想准备。

（2）要有书面文字，以作为证据。

病例 19：术中不慎致骨折，二次手术引纠纷

患者邹 x，男，63 岁，因"右股骨头无菌性坏死"住院行人工全髋关节置换手术治疗。术后复查 X 线片示右股骨上段骨折，原因为手术操作中导致右股骨损伤，需行二次手术，要求赔偿经济损失。

1. 处理结果

经双方协商，达成赔偿协议解决。

2. 风险分析

（1）该患者行人工关节置换时，因置入股骨柄假体时型号较大，打入时致右股骨上段骨折。

（2）手术同意书中有交代，但术中未行"C"臂机透视，术后复查 X 线片时才发现。

（3）虽经向患者解释病情后，其表示理解，但需行二次手术，加重患者的痛苦及经济负担，引起纠纷。

3. 安全警示

（1）术前谈话应全面、详细。

（2）手术中各项操作应小心谨慎，置入物选择应合适，切忌用力过度。

（3）手术操作结束后，应及时透视了解，遇有情况及时更正或行补救措施。

病例 20：严把手术关，风险谈到位

患者罗 xx，女性，98 岁，因右股骨颈骨折入院，行"人工股骨头置换术"，术后发现中风，患者问之不答，口齿欠清，右上肢及右下肢活动受限。家属认为医师术前未充分告知手术风险，预防措施不到位，造成患者"脑梗死"结果，应予经济赔偿。

1. 处理结果

经双方协商，给予减免部分医药费解决争议。

2. 风险分析

（1）该患者因右股骨颈骨折入院，行"人工股骨头置换术"，术前签字已交代可能

出现心脑血管意外等情况，致生命危险等。

（2）术后发现中风，但患者家属诉其术前即有中风症状，认为医师未及时发现处理，未充分告知手术风险，预防措施不到位，引起纠纷。

（3）调解纠纷时其术前签字家属不出面，由其他家属交涉，对此类现象临床医师要有足够的认识和对策。

3. 安全警示

（1）高龄老年患者因其各脏器功能衰退，术前准备应详细全面，有情况应及时会诊、处理，严格掌握手术适应证。

（2）术前谈话应全面、详细，需请医务科或分管院长到场主持，且家属应全部到场、签字。

（3）围手术期对患者进行认真、详细、全面诊察，不能只局限于手术部位。

（4）出现情况应及时处理、记录，并请相关科室会诊，及时汇报。

病例21：术前把好关，警惕并发症

患者祁x，女，86岁，因"左股骨颈骨折"入住骨伤科行人工半髋置换术，手术顺利，麻醉清醒后由平车移到病床过程中突然出现昏迷，好转后转入病房。约一小时后再次发生突然昏迷，急救后未见好转，予转ICU继续治疗，最后抢救无效死亡。家属提出赔偿。

1. 处理结果

经调处中心调解，达成赔偿协议解决。

2. 风险分析

（1）患者家属对疾病本身的严重性和复杂性认识不足，发生医疗意外结果无法接受。术前、术后告知仍然不够仔细。

（2）没有把握好术后关。手术很顺利，没有在ICU严密监护术后情况，致意外情况发生。

（3）没有全面了解病情并指导治疗和预后，导致麻醉药、心源性、肺梗死等猝死因素造成严重并发症发生。

（4）因对患者过于同情，过多考虑减少患者的经济负担，医务人员自我保护意识不强，致医疗意外的发生。

3. 安全警示

（1）外科手术风险大，对高龄患者应严格掌握手术适应证，更要加强围手术期病情管理，及时发现并发症，妥善处理。

（2）术前、特殊治疗前或特殊检查前多与患方沟通，让患方参与决策，才能做到风险共担，化解矛盾。

（3）做好术前准备，完善术前谈话，医疗文书及时、正确地记录病情变化；术中按术前手术方案施行手术。

（4）医护人员在考虑患者经济利益的同时不能忘记患者安全前提。

病例22：术前风险未充分告知，术后骨裂被追究索赔

患者张某，男性，40岁，在采石场工作时被重物砸伤右大腿，诊断为"右股骨骨折"，在做"右股骨骨折切复内固定术"时，造成右股骨上段损伤开裂。

1. 处理结果

经医患协商，减免部分医药费解决。

2. 风险分析

（1）该患者因右股骨骨折入院，行"右股骨骨折切复交锁髓内钉内固定术"，术前签字时床位医师未交代患者及家属，术中交锁髓内钉固定时可能致右股骨干劈裂风险。

（2）术后患者家属认为医师术前未谈话交待，未充分告知手术风险及并发症引起纠纷。

3. 安全警示

（1）股骨干骨折交锁髓内钉固定术中并发骨折端劈裂为手术常见并发症，术前应制定缜密的手术方案，术前谈话时应常规详细交代患者及家属，征得患者及家属理解，避免因沟通不到位致术后医疗纠纷。

（2）术前谈话应全面、详细，主刀医师术前应详细阅读并修改下级医师书写的手术谈话记录，最好由主刀医师与患者及家属行术前谈话，避免下级医师不完全理解致沟通告知不到位。

（3）对于术中出现情况，术后应及时与患者及家属沟通，取得患者及家属的理解，避免医疗纠纷，并及时向科主任汇报。

病例23：术前方案欠周详，术后患者不理解

患者邵x，女性，45岁，因被电瓶车撞伤致左手臂受伤入住骨伤科，诊断"左肱骨髁上粉碎性骨折、左尺骨鹰嘴骨折"。术后手臂功能恢复不好，弯曲困难。患方认为手术操作中存在不妥，置入钢板外凸影响活动，还需做第二次手术，要求医院给予赔偿解决。

1. 处理结果

经医患双方协商，达成赔偿协议解决。

2. 风险分析

（1）该患者因左肱骨上骨折入院，行"左肱骨髁上骨折切复内固定术"，术前签字床位医师交代术后后遗症大，且可能并发尺神经损伤。

（2）患者术后左肘功能恢复不好，弯曲困难，置入钢板外凸影响活动，且术后尺神经卡压，因而造成医疗纠纷。

3. 安全警示

（1）由于该部位骨折后易发生明显后遗症，术前应向患者详细反复交代。

（2）术前应制定详细严密手术方案，术中认真操作，术后指导患者功能锻炼。

（3）对于骨折情况复杂的患者，必要时请上级医院会诊手术。

病例 24：换髋手术肺栓塞，反思预防最为先

患者邹 x，男，68 岁，因"跌伤致右髋部肿痛、活动受限 4 小时"入院。一月前有"胃溃疡出血"史，经治疗好转，具体用药不详。入院查：BP 130／80mmHg，神志清，精神可，呼吸音清，心率为 84 次／分，律齐，未闻杂音，腹平软，肝脾未及，右下肢呈外旋、内收畸形，短缩约 2cm，右髋关节活动受限，末梢血运好。入院诊断"右股骨颈骨折"。入院后经各项辅助检查及术前讨论，有明确手术指征，无手术禁忌证，行"右人工全髋置换术"。在手术即将结束时，麻醉师发现患者血压、血氧饱和度、心率下降，瞳孔散大，考虑"肺栓塞"，急邀心内科、呼吸科、ICU 等会诊抢救，观察平稳后转入 ICU。抢救半月后因患者发热、持续呼吸机械辅助呼吸而转外地三甲医院，经积极抢救 40 余天因病情恶化死亡。

1. 处理结果

经调处中心调解，给予赔偿解决争议。

2. 风险分析

（1）随着老龄化社会的到来，老年骨折患者增多，各类合并症也越来越多。骨科医师需掌握专业以外的更多知识，全面、细致做好术前患者的风险评估。不能因为患者骨折活动受限怕麻烦，或因熟人等因素而省略必需的检查，丧失医疗安全原则。

（2）该患者因"胃溃疡"病史未在术前抗凝治疗，发生栓塞值得反思。当患者机体存在与诊疗规范矛盾时，医师应找到应对之策，如会诊、转诊、延期手术等。

（3）加深对急性肺栓塞等重大并发症的认识，制定相关抢救预案。特别是全麻状态下发生急性肺梗死时的快速诊断，及时采取正确的抢救措施，迅速组织相关科室的协同抢救，提高综合救治能力，为挽救患者生命和康复赢得时间。

（4）全面做好医患沟通，对重大骨科手术可能发生的并发症，围手术期采取的各项诊疗措施，应及时与患者家属做好交流沟通，使之能理解、配合诊疗行为的实施，对可能发生的意外情况也能有心理准备。

3. 安全警示

（1）预防静脉血栓栓塞症处理：手术前的预防药物以抗凝药为主。注意有出血风险者尽量采用物理方法预防（物理按摩、间歇充气加压装置、足底静脉踝泵），无出血风险后再联用抗凝药物预防。手术前应纠正容量的缺失，避免血液浓缩，血液呈高凝状态。

（2）中年以上患者术前必做双下肢髂静脉以下超声检查或造影检查，以排除静脉曲张，血栓形成。有条件者可做双下肢静脉瓣功能检查。已明确诊断的 DVT 患者，择期手术者可放置非永久性静脉内滤网，以防止微栓子脱落后的肺栓塞。放滤网后的溶栓疗法应在术后伤口无出血危险时再进行。因为手术前溶栓则抗凝剂会影响术中、术后的术野出血。术前抗骨质疏松治疗。

（3）肺血栓栓塞症（PTE）：为来自静脉系统或右心的血栓阻塞肺动脉或其分支所致的疾病，以肺循环和呼吸功能障碍为其主要临床和病理生理特征。PTE 的血栓主要来源于深静脉血栓形成。

（4）如果手术前没有明确的 DVT，术中或术后突然发生不明原因的昏倒，呼吸困难，严重缺氧，甚至心搏骤停；如果在全身麻醉下，发生不明原因的氧饱和度不可解释的下降，心搏加速，血压下降，检查有严重缺氧体征，应考虑肺栓塞。许多术后患者已下床活动，甚至准备出院，可能突然在厕所、走廊或病室内死亡，其中原因之一多为肺栓塞。

（5）溶栓治疗：主要适用于大面积 PTE 病例（有明显呼吸困难、胸痛、低氧血症等）；对于血压和右心室运动功能均正常的病例，不宜溶栓。溶栓的时间窗一般定为14 天以内，但若近期有新发 PTE 征象可适当延长。溶栓应尽可能在 PTE 确诊的前提下慎重进行。对有明确溶栓指征的病例宜尽早开始溶栓。

（梁春平）

三、胸外科医疗风险管理

（一）胸外科医疗风险的原因分析

胸外科患者疾病主要涉及心肺、大血管、食管及胸腔内组织，大多数病情危重，手术具有风险大、创伤大、并发症发生率高，手术对麻醉及呼吸控制要求严等特点，是外科学中起步较晚的一个学科。我国胸外科起始于 20 世纪 30 年代，时间上稍晚于西方发达国家，1990 年底，电视胸腔镜手术首先在美国诞生，1992 年该技术进入中国。迄今，胸腔镜手术已成为胸外科的常规手术和核心业务。

（1）胸外科手术患者普遍年龄较大，患有高血压、糖尿病、冠心病、慢性阻塞性肺疾病等基础疾病较多，心肺储备功能较差，有些患者以前接受过一次，甚至多次各类手术，有些长期口服各类抗凝药。

（2）术后各项引流管较多，卧床时间长，胸痛不愿咳嗽，呼吸道分泌物潴留，以及手术对肺功能的影响，易致肺炎、肺不张、栓塞等，术后并发症多且严重。

（3）手术作为胸外科疾病的主要治疗手段，具有手术创伤大、患者应激反应强烈、术后并发症发生风险高等特点。

（二）胸外科医疗风险的防范

1. 围手术期

围手术期要精心准备以降低术中及术后风险，需和患者本人及家属反复沟通，才能提高术后治愈率，例如一个 80 岁高龄的食管中段癌患者，患有高血压病、糖尿病、冠心病多年，40 年以上长期吸烟史，住院后查轻 – 中度贫血，低蛋白血症，轻咳嗽，少量白黄痰，经和患者家属反复沟通，术前多次小剂量输血，输血浆及白蛋白，呼吸道管理，把各项生理指标控制到最佳状态，拟定手术方式，手术顺利。在补液量足，24 小时进出量控制好的情况下，术后出现了意识模糊，低血压，最低 60/40mmHg，血氧饱和度 85% ~ 90%，呼吸道分泌物较多，排除术后出血、颅内梗死后考虑心功能不全。联合呼吸科、ICU 拟定诊疗方案，予以无创呼吸机、强心、利尿、去甲肾上腺素维持血压，术后血管活性药维持了近 20 天，才逐渐撤掉去甲肾上腺素，期间多次输血、血浆、白蛋白，严格控制出入量，经过术后一个月精心治疗，患者才安全出院。对高龄患者患病的总体认识不足，造成治疗上一定程度的遗憾。

2. 术中及术后

随着微创外科、精准外科、加速康复外科等理念的广泛推广与应用，胸外科正在经历一场由传统胸外科向现代精准微创胸外科转变的深刻变革。手术并发症一旦出现，往往对患者的呼吸循环系统等产生严重影响，病情危重时可直接危及生命。根据是否需要进行医疗干预以及干预的具体措施，胸外科发病率和病死率分级系统将胸外科术后并发症分为 5 级：Ⅰ级，不需要药物或其他干预的并发症；Ⅱ级，需要药物或仅轻度干预的并发症；Ⅲ级，需要手术、影像、内镜干预等综合治疗的并发症，其中Ⅲa级为不需要全身麻醉的干预，Ⅲb级为需要全身麻醉的干预；Ⅳ级，需要进一步于 ICU 进行生命支持；Ⅴ级，并发症致死。其中Ⅰ~Ⅱ级为轻度并发症，Ⅲ~Ⅴ级为严重并发症，这些并发症的发生极大影响了患者的术后康复、延长住院时间、加重家庭经济负担。

（1）术中出血：胸腔手术主要涉及心脏、肺及大血管，而全胸腔粘连，解剖关系不清易损伤不必要的脏器，致严重出血。一例胸腔镜下的纵隔肿瘤切除，术中不慎损伤了无名静脉，短短几秒内出血 600 ~ 800mL，不得不改开放切口，予以血管缝线缝合血管破口。所以一定要术前确定切除范围，规范手术流程，手术操作要轻柔，遇到解剖不清楚的一定要耐心、仔细，切忌暴力操作。

（2）术后重症肺部感染及肺不张：胸腔手术术后肺部并发症的发生率可以达到 14.5% ~ 37.5%，年龄 > 75 岁、体重指数大于等于 $30kg/m^2$、吸烟史、COPD、肺功能差是目前多数研究较为认可的重症肺部感染及肺不张相关危险因素。在临床实践中发现，严重肺部感染患者往往合并呼吸衰竭，在应用机械通气维持呼吸功能的同时制定抗生素的经验用药方案，并监测血常规、C-反应蛋白及降钙素原等指标；对于已经气管插管机械通气且存在痰液潴留的患者，可常规行纤维支气管镜吸痰保持气道通畅，将痰液送检细菌培养及药物敏感试验，根据结果调整抗生素用药方案。肺不张通常由分泌物阻塞所致，治疗的关键在于气道分泌物的清除，基础治疗包括辅助排痰、体位引流、下床活动、鼻导管气管吸痰及雾化吸入祛痰药等。

（3）术后食管吻合口瘘：食管吻合口瘘在颈部发生率最高，但病死率较低，而胸部吻合口瘘的病死率可以达到 30% ~ 60%。影响围术期食管吻合口瘘发生的因素有很多，包括吻合口血供不良、张力大、胃管扩张和管壁水肿、营养差、炎症、一氧化碳弥散量占预计值百分比、腹部疾病史、外周血管疾病史以及术后使用呼吸机等。一些食管吻合口瘘无症状，一些则伴随感染中毒症状，严重时出现胸腔感染，甚至组织坏死。诊断方法包括上消化道造影、食管增强 CT 检查、口服亚甲蓝消化内镜检查等。食管吻合口瘘的治疗方法包括手术治疗和保守治疗等，治疗方案应在营养支持及应用抗生素控制感染的同时，根据瘘口发生时间、部位、大小和局限程度等为患者个性化综合制定。我们在针对食管吻合口瘘的诊治过程中也发现早期诊断与多学科综合治疗对食管吻合口瘘的转归至关重要，治疗主要包括以下 3 个方面：①充分引流：通过胃肠减压减少消化液从瘘口流出从而使其充分休息，同时充分引流脓液，减轻中毒症状；②控制感染：减少感染及发热对身体的消耗；③保证营养支持：补充消耗，促进吻合口的愈合。吻合口瘘遵循上述治疗原则通常能够逐渐愈合，二次手术病死率高，因此手术仅在上述治疗无效的情况下考虑。我科目前食管手术，术中规范流程，保护组织，吻合牢靠，术后支持治疗，进食前常规造影再拔除胃肠减压管，带空肠营养管回家支持治疗，3～4 周再来院拔除营养管。

（4）支气管胸膜瘘（BPF）：通常发生在术后 1～3 周，其中以 8～12 天最常见。虽然没有典型的症状及体征，但患者通常可表现为低热、寒颤、嗜睡、食欲缺乏、咳棕色痰液，有时为带咸味的痰液。BPF 的首选诊断方法是纤维支气管镜检查。BPF 一旦发生有必要留置胸腔闭式引流管以充分引流，达到预防或治疗脓胸的作用。治疗方案主要根据瘘口的位置及大小、胸腔感染情况及患者的临床状态制定，包括一般性治疗、引流冲洗、封堵法及手术治疗等。一般性治疗包括应用广谱抗生素和营养支持，是促进愈合与加快恢复的基础与关键。封堵法是在纤维支气管镜下应用生物蛋白胶、黏合剂、支气管支架、单向活瓣等对 BPF 进行封堵。传统手术方法包括重新缝合支气管残端以及带蒂肌瓣或大网膜移植修补等，肺叶切除术后 BPF 患者在其他治疗方法无效的情况下需行全肺切除术。

综上所述，胸外科医师应根据手术患者的临床特点及时识别可能出现术后严重并发症的高危患者，并及时处理术后并发症。对术后危重症患者进行多学科综合诊治，努力降低并发症的发生率及病死率，为患者争取最大的治疗获益。

（三）胸外科案例风险分析与安全警示

病例 1：检查操作需认真，交流沟通做保障

患者陈 xx，男，69 岁，因"贲门癌"在胸外科手术治疗，术后出现进食困难，胃镜检查示吻合口狭窄，患者家属对手术提出质疑，要求医院给予解决。

1. 处理结果

经双方协商，减免部分医药费解决。

2. 风险分析

（1）开胸手术是大手术，时间长，操作复杂，在每个操作层面上稍有疏忽，都可能给手术带来无法挽回的后果，所以对手术者来说，操作中每一步都应该认真，认真，再认真。

（2）手术即将收尾时，手术者应认真检查操作过的每一个部位，观察消化道重建后

的位置，尽可能使重建后的器官符合生理状态，使患者术后更符合正常的生理，以进一步提高患者术后生活质量。

（3）检查和操作在整个手术中同样重要，认真的检查可以及时弥补操作中的不足和失误，每一个检查都该仔细，仔细，再仔细。

病例2：手术要谨慎，告知更细致

患者黄xx，男，70岁，因"贲门癌"行"胸腹联合切口贲门癌切除术"，术后发生左侧切口感染，经清创换药处理未见好转，邀请外院专家再次手术治疗，愈合后出院。患者家属对第一次手术操作存在异议，要求赔偿。

1. 处理结果

经双方协商，达成赔偿协议解决。

2. 风险分析

（1）对胸腹联合切口的患者，改变手术思路，可采用胸腹二切口进行手术，尽可能保护好肋弓，避免肋弓感染。

（2）对不可避开的肋软骨弓，应更好地保护肋弓，避免术中可能的污染，同时切除外露的肋软骨，以达到术后完全康复愈合。

（3）术前、术后应更彻底、详细与家属沟通，防止患者家属因不理解而产生矛盾和纠纷。

（曹　立）

四、泌尿外科医疗风险管理

（一）泌尿外科医疗风险的原因分析

近几年来，医患关系日趋紧张，医疗纠纷数量剧增，性质恶化，索赔额暴涨。出现了许多患者、家属冲击医疗机构工作场所，甚至杀害医务人员的恶性事件，严重干扰了医院正常工作秩序，威胁了医护人员生命财产安全，造成了极为恶劣的影响。

（1）医方的原因

①法律意识淡薄。

②不履行各级职责。

③违反诊疗护理规范、常规。

④医疗文书书写不认真。

⑤手术设备落后。

⑥医患缺乏沟通。

⑦医疗行为的过错。

（2）患方的原因

（3）其他原因

在这些因素中，医护人员的原因是可以纠正的。我们要针对各种因素，认真学习，加强风险意识，及时书写医疗文件，重视每一位患者，防患于未然，避免医疗纠纷。

（二）泌尿外科医疗风险的防范

（1）遵守规章制度和操作规程：每一位医师都要坚决执行医疗核心制度，尤其是我科有许多高龄患者，要及时请相关专科会诊，可以有效地规避医疗风险，各科的团结协作，很大程度能缓解医患矛盾，将纠纷消灭于萌芽状态。

（2）切实履行知情告知义务，掌握沟通技巧：医疗活动中存在各类知情告知，如手术、麻醉、有创检查、诊断、治疗、输血、化疗、术中改变术式等，均需以书面形式记录告知患者及家属，并签字。在沟通这个环节上，语言要通俗易懂，具体确切。医师谈话前要了解不同患者及家属的文化知识背景，消除患者对手术等操作的恐惧，获得患者及家属对我们的信任，对可能出现的一些并发症和意外，有一定的心理准备，医患双方达成共识。

（3）提高自身业务水平，加强自身素质：专科医师要掌握好本科的基础知识和基本技能，并在此基础上通过不断学习、交流，并利用各项技术，来积累临床经验。同时不能局限思维，要扩大知识面，也要擅长鉴别其他科室的疾病，以减少误诊和漏诊。对疑难的患者，要加强随诊，通过多次复查，来解决实际困难。

（三）泌尿外科案例风险分析与安全警示

病例1：急腹症疼痛难开口，羞隐私睾丸易扭转

患者吴xx，男，22岁，因下腹痛来急诊外科就诊，当日上午曾在外院门诊抗炎输液治疗未见好转。经血尿常规及腹部B超检查后，以"腹痛待查"予抗炎、止痛治疗。第二天患者疼痛缓解，门诊未记录，继续前用药。第三天在家休息未来院，第四天出现阴囊肿痛，来我院查B超示右侧睾丸扭转坏死，予手术摘除，家属追究误诊致睾丸坏死责任并索赔。

1.处理结果

经调处中心调解，给予赔偿解决争议。

2.风险分析

（1）急腹症患者诊断未明，隐藏极大风险，应给予留观或住院明确诊断，防范风险。

（2）腹痛诊断未明，禁止使用任何掩盖症状的止痛剂，用利多卡因等止痛严重违反医疗原则。

（3）复诊时无病历记录，缺乏起码的风险意识和法律意识。

3.安全警示

（1）对诊断不明的急腹症患者，应详细询问病史，进行全面的体格检查，防止误诊漏诊。

（2）应动态观察病情变化并完整记载病史，告知及时复诊、留观等注意事项，必要时履行签字手续。

（3）对腹痛患者采取的治疗措施，不应掩盖病情的观察。

（4）睾丸扭转是极为紧急、严重的一种疾病。早期临床表现可不典型，且医务人员对此认识不够，常不能按照医疗常规进行诊疗，误诊后产生严重不良后果，因而定为医疗事故的情况较多。

（5）睾丸扭转 10 小时以内及时复位可有 60% 的机会挽救睾丸，若超过 12 小时，睾丸坏死的概率很大，大于 24 小时则几乎不能挽救。

（6）诊断未明或治疗效果不好时，提供医疗服务一定要有风险意识，让患者及家属知情分担风险，或在医患共同努力下减少风险。向上级医师、科主任汇报，组织科内或全院讨论也是分担风险、减少风险的一种有效医疗措施，完全没有必要接诊医师一人承担。医疗技术永无止境，掌握减责方法也是永恒不变的真理。

病例 2：钬激光碎石出血多，并发症贵于早发现

患者王 xx，男，59 岁，入院在硬麻下行膀胱镜下钬激光碎石术，术后返回病房发现血尿，尿色较深，予膀胱冲洗后，尿色变清，未进一步处理。十天后患者出现大量血尿伴血块，急诊全麻下行膀胱探查术，术中见前列腺右侧叶有活动性出血，予缝合后血尿好转出院，患者家属追究手术损伤责任并索赔。

1. 处理结果

经与患者及家属协商，给予减免部分住院费用。

2. 风险分析

（1）腔镜手术因为手术视野局限，容易出现手术副损伤，而且不容易发现，所以术后观察非常重要，患者出现血尿后一定要及时处置。

（2）任何手术无论等级和大小，术中操作都要细致，止血彻底。

（3）对于术后患者出现的任何变化，应该及时做相应检查或处理，并告知家属，书写医疗文件，不能等待，以免出现更严重的并发症。

3. 安全警示

（1）泌尿外科腔镜手术逐渐取代传统开放手术，创伤虽然小，但相应的并发症也出现变化，一定要加强重视。

（2）应动态观察病情变化并完整记录，告知家属及患者，必要时履行签字手续。

（3）对血尿患者应该采取多种处理办法，而不能单一止血。

（4）腔镜手术对操作者要求很高，临床医师一定要经过足够的基础锻炼，并在科主任的审核下取得相应资质，才能进行操作。

病例 3：肾结石左右不分，"三核查"形同虚设

患者李 xx，在某医院做肾切开取石手术，因为医师术前没有认真准备，也没有仔细查看 X 线片子和报告单，盲目地将患者送上手术台。医师凭着印象，切开了右侧肾盂，结果没有发现结石，于是问患者哪边有结石？患者不知道，又问助手，助手也记不清，只好查看病历和 X 线报告，上面清清楚楚地写着"左肾盂结石"的诊断。

1. 处理结果

经院方与患者家属协商无效，患者与院方进行法律诉讼，法院判决本病例属于医疗事故。医方承担全部责任。

2. 风险分析

本例误治的原因是一种缺乏责任心的典型表现。

3. 安全警示

（1）健全和落实各项规章制度。医疗机构及其医务人员在医疗活动中，必须严格遵守医疗卫生管理法律、行政法规、部门规章和治疗护理规范、常规，恪守职业道德。手术前要严格多次核对患者的基本信息，包括姓名、性别、年龄、床位号、诊断名称、手术部位等，并且核对患者的检查单、化验单是否存在手术禁忌，监测患者生命体征，减小手术风险，杜绝低级错误。

（2）医务人员应具有良好的职业道德。《执业医师法》总则第三条："医师应具备道德和医疗执业水平，发扬人道主义，履行防病治病、救死扶伤、保护人民健康的神圣职责"。第三章执业规则第二十二条：医师在执业活动中履行下列义务。

①遵守法律、法规；遵守技术操作规范；

②树立敬业精神，遵守职业道德，履行医师职责，尽职尽责为患者服务；

③关心、爱护、尊重患者，保护患者隐私；

④努力钻研业务，更新知识，提高专业技术水平；

⑤宣传卫生保健知识，对患者进行健康教育。

（3）加强手术前、中、后对患者的管理。

（4）严格病历书写与管理。

病例4：变术式未尽告知义务，酿事故医院承担责任

患者文某，男，36岁，因左腰部疼痛20天在某医院住院治疗。初步诊断：双肾多发结石并左肾积水。在全麻下行左肾盂切开取石术。术中取出 2.2cm×2.0cm 大小结石，然后将肾下极泥沙样结石取出，发现肾后段缺血，医方考虑为血管变异，肾后段动脉损伤所致。行血管吻合未成功，然后在未向家属告知情况下，将患者左肾切除。患者病情好转出院后因左肾切除术后切口感染再次入医方住院治疗。查体见患者手术切口中、后段有两处瘘口，均 0.5cm×0.5cm 大小，初步诊断：①左肾切除术后切口感染；②右肾结石。给予抗生素等抗感染药物对症治疗，住院39天出院。

1. 处理结果

经协商无效，患者与院方进行诉讼，法院判决本病例属于三级甲等医疗事故。医方承担主要责任。

2. 风险分析

医方行左肾盂切开取石术时，损伤左肾动脉分支，术中采取血管吻合未成功，致左肾缺血，将左肾切除。在行左肾切除前，未与患者或其家属签手术协议书，违反诊疗常

规，存在医疗过失行为。患者左肾切除与医方的医疗过失行为有一定的因果关系。

3. 安全警示

（1）提高执业技术水平。加强"三基"训练，熟练掌握疾病诊疗常规、医疗护理技术操作常规，奋发进取，不断更新知识，学习先进理论和技术，严谨求实，实践循证医学，对技术精益求精。

（2）加强法律知识学习，提高法律意识。《医疗事故处理条例》第六条，医疗机构应当对其医务人员进行医疗卫生管理法律、行政法规、部门规章和医疗护理规范、常规培训和医疗服务职业道德教育。做到依法执业，依法行医，依法维权，才能切实将损失及影响减到最少。

（3）术中需改变手术方案时，必须请示上级医师，不可拖延或一意孤行，并告知患方签知情同意书。

病例5：输尿管支架未拔出，马大哈医师担责任

患者朱x，因无痛性肉眼血尿10天入某医院住院治疗。B超示：膀胱多发癌。初步诊断：膀胱癌。在硬膜外麻醉下行膀胱癌切除术，术中切除右输尿管口，并原位移植，放置输尿管支架管（双"J"管），住院23天出院。后患者到某市人民医院住院治疗，入院诊断：①膀胱肿瘤术后；②膀胱结石；③膀胱腹壁瘘。行经尿道膀胱结石激光碎石、经尿道膀胱肿瘤切除、双"J"管取出术，住院28天好转出院。ECT检查示：①左肾血流灌注略差，右肾未见血流灌注；②左肾梗阻伴积水，右肾基本无功能。

1. 处理结果

经医疗鉴定，专家认为医方告知患者术后三个月拔除输尿管支架管，但患者复诊时，医方了解病史不详、检查不全面，未发现双"J"管，致使长期滞留体内，存在医疗过失行为。患者膀胱结石、腹壁瘘、右肾功能部分受损，与医方的医疗过失行为有一定的因果关系。法院判定本病例属于三级戊等医疗事故，医方承担主要责任。

2. 风险分析

医师没有详细询问病史，没有全面、细致查体和采取常规的、必要的辅助检查，业务技术水平低，思路狭窄，鉴别诊断能力不足，罕见病、临床表现不典型等原因都可造成误诊、导致误治，手术指征不明确，开错刀。

3. 安全警示

（1）医师应具有良好的责任心。

（2）诊疗过程中应严格遵守诊疗原则及核心制度，详细询问病史，全面、细致查体，采取常规的、必要的辅助检查。

（3）不断学习，努力提高技术知识水平。

病例6：盲目碎石指征不当，三级甲等事故承担

患者方xx，女，33岁，因右肾结石并积水，某县医院行体外冲击波碎石治疗。B超检查：①右肾结石1.3cm×1.2cm、右肾门处结石1.9cm×1.0cm、0.7cm×0.5cm；

② "右肾炎症"。第一次碎石部位右肾门处，复查，右肾盂宽 2.0cm，右肾结石，肾门处结石两个，大者 1.3cm×1.0cm。当日行第二次碎石，部位右肾门处大小 1.3cm×1.0cm 两枚。复查，右肾内可见 1.5cm×1.0cm，肾门处多个结石聚集，范围为 3.7cm×1.1cm，右肾形态饱满。后到某乡中心卫生院诊断为右肾腰部软组织感染，行脓肿切开引流术，术后切口不愈，到某县人民医院住院治疗，诊断：右侧腰部窦道形成，右肾缩小。在硬膜外麻醉下行窦道探查切除术。后到某市人民医院住院治疗。诊断：①右肾结石碎石术后；②右腰背部软组织感染术后并窦道形成；③双肾结石。在硬膜外麻醉下行右肾包膜下切除＋窦道清除术，好转出院。

1. 处理结果

经医疗鉴定，法院判定本病例属于三级甲等医疗事故，医方承担主要责任。

2. 风险分析

医方在患者右肾存在感染的情况下，采取体外冲击波碎石，且碎石前缺少必要的辅助检查（如静脉尿路造影、尿常规检查等），违反了诊疗常规，存在医疗过失行为。患者右肾失去功能导致右肾切除的原因是由右肾多发结石并右肾积水、慢性感染和体外碎石术引起，与医方的医疗过失行为有一定的因果关系。

3. 安全警示

体外冲击波碎石是目前治疗尿路结石的首选措施，有着安全、有效、损伤小、价格低、痛苦少等优点，但应严格掌握其适应证及禁忌证，尿路感染、下尿路梗阻、肾功能不全、高血压、糖尿病未控制、肥胖、心功能不全、有心脏置入物、出血性疾病等都是体外碎石的禁忌证，治疗前应针对其禁忌证做详细的检查及治疗。

病例 7：手术操作不当引纠纷

患儿林 xx，男，2 岁，因右侧阴囊肿物 20 余天在某县人民医院住院治疗。入院查体：右侧阴囊内可扪及一约 3cm×2cm 肿物，囊性感，无压痛，上推不能还纳，透光实验（＋），外环口无扩大，双侧阴囊内均可扪及实质性睾丸，彩超检查示：右侧腹股沟区可及 2.2cm×1.1cm 无回声区，内见 1.5cm×1.1cm 回声团块。初步诊断：右侧精索鞘膜积液。在全麻下为患儿行右侧睾丸鞘膜部分切除术，术中诊断为右侧睾丸鞘膜积液，切除部分睾丸鞘膜，将睾丸下牵至耻骨结节稍下。术后 1 个月左右患儿入院复诊，医方给予绒毛膜促性腺激素注射，每周 2 次，共注射 5 次。患儿在某市人民医院行彩超检查：①右侧腹股沟区实性包块（提示：右侧精索鞘膜内隐睾）。②左侧睾丸下降不全。家属认为手术处理不当，要求解决。

1. 处理结果

因协商未能解决，经医疗鉴定，法院判定本病例属于四级医疗事故，医方承担主要责任。

2. 风险分析

医方术中已知右侧睾丸下降不全，但处理不当，导致可缩性睾丸与手术区组织粘连造成右侧睾丸不能下降至阴囊，须行再次手术治疗，与医方的诊断不清和术中处理不当有因果关系。所以各种手术操作术前如果没有做好讨论分析，对各种可能出现的并发症做好预判，术中发现异常就容易出现差错。

3. 安全警示

（1）术前全面细致做好术前准备（包括患者、手术者、相关科室的协作等）。认真进行术前讨论，包括诊断、病情评估、适应证、手术方案、麻醉方法、术中分工协作、术中可能发生的问题及处理。

（2）以手术者为主，严格分工，密切协作，解剖层次分明，止血完善，做到准、稳、轻、巧、快。

（赵建新）

五、脑外科医疗风险管理

（一）脑外科医疗风险的原因分析

随着时代变迁及医疗环境的不断变化，医疗风险问题日益频繁地出现在社会焦点话题中。医疗风险是指医患双方在医疗过程中遭受损失的风险。对医院而言，医疗风险是指在医疗服务过程中发生医疗失误或过失导致的不安全事件的风险。医疗风险不但会给患者造成伤害而且相应纠纷也会给医院和有关责任人员造成经济损失和问责，影响医院的形象和效益。脑外科临床急诊多、病情危重、手术复杂，患者存在不同程度的表达障碍，病情变化迅速，医疗风险的问题尤其突出，是医院实施风险管理的重要科室。对脑外科医疗风险发生的规律、特点、高危因素及深层次原因进行分析，制定相应的风险管理措施，是十分必要的。

（1）病情危重性：脑外科发生医疗纠纷的案例绝大部分为急症、危重、预后不良的患者。脑外科疾病进展比较迅速，难以完全预测，容易危及患者生命或致严重残疾，患者家属往往难以理解和接受。且在急症抢救的过程中，由于医务人员精神压力的增加和操作精细，出现操作意外的风险增高。

（2）涉及面广泛：医疗效果的问题，脑外科患者病情往往较为复杂危重，治疗预后常难以准确预计。但部分患者和家属对治疗结果期望过高，对某些现代医学尚不能解决的疾病没有充分的认识，对出现的病情变化和治疗的不同后果准备不足，不能接受花了钱而没有治好疾病或者人财两空的现实；护理质量的问题，脑外科患者多伴有神经功能障碍、长期卧床等，护理内容繁多。特别是重症监护病房急诊患者收治量大，患者危急抢救操作较多，医疗护理工作量极大，医护人员容易顾此失彼或疏于细节，而患者家属在不能陪护情况下容易导致沟通不便，对医疗、护理等各个方面都可能产生疑虑。

（3）费用问题：脑外科患者病情重，住院时间长，医疗费用增长迅速，社会上存在一定程度的乱收费现象，使得民众对医疗现状的不满与日俱增，形成了目前我国民众苛求医疗机构，严格追究医师责任的局面。个别患者试图以纠纷方式来拒绝支付医疗费用，特别是在出现并发症后，往往认定医院有过失，既要医院提供治疗，又不想支付医疗费用。

（4）服务态度：由于脑外科患者大多病情危重，或斗殴创伤，或交通意外等原因存在矛盾，家属往往心急如焚、情绪激动。若医务人员对患者及家属的焦虑和恐惧不是耐心疏导，缓解其紧张情绪，而是言辞草率或斥责患者，则非常容易导致医疗纠纷。

（5）意外情况：脑外科患者的病情变化常难以预料，例如在搬运护送做 CT、MRI等常规检查或送往手术室过程中，患者出现病情变化，甚至危及生命等意外情况，但因途中各种原因而抢救困难，则常因患者家属的不理解而致纠纷。

（6）并发症：脑外科疾病在自然发展和演变过程中，常会发生现代医学科学技术可以预见但却难以完全避免和防范的不良后果。例如，颅内手术后的术区出血即使在量不多的情况下，也可以引起颅内压增高等严重后果；有些重要神经部位的手术，可能会在术后发生神经功能损伤症状；颅脑手术后易并发应激性溃疡、肺部感染等情况，某些时候并不能被患者家属完全理解。

（7）沟通不良：沟通问题导致的医疗纠纷情况也占据了大部分。由于患者及家属的文化程度不一，对医疗知识的理解差别巨大，要完全理解神经系统疾病的复杂性则更为困难，而医务人员在长期的超负荷工作中很难对每个患者或家属开展详细耐心的解释工作，因而在医患沟通过程中容易产生误会，导致医疗纠纷，特别是在危重急症的案例上更容易出现纠纷。

（8）医疗过失：脑外科患者病情危重，病情变化快，医护人员随时要面临急诊抢救及长时间的手术治疗。长期处在高压与高负荷的工作环境中，容易因精神疲倦、体力不支，对疾病病情的判断或操作失误导致医疗过失。此因素所占的比例虽然不大，但往往会造成很严重的后果。

（9）纠纷处理困难

①医患双方难以达成共识。脑外科疾病的复杂性或患者个体差异性常难以被病患家属完全理解，在治疗效果不尽如人意，甚至发生残疾、死亡等严重后果时，一旦双方对发生后果的原因各执己见，常不能达成一致意见。发生医疗纠纷后，患者家属常会恶意或非恶意地提出超出常规的治疗目标，如要求将患者陈旧性器质性神经功能障碍治疗至完全正常等，严重影响纠纷的积极解决。

②索赔金额巨大。脑外科病患诊治后常遗留不同程度的神经功能障碍，导致生活不能完全自理。一旦涉及医疗纠纷，计算所得的相关赔偿费用往往较多。另一方面，新闻媒体常偏重于院方的责任和巨额的赔偿金额，夸大医疗纠纷的负面因素，误导社会公众。使人们对医疗纠纷的认识产生误区，高额赔偿产生诱导性纠纷。

（二）脑外科医疗风险的防范

1.预防

（1）建立风险监控预警机制

①修订完善科室的各项规章制度，如三级医师查房制度、手术分级制度、重症监护室管理制度等，并坚持贯彻执行；

②明确各层次人员的岗位职责，避免责任不清，对重点人群如一线人员、进修实习人员等加强管理，提高医护质量；

③对医疗护理的重点环节及高风险环节加强管理监督，如交接班阶段、手术操作及危重患者的抢救等，并加强人员配置和管理；

④建立风险管理信息系统，收集来自医方、患方的各种反馈信息，及时发现医疗风险的早期苗头，为风险的预测、风险管理实施效果评估提供依据，提高管理的科学性。

（2）加强医务人员的驾驭能力培训

①对新上岗人员开展岗前培训及强化风险意识，未取得执业证书者不能独立上岗；

②及时通报各项安全信息，组织典型案例分析，增强医护人员的风险意识，使大家自觉规范医疗行为，强化依法行医观念；

③增强医务人员的法律意识及规范意识，懂得妥善收集有效证据以避免举证倒置带来的诉讼风险；

④大力提高各级医护人员的业务技术水平，从技术层面的源头上降低风险；

⑤对违反规章制度和操作规程的行为给予警示教育，减少风险事件的发生。

（3）改善与患方的沟通方式

①对病情与预后的交代要全面合理，对手术情况的解释尽可能地做到详尽易懂，避免患者家属产生过高的期望值；

②改善沟通态度，医患保持有效的沟通是医疗程序中极重要的一环，提倡针对不同类型的患者家属进行人文化、个体化的沟通，神经外科患者往往存在沟通障碍，此时更需要医护人员的耐心及细心；

③对危重患者、复杂病情患者需要各级别医师的反复多次沟通，建立上级医师把关制度。

2. 减轻

（1）制定完善的风险应对管理制度

①建立从医院医疗风险相关部门到科室核心小组的多级风险管理组织，当医疗风险未能控制导致已经发生医疗纠纷时，能及时有效地进行应对，并出面与患方进行接触沟通；

②制定医疗风险危机应急预案，在危机发生时提供处理方案的指导，协调统一医方内部的意见；

③加强与各级安全部门的联系，在危机发生时控制危机蔓延，保障医务人员的人身安全及维护医院的医疗秩序，降低风险对医院的影响。

（2）完善风险发生后的补救措施

①在发现医疗行为已给患者造成伤害时，要及时调整医疗方案，采取应急措施对患

者进行治疗，减轻患者的病情，并做好沟通解释工作，以避免患方的不满情绪上升为医疗纠纷；

②纠纷发生后，酌情减免患方的医疗费用，或最大限度地提供后续治疗，以避免因经济因素造成的医疗纠纷扩大化、严重化。

3. 转移

（1）完善医疗风险保险体系

我国医疗风险尚未走上法制化、科学化管理的轨道。目前，我国通过法律依据来制定赔偿金额尚处于完善阶段，司法部门裁定困难，致使医患双方均对赔偿金额不满。所以，急需建立健全的法律法规以及强制性的医护保险机制，建立可持续发展的多层次医疗保险体系，提倡医疗责任保险与鼓励患者购买医疗风险保险并重，尽早参照管理先进国家开展医疗风险保险业务，一旦发生风险，由保险公司出面负责赔偿。

（2）提高医务人员的医疗风险承受力

脑外科医疗纠纷的赔偿往往涉及患者长期的医疗护理，金额巨大，完全由医务人员个人负担不尽合理。应建立完善医疗风险基金制度，对神经外科这样的高风险部门进行相应合理的高风险补助，并相应提高医务人员的收入，让相关医务人员减轻医疗风险的心理压力，更好地投身于脑外科的医疗事业。

我国医疗风险管理尚处于起步阶段，完全去除医疗风险的影响是非常困难的。通过分析医疗风险原因和影响因素，并在此基础上制定完善的风险应对方案，才能更有效地减少医疗差错，降低医疗风险对医患双方的损害。

（三）脑外科案例风险分析与安全警示

病例1：药量过大被追责，患者病危索赔偿

患者汤 x，女，50 岁，因车祸送至我院 ICU 抢救并行开颅术，数日后转入脑外科。4 日后开始行腰穿鞘内注射（庆大霉素每次 2 万 /U），共约六七次，治疗结束后患者能基本对话，但大脑思维讲话不合理。2 个月后发现双下肢活动受限，无触痛觉，行 MRI 检查原因不详，转至上级医院诊治。出院小结截瘫原因：①可能与车祸骨折相关；②庆大霉素用量过大，次数过多。上海某医院治疗，出院诊断：①急性坏死性脊椎病；②脑外伤；③肺部感染；④乙肝。患者家属认为脑外科在护理与诊断过程中发现问题较晚，庆大霉素临床使用不当，造成损害，要求赔偿。

1. 处理结果

经双方多次协商，市卫生局、公安局介入调解，达成赔偿协议解决。

2. 风险分析

（1）对该患者施行"庆大霉素2万单位"鞘内注射疗法系从上级医院引进。患者发生病情变化具体原因不明，但家属依据《药典》指征用药不符合规范，提出索赔要求。

（2）各级医师应从该纠纷中吸取深刻教训，使用新技术、新疗法时应熟悉相关资料及要求，充分告知到位，避免潜在的医疗风险。

（3）任何患者特别是病重患者，要特别注意查体，避免漏诊、误诊，要及时发现病情变化并做出相应处理。

3. 安全警示

（1）对于外伤患者诊治要有整体概念，不能头痛医头，脚痛医脚，病情变化要及时发现。

（2）患者及家属对疾病的认识有时不够，需我们加强沟通交流，对于可能出现的病情变化要及时与家属沟通，防范风险在前。

（3）新采用的临床技术，对于目的、使用方法、风险要充分熟悉，可能的风险向患者及家属充分交代，由患者或家属做出知情选择。

病例 2：禁饮酒告知未到位，起反应家属论责任

患者卢 xx，男，42 岁，因"左眼软组织伤、左侧筛窦积液"住院治疗，期间使用头孢类抗生素静脉滴注。因出院时医师未告知患者暂时不能饮酒，中午患者在家饮白酒后出现面色苍白、晕倒等症状，到医院抢救，诊断"双硫仑样反应"。患者家属认为医师出院时未交待注意事项，导致目前情况的发生，要求医院赔偿其损失。

1. 处理结果

经双方协商，达成赔偿协议解决。

2. 风险分析

（1）医师对住院患者的情况应有全面的了解，住院期间对诊疗中的注意事项及时与患者做好交流沟通。

（2）重视出院记录的书写，相关内容要告知到位，为患者提供合理的出院指导意见。

3. 安全警示

（1）对于住院病例除了要做好住院期间的沟通外，还需要做好出院时的沟通，对应该注意的事项要提前告知。

（2）在沟通的基础上要做好文字记录，白纸黑字留下证据，不然发生纠纷则无法提供有力的证据而陷入被动。

（3）对于药物要充分掌握适应证和特别注意事项，抗生素使用要严格遵守抗生素使用规范，减少用药不安全因素和纠纷。

病例 3：病房值班需谨慎，夜间坠床风险高

患者潘 xx，男，50 岁，因"车祸致颅脑外伤"入院，诊断为特重型颅脑外伤伴脑疝，急诊全麻下行开颅血肿清除术，术后经治疗患者意识转清，对答切题，经口进食顺利，时有躁动。某日晚上患者不慎坠床，值班医师查看后嘱冰袋外敷，后患者意识障碍进行性加重，呼吸变弱，头颅 CT：颅内出血加重，送入 ICU 积极抢救，最终死亡。家属提出医院病床管理是否合理，值班医师和护士处理是否及时，方法是否正确，是否影响患者抢救，要求赔偿。

1. 处理结果

经调解中心调解，医院承担部分医药费用解决争议。

2. 风险分析

（1）脑外伤开颅术后减压窗需保护。

（2）患者夜间坠床，医护人员应迅速至床边仔细查体，完善相关检查（X线，CT等），了解患者病情详细情况，以及时做出正确处理。

（3）值班期间，值班医师应当注重患者的病情变化，以便为及时处理做好准备。

3. 安全警示

（1）脑外伤开颅术后患者，术后不要过早拔除鼻饲管；有意识障碍的患者，尽量不拔除鼻饲管。

（2）脑外科普通病房长期卧床患者，注意加强气道管理，勤吸痰，多翻身叩背促痰液引流，定期复查痰培养及药敏，加强抗生素使用，定期复查胸部CT。

（3）往往一个小细节也会导致严重的后果，防微杜渐，从小事做起，建立良好的风险预警。

病例4：病情告知无家属，积极沟通化风险

患者雷xx，男，64岁，因"外伤致神志模糊两月余"由急诊"脑外伤恢复期"收住入院。诊断：①脑外伤恢复期；②右股骨颈陈旧性骨折；③压疮。患者原X线示股骨颈骨折，伤后两月余来院，住院期间仅有护工陪护，相关病情告知均不能及时完成，电话通知家属也不来院签字。

1. 处理结果

经多次积极沟通，患者家属来院完成相关病情告知及签字。

2. 风险分析

（1）重视患者体格检查及入院常规检查。

（2）患者入院时病情交代要详细，告知充分，在患者家属不能及时来院时，必要时可请医务科干预，防范医疗风险。

（3）加强与患者及家属沟通。

3. 安全警示

（1）病情交代往往是住院治疗的关键环节，及时做好对于医患双方都是负责任的表现。

（2）沟通技巧很重要，如果遇到特殊情况，可汇报上级，及时处理。

（3）良好的医患关系是化解一切纠纷的良药，积极沟通是良方。

病例5：外伤患者勤查体，脏器破裂急处理

患者田xx，男，68岁，因"车祸撞伤致头、左胸腹部疼痛伴短暂昏迷一小时"由急诊拟"脑震荡"收住诊治。入院诊断：①脑震荡；②脾挫伤；③腹水。入院头颅、上腹部CT平扫：颅内未见明显血肿及挫伤；鼻中隔偏曲、左侧上颌窦炎症；右上肺陈旧性病灶；右上肺大泡？脾挫伤；肝脏密度欠均匀；胃肠腔结构显示不清；腹水。中午入院后，患者诉左胸腹部疼痛不适，医师急至床边，查体：神清，精神萎，左上腹压痛，伴有反跳痛肌卫，肝脾肋下未及，未及包块，移动性浊音阳性，肠鸣音弱。请普外科急会诊，考虑腹腔脏器破裂，遂急诊行脾脏切除术＋肠系膜破裂修补术，术中顺利，术后转ICU监护治疗，术中诊断：①外伤性脾破裂；②外伤性肠系膜破裂及血肿；③后腹膜血肿；④失血性休克；⑤脑震荡。

1. 处理结果

经积极治疗，患者好转出院。

2. 风险分析

（1）对车祸外伤患者需重视全面检查，经常会有隐藏的风险难以发现。

（2）从急诊到病房的过程中，住院医师也应充分了解病史及辅检的情况下，重新查体。

（3）患者腹部CT已有脾破裂的表现及报告也提及，急诊医师及住院医师均未曾注意。

3. 安全警示

（1）对于急诊外伤患者应充分重视，要全面考虑风险，全面掌握患者信息。完善交接班制度及汇报制度，急诊和病房交班，一定要充分了解患者疾病的轻重缓急，应及时掌握病情变化，并告知相关科室，避免遗漏危重风险。

（2）完善相关科室危急值汇报制度，影像科发现危重病情，应及时电话告知临床医师。

病例6：跌倒老人肺致病，积极查因避风险

患者孙xx，女，82岁，因"跌伤致头痛头昏一天伴短暂昏迷"由急诊拟"脑震荡"收住入院。查体：神志模糊，精神萎，GCS 14分，双侧瞳孔等大等圆，直径约0.25cm，对光反应灵敏，右前额部可及约3cm伤口已缝合无渗血，周边肿胀压痛。颈软无抵抗、无压痛，双侧呼吸音粗，双肺闻及广泛湿啰音及哮鸣音。胸腹无压痛，肝肾区无叩痛，四肢自主活动可，肌力检查不配合，四肢肌张力正常，双侧巴氏征阴性。头颅CT示颅内未见明显血肿及挫伤征象，两侧基底节区腔隙性脑梗死，额部头皮血肿。血常规：白细胞计数 14.14×10^9/L↑，血红蛋白130.00g/L，中性粒细胞百分比89.61%↑，中性粒细胞计数 12.67×10^9/L↑。急查电解质示严重低钠118.4mmol/L↓↓，低氯78mmol/L↓↓，低钙1.7mmol/L。血气分析：pH 7.245，PCO_2 79.4mmHg，PO_2 87.5mmHg，SO_2 97.4%，血钠116mmol/L，血钾5.1mmol/L，血氯80mmol/L，Glu 8.6mmol/L。诊断：①急性呼吸衰竭；②肺部感染；③支气管痉挛；④低钠低氯血症；⑤脑震荡；⑥头部软组织挫裂伤；⑦心功能不全。予请呼吸科、心内科、ICU、麻醉科会诊协助抢救，予吸氧吸痰，气管插管呼吸机辅助呼吸，药物予解痉平喘化痰、抗炎、营养脑细胞、加强静脉口服补钠补氯等治疗，告病危。转入ICU进一步监护治疗。

1.处理结果

经积极抢救，患者未好转，最终死亡。

2.风险分析

（1）老年人基础疾病多，外伤患者尤其是跌倒老年人，要考虑基础疾病致跌倒的可能。

（2）急诊医师查体时如果能听到肺部广泛湿啰音及哮鸣音，则应注意肺部情况，查胸部CT及血气分析，避免风险。

（3）老年患者发病进展快，风险高，应及时正确处理，避免风险进一步加大。

3.安全警示

（1）对于急诊外伤患者应充分重视，要全面考虑风险，详细查体，全面掌握患者信息。

（2）对于老年患者，本人及家属病情不能详细交代者，应检查全面，必须完善相关检查（头胸腹CT）。

（3）完善昏迷患者的接诊诊疗思路，充分考虑患者病情风险，全面掌握病情进展。

病例7：车祸肇事方强出院，汇报领导予签字

患者无名氏，男性，年龄不详，因"车祸伤致头部疼痛4小时"入院。诊断：头、左膝软组织伤。患者为外省人，语言沟通障碍，联系不到家人，肇事方与交警商议后要求办理出院，经汇报领导及充分与肇事方沟通后，表示由此带来后果肇事方负责，并签字。

1.处理结果

签字后出院。

2.风险分析

（1）外地患者家属不能及时联系者，应当做好相关看护工作，防止坠床等风险发生。

（2）车祸肇事方非患者家属者，不具备替患者做主的权利，外伤急性期出院风险高，应积极告知。

（3）相关事宜及时汇报领导早备案，高风险的事宜应书面签字。

3.安全警示

（1）加强医患沟通，可能出现的问题要充分考虑，同时做好书面交代。

（2）如遇特殊情况自己不能解决者，及时汇报领导，做好应急预案。

（3）外地患者不能联系家属者，应加强看护，保证患者在医院不受二次打击。

病例8：突发烦躁需谨慎，告知风险并签字

患者虞xx，女，91岁，因"摔伤致头痛出血三小时"入院。诊断：①外伤性蛛网膜下腔出血；②头部软组织挫裂伤。患者伤后第二天出现外伤后精神障碍，烦躁不安，相关风险告知家属，建议患者上级医院进一步治疗。

1. 处理结果

家属要求在我院治疗并签字。

2. 风险分析

（1）高龄患者需重视，高龄风险甚于很多疾病。

（2）脑外伤患者突发烦躁，一般预示患者病情加重，做好全面检查后，汇报上级医师，与家属积极沟通，力求不延误病情诊治。

（3）告知家属相关病情，及时签字，避免风险。

3. 安全警示

（1）对于高龄患者应充分重视，要全面考虑风险，并告知到位。

（2）对于高龄患者出现的情况需要及时处理，并及时向患者家属告知，并签字。

（3）对于类似患者需积极做好监护，避免受伤等意外发生。

病例9：外伤患者外院来，面色苍白需警惕

患者吕xx，女，38岁，因"车祸致头昏头痛2小时伴短暂昏迷"中午入院。诊断：①脑震荡；②失血性休克前期；③头皮撕裂伤；④双肺挫伤；⑤多处软组织伤。患者上午在外院行清创术。入院查血压偏低，105/50mmHg，睑结膜苍白，入院后予积极补液，但未输血纠正失血，下午血压100/60mmHg，予积极输血，后症状好转，未造成不良后果。

1. 处理结果

积极治疗后，患者症状好转。

2. 风险分析

（1）外院转来患者，应充分查体，全面了解患者病情及疾病的发展情况，以便及时处理。

（2）外伤患者有失血者，积极关注患者血压、尿量及神志情况，如有需要，及时输血治疗，避免休克等危重情况发生。

（3）发现失血性休克可能患者，积极扩容外，早配血早输血，降低休克风险。

3. 安全警示

（1）外院清创患者需充分查体，评估失血量，急诊行相关检查（如血常规、凝血功能、CT检查等），如有失血需积极输血。

（2）要及时向患者家属告知风险，并签字。

（3）对于类似患者需积极做好监护，避免休克再发生。

病例10：脑出血患者控血压，血压稳定风险低

患者胡xx，男性，41岁，因"脑出血术后六天"入院。诊断：①脑出血术后；②肺部感染；③脑膜瘤；④高血压病3级（极高危）；⑤2型糖尿病。患者长期高血压、糖尿病，平素血压、血糖控制差，此次在外院行脑出血开颅入院，入院后血压一直控制欠佳，两次CT提示颅内迟发出血，血肿量不多，继续保守治疗后病情尚平稳。

1. 处理结果

积极治疗后好转出院。

2. 风险分析

（1）脑出血患者，尤其是基础疾病较多者，住院期间应当积极控制血压、血糖等。

（2）血压控制不良者，请相关科室会诊，积极调整用药，以达良好的降压效果。

（3）迟发性颅内出血是脑外科常见并发症，要提前预防，发病者积极治疗。

3. 安全警示

（1）脑出血患者必须积极控制血压。

（2）要及时向患者家属告知再出血风险，并签字。

（3）对于类似患者需积极做好监护，避免再出血不能及时发现。

病例11：不配合治疗存风险，良好的沟通是关键

患者莫xx，男性，49岁，因"外伤致头痛一小时"入院。诊断：①右侧枕部急性硬膜外血肿；②双侧额叶挫裂伤；③左侧额部少量急性硬膜下血肿；④右侧枕骨骨折，左侧额骨骨折；⑤右侧枕部及左侧额部头皮血肿；⑥多发性软组织挫伤。患者多次查电解质示低钠低氯，不配合补充电解质，治疗上不配合。

1. 处理结果

积极沟通后仍拒绝，予充分告知后签字。

2. 风险分析

（1）对于外伤患者，电解质的指标正常与否，与病情的进展及预后息息相关，应当充分告知风险。

（2）临床患者不配合医师治疗，经积极有效合理的沟通仍不配合者，可告知上级领导，进一步完善保存证据资料。

（3）沟通是一门艺术，也是一种技巧，良好的沟通能解决很多问题。

3. 安全警示

（1）加强医患沟通，可能出现的问题要充分考虑，同时做好书面交代。

（2）对于患者不配合治疗的潜在风险，要充分考虑，做好书面记录及家属的沟通工作，将纠纷隐患彻底消除。

（3）相关部门应当积极配合，做好防范风险的团结之力，以减轻临床医师的压力。

病例12：危重患者风险大，细心治疗加告知

患者袁xx，女，79岁，因"突发头晕8天"入院，查体：神志清，精神萎，GCS 14分，双侧瞳孔等大等圆，直径约0.3cm，对光反应灵敏。双侧额纹、鼻唇沟对称，伸舌居中，口角无歪斜。颈软无抵抗，颈周无压痛，心肺听诊无异常。四肢肌张力肌力基本正常，双侧巴氏征阴性。头颅CT：左小脑血肿，环池、四脑室受压。在三级医院保守治疗，病情危重，反复告知家属病情，家属坚持要求入院继续诊治。

1. 处理结果

入院进一步治疗，好转后出院。

2. 风险分析

（1）危重患者应该全面考虑风险，及时做好书面交代。

（2）由外院转入患者，应当重视病情发展情况，及时掌握患者第一手资料。

（3）危重患者的转院问题，科室及医院应当设置应急机制，以应对相关风险。

3. 安全警示

（1）加强医患沟通，可能出现的问题要充分考虑，同时做好书面交代。

（2）加强责任心，有问题随时处理。

（3）对于危重患者，特别是随时有死亡可能的患者需家属集体签字，充分防范医疗风险。

病例 13：值班医师责任重，患者安危在你手

患者李 x，男，79 岁，因"摔伤致头部疼痛 5 小时"入院，出现痰多、呼吸困难，氧饱和度下降，夜间症状进一步加重，值班医师联系床位医师及主治医师，后患者转入 ICU 后出现心搏呼吸骤停，最终患者死亡。

1. 处理结果

患者最终死亡，患者家属未提出异议。

2. 风险分析

（1）老年患者需重视，基础脏器功能差，基础疾病多，年纪大本身就是很大的风险。

（2）值班医师在联系相关科室医师未果后，应及时向总值班汇报并作相应处理。

（3）临床医师应当负有责任感，随时关注自己床位的患者情况。

3. 安全警示

（1）加强医患沟通，可能出现的问题要充分考虑，同时做好书面交代。

（2）加强责任心，有问题随时处理。

病例 14：转院患者需谨慎，提前联系安全行

患者徐 xx，男，63 岁，因"车祸致神志不清 2 小时余"入院，因肺部感染转至上级医院进一步治疗，因患者至上级医院后未能办理入院，再次返回本院收住 ICU，且对转院一事持有意见。

1. 处理结果

积极沟通后，患者家属表示理解。

2. 风险分析

（1）二级医院脑外科，经常有危重患者转至上级医院进一步诊治的情况，转院路上风险高，应与家属充分沟通。

（2）应当建立系统流程的转院机制，尤其是提前联系好相关医院，确定床位后，予转院。

（3）医院应当建立绿色通道，与上级医院建立良好的转院通道，方便患者救治。

3. 安全警示

（1）加强医患沟通，转院前一定取得患者家属同意，可能出现的问题要充分考虑，同时做好书面交代。

（2）有条件的情况下尽量与上级医院联系好床位后再转院。

病例15：外伤患者多变化，及时关注避风险

患者胡xx，男，55岁，因"外伤致头痛出血2小时伴短暂昏迷"入院。入院诊断：①脑震荡；②颅底骨折；③高血压病。入院复查CT提示左额顶叶脑挫裂伤伴脑内血肿。内脏彩超示：①肝内脂肪浸润；②胆胰脾双肾未见明显异常。夜间自行起床大便，出现面色苍白，小便失禁，大汗淋漓，稍烦躁，嗜睡，呼之可应，答题尚切。血压：90/55mmHg。予立即扩容，复查CT提示腹水，转ICU手术治疗。术中诊断：结肠肝曲血肿破裂出血。

1. 处理结果

积极治疗后好转出院。

2. 风险分析

（1）外伤患者应当重视，不能因没有症状就忽视潜在的风险，应防微杜渐。

（2）患者出现情况，值班医师应立刻了解患者情况后做出正确处理。

（3）住院患者经常多见起床大便后出现病情变化，应加强家属陪护工作，外伤急性期绝对卧床。

3. 安全警示

（1）对于外伤患者应充分重视，要全面考虑风险，并告知到位。

（2）对于患者出现的情况需要及时处理，并及时向患者家属告知，并签字。

（3）对于类似患者需积极做好监护，不能因为做过检查就认为没有问题，诊疗思路要开阔。

（4）任何患者任何时候都不能放松警惕。

病例16：肺部感染变主角，积极会诊避风险。

患者狄xx，男性，73岁，因"神志模糊52天"入院。患者肺部感染明显，间断发热，咳痰多，查血气分析：PCO_2：78.3mmHg，PO_2：68.8mmHg。复查胸部CT示左下肺及右肺炎症，病变进展；两侧胸水伴右下肺节段性不张；右上肺纤维索条影；双侧胸膜局部增厚；纵隔内淋巴结增大。已用美罗培南＋依替米星二联抗感染治疗及呼吸机辅助通气，加强叩背排痰，建议转呼吸科或ICU进一步治疗。

1. 处理结果

患者家属拒绝，仍要求在我病区治疗，并签字。

2. 风险分析

（1）肺部感染是脑外伤长期卧床患者常见并发症，常规治疗应当施行。

（2）重症肺部感染者，请相关科室会诊，及时由专科诊治，避免风险。

（3）与患者家属积极沟通，如不同意，汇报上级，及时签字，以免延误患者治疗。

3. 安全警示

（1）对于病情严重患者应充分重视，要全面考虑风险，并告知到位。

（2）对于患者出现的情况需要及时处理，并及时向患者家属告知，并签字。

（3）对于类似患者需积极做好监护，必要时相关科室会诊，诊疗思路要开阔。

（狄剑秋）

六、手足外科医疗风险管理

（一）手足外科医疗风险的原因分析

（1）注重"专"，忽略"全"。因为手足外科要求对解剖生理非常细化，专科医师把大部分精力花在解剖和手术操作训练上，容易忽略全身性的变化。譬如在询问病史和体格检查时，容易忽视全身性，眼睛只关注专科情况，整体思维不足。一旦患者在住院期间出现全身性变化，因为准备不足而手忙脚乱，处理混乱，而发生纠纷。

（2）术前沟通不到位而引发纠纷风险。

（3）操作不熟练，解剖生理不扎实，导致手术效果差。

（4）术后对患者关注不足，随访复诊不到位，导致功能恢复差。

（5）新技术新术式开展前准备不足，导致手术失败。

（二）手足外科医疗风险的防范

（1）不断加强整体观念，仔细询问病史，仔细查体，细致检查和及时请会诊，严把手术指征和禁忌证。

（2）手足外科要求有扎实的解剖基础，要求对血管神经走行和分支熟悉，包括其体表投影和毗邻关系；同时要求有精湛的显微操作，对血管神经镜下精准高质量的吻合。

（3）更加专注功能的恢复，同时要求整形美观，组织分离、修复、缝合有更高标准，特别需要强化临床实践。

（4）提高医患沟通系统能力。沟通并不是单纯地把话说完，而是要让患者很清晰地知道有什么问题、如何解决问题、会有哪些后果和风险、如何预防和规避风险、出现风险了如何处理、患者需要注意哪些事项，同时应该清晰地知道患者最真实的想法和要求。所谓沟通不到位就是我们所做的和患者想要的存在差距。所以要求我们需要和患者反复说明讲解，让患者对自身情况有清晰明确了解，达到医患之间的目标一致。

（5）特别是对手术要求较高的术式如自体组织移植修复，没有系统学习培训和具备精湛的手术技能，不能轻易开展。

（6）强调有效的功能锻炼，如何才是有效，应该反复跟患者交代。很多患者会因为害怕疼痛，不能及时有效功能锻炼而错过了功能锻炼的最佳时期，帮助他们寻求康复医师的指导和治疗。

总之，我们在临床实践工作中，必须牢记医疗安全，严遵核心制度，加强风险意识教育，努力学习提升技术，从而有效规避风险。

（三）手足外科案例风险分析与安全警示

病例 1：皮瓣移植风险高，安全原则不能忘

患者 x，男，44 岁，因车祸致左小腿受伤骨折住院，入院后第四天进行皮瓣移植手术，手术耗时 11 小时，第一次移植皮瓣未成活，经外院专家会诊，采取了二次手术。家属认为第一次手术失败为医院造成，家中经济极度困难，要求退回手术费，赔偿误工损失。

1. 处理结果

经双方协商，减免部分医药费解决。

2. 风险分析

（1）术前准备不充分，没有探查血管分支，仅凭解剖及术中所见。

（2）术前交代不充分，没有强调皮瓣手术的风险及不良后果的处理方法。

（3）术前手术方案制订不完善，应有备用方案，并告知患者。

3. 安全警示

（1）皮瓣手术应严格把握适应证，并遵循"简单、安全、有效"的原则，同时有其他备用方案选择。

（2）术前准备充分，探查血管分支，点、线、面设计皮瓣。

（3）加强术前沟通，强调手术风险以及不良后果的进一步治疗措施。

病例 2：预后估计不充分，治疗不佳被索赔

患者胡 xx，女，84 岁，因"左足感染"住院，诊断为：右小趾末节骨髓炎，糖尿病足。行"清创＋右小趾截趾术"，术后仍存在骨髓炎，切口不愈合，经外院会诊未见好转。家属以手术治疗未达到治疗效果索赔。

1. 处理结果

经双方协商，减免部分治疗费用。

2. 风险分析

（1）术前诊断不明确，手术准备不充分。忽视老年患者、糖尿病患者易患动脉硬化闭塞症。

（2）仅考虑到感染性疾病，没有考虑到末梢血运障碍所致的软组织坏死并发感染。

3. 安全警示

（1）加强医学理论知识学习，提高专业水平。

（2）对高龄患者以及合并有心、脑、肾、血管病变的患者，应考虑到动脉粥样硬化闭塞的可能，术前做好血管造影。

病例 3：手术选择欠妥当，减免部分医疗费

患者方 x，男，33 岁，因铁板砸伤导致右手指末节指骨甲粗隆粉碎性骨折，于手外

科进行钢针固定，骨折端见有移位。外院拍片示有骨折断端分离。第二天到我院拔除钢针，改用夹板固定，因手指出血，在外院解除固定夹板，要求赔偿损失。

1. 处理结果

经双方协商，减免部分治疗费用解决。

2. 风险分析

（1）手术方式选择是否合理，末节指骨粗隆骨折是否需要克氏针固定，需慎重考虑。

（2）手术骨折块复位不到位，没有行术中透视。

3. 安全警示

（1）末节指骨甲粗隆粉碎性骨折，移位严重。现骨折块分离的患者，慎用克氏针固定。

（2）内固定目的是预防出现钩甲畸形。

（3）对粉碎性骨折，应用 C 形臂机检查。

病例 4：异物残留未发现，小小竹签惹大祸

患者袁xx，男，34 岁，左足底被竹签刺伤，当时在乡村医师处就诊，反复化脓不愈。门诊诊断左足第四跖骨骨髓炎伴窦道，住院行"左足第四跖骨骨髓炎开窗减压冲洗＋窦道切除，死骨摘除术"，切口持续换药不愈。十月后上级医院手术中发现左足第四跖骨近端内存化脓性分泌物，左足底外侧可见竹制三角形异物，大小约 $0.5cm \times 0.4cm \times 0.2cm$。

1. 处理结果

经双方协商，达成赔偿协议解决。

2. 风险分析

（1）术中清创、扩创不到位，出现异物残留。

（2）术前未行窦道造影，术中没有应用美兰行窦道灌注。

3. 安全警示

（1）术前进行窦道造影，术中应用美兰行窦道灌注，保证清创彻底，不留后患。

（2）加强手术操作，加强掌握解剖知识。

病例 5：手外伤处理告知不规范，致截指后果索赔留教训

患者蒋x，男，25 岁，被压板机压伤左手无名指以及小指，由手外科医师进行清创处理，未要求住院，门诊输液三天后换药，发现受伤两手指已坏死，后转手外科医院，行"左小指坏死组织解脱术"，好转出院。患方以本院门诊医师处理不当导致截指后果索赔。

1. 处理结果

经双方协商，达成赔偿协议解决。

2. 风险分析

（1）术前伤情判断不明，忽视挤压软组织损伤进一步发展变化，并且轻视病情的观察。

（2）术后包扎不合理，没有进行有效的血运观察。

（3）医疗告知不明确，注意事项告知不到位。

3. 安全警示

（1）对手指压砸伤、挤压伤等高能量损伤，应对软组织损伤的范围有前瞻性预见，并向患者及家属反复交代，住院观察。

（2）术后合理化包扎，随时观察异常情况，及时处理。

病例 6：好心指导办坏事，锻炼不慎再损伤

患者葛 x，女，44 岁，左手无名指因外伤手术。复诊时，医师在指导康复锻炼时不慎将缝合的肌腱折断，经再次手术接上。左手无名指活动受限，患者要求赔偿再次手术费用以及误工损失。

1. 处理结果

经双方协商，减免部分医疗费用解决。

2. 风险分析

（1）术中肌腱缝合质量差。

（2）术后锻炼过于暴力，应循序渐进。

3. 安全警示

（1）提高手术操作技术水平，提高肌腱缝合质量。正确理解肌腱缝合方式要点，并灵活运用。

（2）术后功能锻炼以曲肌腱主动背伸、被动屈曲为原则，早期锻炼，防止肌腱粘连，循序渐进。

病例 7：术前风险未告知，皮瓣坏死致截肢

患者王 xx，男，33 岁，因车祸收住我院骨科急症手术，第一次手术后情况较好；后由手外科行皮瓣转移手术，术后第四天皮瓣发生坏死，经治疗未见好转，最终行"左下肢截肢术"。患者认为，院方在皮瓣手术前没有交代可能存在截肢的风险，否则患者可能邀请外院会诊手术或到外院手术治疗，要求进行赔偿。

1. 处理结果

经双方多次沟通，达成赔偿协议解决。

2. 风险分析

（1）术前准备不充分，沟通不到位，对伤情判断不准确。

（2）手术时机选择不当，没有及时手术。应严格遵守保肢、截肢原则。

（3）预后不良的患者应及早、及时转院。

3. 安全警示

（1）对小腿开放性损伤的分型、治疗加强学习。

（2）术前应反复强调术后的不良后果，以及可能出现的问题及应对措施。

（3）手术方式以及时机的选择尤为重要，该患者手术的方式选择没有违反原则，但时机太晚，应考虑手术条件的问题。

病例 8：自信经验致误诊，神经受损遭赔偿

患者李 xx，男，42 岁，因"左手腕滑膜瘤"手术治疗，术后近一年来发现手部肌肉活动受限，拇指及小指明显，部分肌肉萎缩，肌电图检查示：左尺神经周围不全损害，左尺神经感觉受损。家属认为手术所致，要求赔偿由此造成的损失。

1. 处理结果

双方协商，达成赔偿协议解决。

2. 风险分析

（1）术前没有进行 B 超检查，不能仅凭经验轻率诊断。

（2）术中发现与初步诊断不符时，应及时沟通或延期手术。

3. 安全警示

（1）术前进行相应的辅助检查，不能仅凭经验轻率判断。

（2）术中发现与初步诊断不符时，应及时沟通或延期手术。

（3）术前准备应完善，应该备有特殊情况发生时的应急预案。

病例 9：手术方式不合理，创面不愈留后患

患者杜 xx，男，45 岁，因"左小腿重物砸伤致疼痛出血 2 小时"入院，骨科行"左胫骨交锁髓内钉内固定手术"，手足外科行"左胫前清创＋血管移植＋VSD 覆盖"，后行"左小腿清创＋皮瓣修复＋植皮术"，术后创面长期不愈合。上级医院诊断"左胫骨骨髓炎"，行"左胫骨清创外固定支架＋自体骨移植术"治愈，家属认为治疗存在问题，要求赔偿。

1. 处理结果

经双方协商，达成赔偿协议解决。

2. 风险分析

（1）急症手术选择方式不合理，小腿压砸伤等高能量损伤致皮肤软组织条件差，急诊处理对伤情判断不全。严重肢体开放性损伤，禁用髓内钉固定。

（2）术后出现骨髓炎，采取局部换药处理，存在侥幸心理，没有采取较为积极方案。

3. 安全警示

（1）对小腿压砸伤等高能量的开放性损伤，应严格按照 Gustilo-Holerson 分型以及处理原则，术后对局部皮肤软组织的末梢血运严格观察，及时处理，必要时院外会诊或转院治疗。

（2）术后出现骨髓炎，通过换药处理后迁延不愈，反复发作时应采取积极有效措

施，不能姑息。

（3）加强住院期间与患者的沟通。

病例 10：植皮方式选择欠思量，骨髓炎窦道难愈合

患者宋 x，男，39 岁，因"车祸致左胫腓骨骨折，左内踝骨骨折"住院，行"左胫腓骨骨折切复内固定术，左内踝骨折复内固定术"。一年后患者左小腿前缘皮肤坏死，行清创＋皮瓣转移修复＋植皮术"，术后皮瓣未成活。因并发左胫骨下端慢性骨髓炎，取出左胫骨内固定物，经治疗窦道愈合出院。患者认为皮瓣移植失败并发骨髓炎导致住院费用明显增加，家境贫寒无力偿还医药费并要求赔偿。

1. 处理结果

经双方协商，减免部分医药费解决。

2. 风险分析

（1）手术方式选择不恰当，违反"宁简勿繁"的原则。

（2）术后胫骨窦道感染与小腿外侧创面无直接关系，但病程长，加剧了感染的发生。

（3）小腿中下端骨折的开放复位内固定的处理，皮肤切口的缝合过于致密而导致皮肤血运障碍而不愈合。

3. 安全警示

（1）皮瓣修复应严格遵循"宁简勿繁"的原则，可以植皮勿皮瓣修复，可以带蒂勿游离。

（2）小腿中下端骨折的开放复位内固定术应根据患者体型，局部软组织条件而选择。

（3）切口闭合应充分考虑到术后肿胀，引流是否通畅的情况，不影响切口周围皮肤血供。

（4）固定方式的选择应充分考虑到皮肤软组织的条件。

病例 11：过程结果有缺陷，追责索赔无商量

患者叶 xx，男，36 岁，因左手无名指被钢管砸伤手术，术中一位医师说这样处理不妥，拔除已经置入的钢针后重新打入，半月后活动并复查，四个多月骨头依然未长好。患者认为手术存在问题，导致骨不连，要求给予解决。

1. 处理结果

经双方协商解决，达成赔偿协议解决。

2. 风险分析

（1）对骨折采用复位内固定术，内固定要求牢靠，如内固定存在不稳，可用外固定加强。

（2）术前应制定缜密的手术方案和替代方案，防止出现内固定松动失效，内固定物疲劳断裂等情况。

3. 安全警示

（1）术前告知需到位，重点问题需反复强调。

（2）术中出现不同意见，应首先按照术者方案进行，可在台下讨论，尽量避免在患者面前讨论。

病例 12：术前评估不充分，术后效差难推卸

患者沈 x，男，63 岁，因"右指麻木伴活动障碍五年"入住手外科，患者原有痛风病史多年。术前检查右拇指、中指主动背伸受限，桡侧三个半手指感觉麻木，大小鱼际肌肉萎缩，尿酸 813 μmol/L，诊断"右正中神经卡压综合征"。行"右正中神经松解＋腕关节融合术"，术后因出现严重的痛风排异反应致切口长期不愈，直至 6 个月才逐渐愈合，但右手指因挛缩而功能丧失。家属认为因手术不成功导致目前的后果，医院应给予合理赔偿。

1. 处理结果

经医患纠纷调解中心处调解，达成赔偿协议解决。

2. 风险分析

（1）痛风为全身性代谢性疾病，累及骨关节间、关节周围组织、腱性组织。痛风石在关节周围沉积，破坏正常组织结构，最后会出现长期皮肤破溃不愈和排异反应。

（2）正中神经卡压综合征诊断以临床表现为主，确诊需行神经诱发电位复查。

（3）应严格掌握手术适应证，术前先行非手术治疗，如治疗不明显者再考虑手术治疗。

3. 安全警示

（1）对于痛风患者的手术，应慎重。首先应抗痛风治疗，出现痛风石沉积，手术切口的不愈合应做重点防范和交代，并且有成熟方案预防治疗切口不愈合。

（2）术前应告知到位，对于有疑惑或难以有预期治疗者，可以转上级医院或会诊后决定。

（熊　敏）

第五节　妇产科医疗风险管理

一、妇产科医疗风险的原因分析

（一）妇产科医疗风险的特点

一是孕妇生产既有生理的一面又有病理的一面。二是产妇、胎儿和新生儿病情变化快，难以预测。

（二）妇产科是高风险科室，易发生医疗纠纷

妇产科日常工作量大，病情变化快，国内统计的数据妇产科的纠纷数排在第一位，随着三胎政策的放开，妇产科的工作压力会更大，也是纠纷易发的因素之一。

（三）妇产科的纠纷处理难

社会舆论导向和一些不实报道，使人们对妇产科医疗纠纷的认识产生误区，只要产妇和新生儿在医院出现非预想情况，就认为医院工作必定存在过失，医院就应该承担所有责任。部分产妇家属把医院当成了可以讨价还价的市场，认为只要采取偏激行为，就会迫使医院就范，往往导致妇产科医疗纠纷处理难度加大。

（四）群众对医疗期望值过高

在当前，产妇分娩往往被社会乐观地看成是一个简单的生理过程，要求分娩中的母婴绝对安全，认为进了医院，就是进了保险公司。民众没有看到分娩这一过程中所隐含的瞬息万变的生理和病理变化，产科医师要在极短的时间内判明变化，做出决断和处置，民众不能理解其中的难度和风险。

（五）纠纷发生社会影响大

妇产科的就医群体以年轻女性居多，往往牵涉的家庭多，一旦发生纠纷，社会关注度高。

二、妇产科医疗风险的防范

（1）每一位医护工作者在防范医疗风险中，首先必须有一个主动工作的责任心，同时要有强烈的风险意识和法律意识，以母婴安全、患者安全为第一目标，主动提供规范、安全和有效的医疗服务，及时处置异常情况，才能创造一个安全、和谐的医患关系。

（2）把好入院时的第一关。详细询问孕产史，仔细检查，全面了解孕妇基本情况，有无妊娠合并疾病，对需要干预的必须积极处理，以降低相关风险。对异常情况做到早发现，早告知，使产妇和家属有心理准备，做到早处理，努力降低各类并发症，避免不良后果出现或将不良损害程度降至最低。

（3）规范医疗行为，提高操作技能。妇产科医护人员必须强化谨慎、敬业、好学精神，练好扎实的基本功，为孕产妇及妇科患者提供安全、规范、高质量的技术服务，才是提高医疗质量，预防医疗过错和避免医疗纠纷的关键。

（4）完善医疗文书，重视病历的证据作用。病历作为最重要的证据，包含了产妇、新生儿在医院的诊疗经过、各项检查结果以及根据检查结果做出的医疗决策，这些资料必须真实详细。如果医疗文书书写得不认真，病历存在涂改或记录不全，或医护记录存在矛盾，都会造成医方在医疗纠纷或诉讼中处于不利甚至被动的地位。各级医护人员要重视唯一能证明我们医疗行为必要性、合理性、安全性的完整病历资料。

（5）对工作中出现的医疗不良事件、纠纷隐患实施早期干预和处置，能有效地减少和避免纠纷的发生；对已发生医疗纠纷进行早期有效干预，能够促使医疗纠纷弱化和转化，以得到更加公正、合理的处理。

（6）掌握和落实核心制度。医护人员只要熟悉核心制度，在临床工作中自觉执行核心制度，就可以避免很多差错的发生，如首诊负责制、汇报制度、交接班制度、会诊制度、讨论制度等。

（7）深入交流沟通，切实做好告知。医学知识具有很强的专业性，而就医群众与医护之间信息是不对称的，如果不进行有效沟通和详细及时的病情告知，就容易产生误解、纠纷。应主动为处于被动方的产妇考虑，听取产妇主诉，理解产妇及其家属的要求，舒缓产妇心理压力，使其产生归属感和安全感。增强主动服务意识，对需要患方做出选择的告知，需要在充分知情的基础上履行相关手续，才能确保医疗安全，消除妇产科医疗纠纷隐患。

（8）加强医学知识的科普宣教，医疗行为的风险是人类的共同风险，而不仅是医师这个单一职业的风险，当前的医学技术水平对许多产科疾病的发展和转归还难以有效控制，就患者而言，在就诊前已处于高风险状态。妇产科医护人员要不断提升人文素质，在施行医术的同时，奉献更多的爱心，面对风险的同时提供更多的同情。倡导正确的舆论导向，和谐医患关系。加强医学知识的科普宣传，让全民了解分娩的高风险性，帮助民众确立正确就医观，矫正过高的医疗期望值，增加医务人员和患者相互间的认知、认同和理解。

三、妇产科案例风险分析与安全警示

病例1：新生儿"异常"变"正常"，未识别酿成大苦果

产妇王xx，于某日13：00左右顺产娩出一男婴，Apgar评分9～10分，新生儿查体：面色红润，呼吸平，哭声畅，心肺听诊未及异常，腹软，四肢肌张力正常。新生儿出生后能吸吮，但进奶量少，有呻吟，18：00测体温35.5℃，经保暖后，于19：45复测体温36.5℃。查体：面色红，呼吸平，刺激足底，哭声畅，嘱保暖，观察。

家人因不放心，当晚叫妇产科值班医师查看5～6次，夜间多次查看新生儿均见面色红润，呼吸平，哭声畅，心肺听诊未及异常，腹软，手脚指（趾）稍紫色，四肢肌张力正常。每次查看后都说"正常"。第二日5：00新生儿家属呼叫，立即赶到病房，查新生儿稍有呻吟，面色红，呼吸尚平稳，刺激足底，哭声畅，反应好，协助用奶瓶帮助喂奶，能吸吮。嘱喂养后予新生儿叩背，注意观察。6：25新生儿仍有呻吟，较前明显，查体：新生儿反应欠佳，请儿科会诊（未实施）。晨6：48左右见新生儿呻吟，点头呼吸，刺激后哭声不畅，呼吸80次/分，心率118次/分，律齐，心音低（听诊不特别明显），腹部未见明显异常，双脚掌稍紫，四肢肌张力尚可。6：50新生儿无反应，面色苍白，无呼吸，肌张力无，立即置于红外线辐射台，行心脏按压，清理呼吸道，面罩人工呼吸，气管插管。经积极抢救，新生儿仍面色苍白，无心率。心电图显示：无心率。

8∶00 宣告新生儿死亡。

家属认为由于值班医师极不负责，导致小孩病情未能及时诊断而逐渐加重，失去了抢救生命的最后机会，给家属造成了极大的精神和经济损失，医院必须赔偿应有的损失。

1. 处理结果

经双方协商，给予减免部分医药费解决争议。

2. 风险分析

对新生儿出现的症状不能识别风险，没有落实会诊制度，没有及时请儿科医师会诊。

3. 安全警示

（1）重视会诊制度。

（2）加强年轻医师对儿科知识的掌握，对儿科急症，尤其是新生儿的急症要识别。

病例 2：不识脑耗盐误诊误治，损伤脑皮质鉴定赔偿

患者阮 xx，女，44 岁，因"下腹痛一月"门诊拟"盆腔炎"收住妇产科，有剖宫产史。入院后完善各项检查，血常规 WBC 4.8×10^9/L，N 53.4%，Hb 104g/L。血型 A 型，RH+。肝肾功能、电解质、凝血功能、传染病四项正常。心电图正常。入院后予以抗炎补液、中药灌肠及口服、神灯理疗、补充蛋白等治疗。第二日，患者诉用药后感恶心，无呕吐及腹泻，考虑喹诺酮类与硝基咪唑类均有胃肠道反应，因腹痛较入院时有改善，改用氨曲南＋奥硝唑静脉滴注抗炎。第三日，患者感下腹隐隐不适，查精神一般，血糖 3.46mmol/L，总蛋白 57.2g/L，白蛋白 34.4g/L，球蛋白 22.8g/L，电解质正常。考虑患者自剖宫产后饮食量较产前减少，平时食欲不好，嘱加强营养，增加饮食。入院第五日，患者感鼻塞、流少量清涕，稍感头痛乏力，感恶心，偶有呕吐，呕吐出少量胃内容物，继续前抗炎治疗，感冒冲剂口服。呼吸科会诊考虑上感，加用炎琥宁抗病毒治疗，适当补液支持。第六日患者晚上私自外出，晨起回病房，情绪低落，懒言。晨起呕吐一次，日间呕吐数次，均为胃内容物，予格拉司琼静脉滴注止吐。入院第七日，患者情绪低落，懒言少动，追问病史，患者剖宫产后 13 月余，一直情绪低落，懒言少动，伴失眠，乏力，消瘦，记忆力减退。曾在外院疑诊产后抑郁症，请神经内科会诊疑诊产后抑郁症，建议恶心、呕吐症状好转后转专科医院进一步治疗。同日查电解质：Na^+ 115.9mmol/L，Cl^- 80.6mmol/L，K^+ 4.15mmol/L，予以对症补充电解质治疗。

患者于当日 18∶27 诉头昏头痛，懒言少动，测血压：160/110mmHg，请内科会诊建议：1. 监测血压，调节情志。2. 血压过高可临时予以消心痛对症处理，如监测血压长期较高，再应用降压药物。患者于 19∶35 抽搐一次，予安定、甘露醇对症抢救。头颅 CT 示蛛网膜下腔出血可能，遂转院治疗，出院诊断：①多器官功能障碍；②低钠血症；③脑性耗盐综合征；④大脑皮质功能损伤。患者智力相当于 3～4 岁孩子，住院费用很高，遂向医院提出赔偿要求。

医患双方提起司法鉴定，医院对患者的诊疗行为存在一定过错，应承担一定责任，参与度 C 级。

1. 处理结果

经双方协商，给予减免部分医药费解决争议。

2. 风险分析

（1）出现了非本专科的症状，没有及时请专科医师会诊。

（2）对电解质的异常重视不够。

（3）临床医师的知识面不够宽。

3. 安全警示

（1）没有落实会诊制度。

（2）对电解质的危急值不知晓。

（3）对非本专科疾病知之甚少。

病例 3：分清真假血尿，防止漏诊误诊

患者周 xx，女，74 岁，因"阴道流血一周"住院，诊断为"阴道流血待查：肿瘤？"，行"全子宫＋双附件切除术"。出院后仍一直有出血，到肾内科、泌尿科检查，经泌尿科收住院治疗，诊断为"输尿管结石"。患者家属认为此前妇科手术前未查明原因就手术，患者承受了较大痛苦，医院应给予赔偿。

1. 处理结果

经双方协商，给予减免部分医药费解决争议。

2. 风险分析

（1）对于尿常规提示红细胞没有引起足够重视，经验性地认为是阴道流血污染标本所致。

（2）病史采集不仔细。

（3）建立正确的临床思维，应及时邀请相关专科会诊，排除相关疾病。

（4）进行全面体格检查和辅助检查，防止漏诊及误诊。

3. 安全警示

（1）患者泌尿系统检查出现血尿及肾积水，未引起足够重视，不能简单地认为阴道流血污染标本导致血尿。

（2）医师问诊及体格检查一定要仔细，分清血尿与阴道流血。

（3）作为专科医师易形成专科工作的习惯，在诊断思维上陷入狭窄的境地，缺乏全面的认识，"只见树木，不见森林"容易发生漏诊、误诊。

病例 4：手术纱条险留腹腔，安全核查防范隐患

患者陈 x，女，48 岁，因"子宫肌瘤"住院手术，手术中在关腹后发现一小纱条未找到，又重新开腹找出纱条。患者家属认为延长了手术时间，再次开腹给患者带来了痛苦，医院应负责任。

1. 处理结果

经双方协商，达成赔偿协议解决。

2. 风险分析

（1）应从该事件中认真吸取教训，真正落实"三查七对"制度。

（2）医务人员只有规范操作，才能保障手术安全。

3. 安全警示

（1）器械护士术前、术后认真清点器械、纱布，术毕核对明确无误后，手术医师才能关腹。缝合时，术者应仔细检查有关器官的出血情况及有无异物残留。

（2）严格执行手术安全查对制度，杜绝差错事故的发生。

（3）手术治疗是非常严谨的技术，必须严格遵守操作规程。

病例 5：慎重复查，全面告知

患者尹xx，女，24 岁，行"剖宫产手术"，术前检查 TPPA 阳性。予行"青霉素"治疗，产后也已做回乳处理（医师要求）。后二次复查 TPPA 均为阴性，患者家属认为用药回乳已造成损失，且进行了不必要的治疗。

1. 处理结果

经双方协商，达成赔偿协议解决。

2. 风险分析

（1）做好质量控制管理，确保检验设备的正常运行。

（2）防止工作中的失误，确保检验标本的正确性。

（3）做好复检工作，杜绝差错发生。

（4）妇产科医师及时与检验科沟通协调，复查后再进行下阶段治疗，避免责任事件发生。

3. 安全警示

（1）首先要做好检验质量管控，杜绝因操作或其他原因导致的检验错误。

（2）传染病检查告知应慎重，及时复查，不要轻易决定下一步诊疗。

（3）应全面告知患者，医师应考虑到检验过程误差可能或假阳性可能。

（4）医疗知情的目的是使患者对于将要接受的医疗措施加以思考并权衡利弊，在同意和拒绝之间做一个明智的选择。

病例 6：新生儿异常变化多端，留心细诊治方能避险

产妇李 x，20 岁，分娩一男婴，重 2.6kg，评分 9 ~ 10 分。出生后无小便，能吸吮，大便正常，儿科会诊后考虑先天性尿路闭锁，不排除肾脏畸形，建议转上级医院治疗。第一天某市级儿童医院经 B 超检查后诊断：①无尿。②双肾肿瘤。第二天家属带患儿至省级市儿童医院，查 B 超示："双肾、输尿管未见明显占位。"当晚返回，一般情况可。返回第二日凌晨 1：40 左右家属将患儿抱至护士办公室，见患儿面色灰白，四肢青紫，无自主呼吸，无肌张力，未扪及颈动脉搏动，经抢救无效死亡。家属认为二次到外院检

查，我院未对新生儿进一步全面检查，对患儿死亡负有责任。

1. 处理结果

经市卫生局，公安局人员参与调查，多方协商，院方给予人道主义补助解决争议。

2. 风险分析

（1）加强母婴同室安全管理。

（2）对婴儿外出就诊的家属，要做好充分的医疗告知，办理必需的签字手续。

（3）患儿返院后及时咨询外院就诊情况，必要时请儿科会诊，做好相关记录。

3. 安全警示

（1）新生儿转院后于当天抱回，可能病情严重，应警惕，仔细询问情况并查找原因。

（2）新生儿病情变化快，应多观察，特别是高危新生儿。

（3）本例中新生儿，办转院手续后由家属擅自抱回，都应全面负起责任，不能从思想上乃至医疗行为上忽视它。

病例 7：手术切口难愈合，医患沟通需到位

患者黄 x，女，45 岁，因"子宫肌瘤（鳞癌）"由外请专家予以手术治疗，术后出现切口裂开，一直不愈，医师建议清创后再次缝合。家属有意见，要求保证一月内治愈，或退款转外院治疗。

1. 处理结果

与患者沟通、解释，妇产科、普外科会诊后治愈，给予减免部分住院费用解决争议。

2. 风险分析

（1）加强围手术期管理。

（2）规范手术操作。

（3）术前充分沟通，突出重点。

（4）术后仔细观察，如体温升高，血常规异常，切口渗液等应及时发现。

（5）发现异常及时与患者及家属沟通，及时处理，必要时请会诊。

3. 安全警示

（1）即使手术过程很成功，但切口愈合不良，医患双方都不能满意。

（2）影响切口愈合的全身因素：患者的年龄、内分泌、肥胖、全身状况、免疫抑制剂的使用，阿司匹林、消炎痛等药物的使用；糖尿病、贫血、类风湿性关节炎、自身免疫性疾病、潜在性或伴发疾病。

（3）局部因素：切缘的整齐、有无无效腔、止血彻底、局部感染、异物、坏死组织、局部血液循环、神经支配、电离辐射、表皮再生时间延长、肉芽组织形成过多、处理不当、护理不到位、个人卫生习惯以及是否规范使用抗生素等都有关系。

（4）术前要做充分的准备、评估，与患者做充分的沟通，对可能发生的情况要有充分预见和告知，必要时反复强调、签字。

病例8：设备故障未沟通，法院调解息纠纷

患者纪x，女，37岁，因"阴道出血伴下腹痛2小时"00：10来院急诊，诊断为："腹痛待查，宫外孕？"，建议住院治疗，患者拒绝。后于8：54住院治疗观察，行β–BHG检查，当时不能出报告，后因机器出现故障再延长。患者认为这导致其住院时间延长，费用增加，对收费也有疑问，要求退回不合理收费。

1. 处理结果

经市人民法院调解解决争议。

2. 风险分析

（1）机器故障后，相关科室应第一时间与临床医师沟通。

（2)及时与患者沟通，取得理解，而不是等患者来追查检验结果时才告知机器故障。

3. 安全警示

医疗活动中，医院作为一个整体，环节管理很重要，任何一个环节不到位都可能引起纠纷，我们要用心做好每一件事。

病例9：新生儿娇脸遭划伤，虽赔偿颜面留瘢痕

患者马x，女，26岁，入院行"子宫下段剖宫产手术"，术中新生儿左侧脸颊部皮肤被手术刀划伤约1cm，出院后遗留有瘢痕并逐渐增大。家属要求对术中造成婴儿脸部皮肤损伤赔偿。

1. 处理结果

经双方多次协商，达成赔偿协议解决。

2. 风险分析

（1）提高"三基"水平，规范手术操作，杜绝此类错误发生。

（2）积极处理损伤善后事宜，做好与家属的沟通，减少副损伤发生。

3. 安全警示

（1）手术操作应严格按规范操作，有些术者片面追求速度是不可取的。

（2）手术时专心致志，不浮躁，一心不能二用。

（3）熟练掌握操作技能。

病例10：术前告知未到位，异物反应遭质疑

患者缪xx，女，53岁，妇产科邀外院专家行"全盆底修复术"，住院9天。出院休养2个月余，症状仍没有好转，不能久坐，肛门坠胀。患者家属认为手术是失败的，手术操作中存在问题，对治疗预期效果术前告知不到位，应赔偿损失。

1. 处理结果

经双方多次沟通及调处中心调解，达成赔偿协议解决。

2. 风险分析

（1）患者对诊疗效果，期望值过高。

（2）术前术后沟通解释不到位，患者没有正确理解手术并发症及术后不适。

3. 安全警示

（1）术前术后及时沟通，解释到位，取得患方理解后再手术。

（2）手术操作规范，解剖层次到位。

（3）让患者理解手术后不适、排异反应等医学知识，有助于取得患者对医疗行为的理解。

病例 11：残疾患者病房跌倒，患者安全处处留心

患者洪 x，女，50 岁，因"子宫肌瘤"入住妇产科，患者原有"小儿麻痹症"史。住院至第四天时在卫生间门口不慎跌倒（当时地上有水渍），致"左股骨髁骨折"，要求赔偿医疗损失费。

1. 处理结果

经双方协商，达成赔偿协议解决。

2. 风险分析

（1）对特殊患者，入院应重点宣教注意事项。

（2）地滑的地方应设立安全警示牌。

（3）勤工应及时清理病区地面水渍，保持环境干燥整洁。

3. 安全警示

（1）患者安全目标的实现，需要每个部门、每位医务人员的重视和关注。

（2）年老体弱、功能障碍等特殊患者就诊，医疗告知要充分到位，防范意外的细节要指导落实到位。

（3）就诊环节中易发生影响患者安全的因素，发现后要及时上报，及时整改和处理，保持良好、安全的就诊环境。

病例 12：症状隐匿缺推敲，二次手术惹争议

患者曹 x，女，24 岁，在妇产科住院行"剖宫产"术，术后第三天出现下腹部疼痛伴发热，予行"阑尾切除＋腹腔引流术"，经治疗好转后出院。患方认为医师诊疗存在缺陷，医疗费用增加，要求医院予合理解决。

1. 处理结果

经双方协商，减免部分医药费解决争议。

2. 风险分析

（1）患者可能原有隐匿性阑尾炎症状没有发现，或术后抵抗力下降导致阑尾炎发作。

（2）没有充分预估到病情复杂，沟通告知不到位。

3. 安全警示

（1）病史采集认真、仔细，能发现蛛丝马迹。

（2）安全细致体格检查，存在疑问及时会诊。

病例 13：计生手术要规范，疏忽大意引纠纷

患者丁 x，因"停经 44 天，要求人流"在我院行无痛人流，术后月经一直不净，B

超检查，示有"囊肿?"，没有予以清宫，也一直未好转。后再次清宫，输液治疗。患者认为医师第一次处理不当，带来痛苦。

1. 处理结果

经与患者沟通，治疗2周后已痊愈，家属表示理解。

2. 风险分析

（1）虽然计划生育手术在技术难度上并不复杂，但在每天重复操作中不能麻痹大意，特别不能忽视个体差异。

（2）严格遵守计划生育技术操作规范。

3. 安全警示

（1）做好计划生育宣传工作，减少人工流产的发生。

（2）认真对待每一个病例，严格技术操作规程。

（3）充分做好术前告知。

病例14：术前告知不充分，造成后果索赔偿

患者戴xx，女，46岁，在妇产科门诊就诊，检查后告知患"子宫肌瘤"，可行手术或微创治疗。因"子宫肌瘤"在全麻下行腹腔镜子宫肌瘤剔除术，术中探查阔韧带肌瘤，因剥除困难，向家属交代，建议行筋膜内子宫切除术，患者家属同意并签字，即行筋膜内子宫切除术。事后患者家属投诉：在手术过程中医师突然要他签字切除子宫，为保证治疗暂先签字同意，但对要切除子宫不能理解；术后第二天患者腰腹部、下腹切口周围出现大块皮下瘀斑；患者诉下腹胀痛，B超检查示：盆腔左侧混合性包块，右侧髂窝处少量积液（7.6cm×9.0cm×6.9cm），家属对手术及术后出现的问题存有强烈的意见，拒付后续医药费。

1. 处理结果

经调处中心调解，达成赔偿协议解决。

2. 风险分析

（1）术前未能充分做到使患者在知情基础上的同意选择，是造成该纠纷的前提。

（2）手术前沟通中对拟施行手术方案及替代方案与患者及家属沟通不到位，导致患者对手术替代方案切除子宫不理解。

（3）手术可能出现的并发症与患方沟通不到位，切口周围出血、淤血及血肿不能理解。

3. 安全警示

（1）手术中谨慎、细心、严密止血。

（2）重视医患沟通，术前谈话告知到位，使患方对自己的病情、手术方案、手术替代方案及术后并发症等有全面的了解，而并非只是履行相关手续那么简单。加强医患沟通，增强医疗风险告知意识是防范手术纠纷的重要一环。

病例15：熟人就诊莫轻率，规范医疗防风险

患者李xx，女，28岁。因"下腹部疼痛"直接到妇产科病房就诊，入院前曾有熟人电话联系当班医师予以关心。此前患者在家中进行安胎治疗。医师检查后怀疑宫外孕，说夜间不做B超检查，让患者回家并说若出血量不大，加量服用"安胎药"。早晨患者出现头晕，再来医院检查腹内出血（床边B超），并于9:30做了紧急手术，切除了输卵管。家属认为医师在急诊时已怀疑宫外孕，要留观治疗，让患者回家加重了病情，导致输卵管被切除，提出索赔要求。

1. 处理结果

经市医患纠纷调处中心调处，达成赔偿协议解决。

2. 风险分析

（1）对诊断不明确的患者应多沟通，宁多说一句话，不少说一个字，要留院观察的应该留院观察。

（2）对熟人介绍的患者，违反程序、规范办事，一旦造成后果，发生纠纷，也会找你、找医院。

3. 安全警示

（1）牢记医疗原则，排除医疗干扰因素。

（2）急腹症患者（暂不能明确原因）需住院或留观。

（3）牢记首诊负责制，病案书写及时规范。

病例16：解剖层次未分清，周围脏器遭损伤

孕妇彭xx，女，31岁，因"G2P1孕39周待产LOA位"住院，在腰硬联合麻醉下行子宫下段剖宫产术，术后第二天起感左侧腰部酸胀不适，B超、CT示：左肾轻度积水。膀胱镜检查示："左侧输尿管下段梗阻？"。请上级医院相关专家会诊手术，术中见缝扎阔韧带止血的可吸收线紧贴左侧输尿管，导致左侧输尿管折叠成角，行"左侧输尿管松解＋左侧输尿管置管术"，后治愈出院。患者及家属认为医师在剖宫产手术中不负责任，造成问题，导致患者要做第二次手术，要求赔偿由此造成的所有损失。

1. 处理结果

经医患调处中心调处，达成赔偿协议解决。

2. 风险分析

（1）输尿管潜行于阔韧带中，需要缝扎阔韧带时，没有提高警惕，分清解剖层次，逐层缝合。

（2）孕妇进入产程后剖宫产，子宫下段水肿可能性大，发生切口延伸、损伤输尿管的可能性远远大于普通择期剖宫产，术前没有详细解释、充分告知患者及其家属。

3. 安全警示

（1）手术中操作应谨慎仔细，分清解剖层次。

（2）术前向患者详细交代病灶与周围脏器的关系，有无损伤的可能，尽可能获得患者及其家属的理解。

（3）术后密切关注患者的症状体征，有问题及早发现，及早处理，以免发生严重后果。

（4）不断学习，反复思考，提高临床实践操作能力。

病例17：孕妇产检需仔细，结果异常需告知

患者丁x，女，29岁，因"死胎，G1P0孕38^{+2}周"住院，患者孕期在我院产科门诊定期产检，B超示"胎儿颈部见脐带迹"，未告诉家属。产检胎心监护正常。后在家中感觉胎动减少，第二日来我院检查发现胎死宫内。家属认为B超示脐带绕颈应告知家属，产科医师告知一直正常，为什么胎死宫内？要求给予解决。

1. 处理结果

经医患调处中心调处，达成赔偿协议解决。

2. 风险分析

（1）发现胎儿脐带绕颈，虽然没有特殊的治疗方法，但也没有引起足够的重视，且没有及时告知患者并告知注意事项。

（2）产检过程中，仅关注孕妇自身的病理生理情况，没有考虑其丈夫因素可能导致的胎儿异常，例如患者丈夫血型，丈夫家族中有无遗传疾病等。

（3）没有使孕妇认识到妊娠期间自我监护的重要性。

3. 安全警示

（1）鉴于产检涉及优生优育，为排除一些遗传性、先天性疾病、畸形，必要时可建议到上级医院进行特定筛查诊治。

（2）产检时同样需拓宽思路，不要仅局限于孕妇、胎儿的检查，胎儿的部分基因来源于其父亲，故询问病史时不要忘记询问其父亲的情况。

（3）孕妇到医院产检的次数有限，应充分告知孕妇及其家属，孕期自我监护的重要性，并指导自我监护的方法。

（4）产检过程中发现任何一项异常情况都要充分告知，并签字。有效的病情告知很重要，要使孕妇和家属均知晓病情的可能后果。

（5）产检过程严格按照国家规定要求执行，实行分级诊疗。

病例18：接产动作需规范，稍有不慎易产伤

孕妇邢xx，女，26岁，因孕足月行剖宫产，娩一女婴，重4000g，新生儿出生时正常，双手能活动，生后第三天，因大便带血丝转院治疗，发现新生儿左锁骨骨折，暂无特殊治疗，向医院反映情况，要求予以解决。

1. 处理结果

经医患双方协商，予以减免医药费，双方达成协议解决。

2. 风险分析

（1）助产技术有待进一步提高。

（2）新生儿出生后查体不够仔细，没有及时发现异常。

3. 安全警示

（1）提高识别产科高危因素的能力，加强学习，提高助产技术。

（2）做好围生期保健、产前筛查，关注高危妊娠，正确估计胎儿大小，合理选择剖宫产。

（3）产程中严密观察，保持高度的责任心，及时发现并积极处理产程中的异常情况，做到尽量避免产伤的发生。

（4）相关手术风险必须充分告知到位。

（彭继红）

第六节　儿科医疗风险管理

一、儿科医疗风险的原因分析

随着市场经济和人民生活水平的提高，人们越来越关注生命与健康，患者的需求越来越高，医患关系出现了许多新情况、新变化，其中最引人关注的是医疗纠纷的增多；尤其是儿科，是医疗纠纷的高发科室，不管什么原因，一旦患儿出现预后不理想，家属容易出现激烈的情绪反应，引起纠纷。

（一）儿科医疗风险的特点

1. 儿科疾病的特点

孩子并不是大人的缩小版。儿童特别是婴幼儿一直处于不断生长和发育过程中。每个生理年龄阶段均有其独特的发病特点，疾病的种类及临床表现也不相同。由于小儿免疫功能差，代偿能力有限，患病后疾病变化快，易出现并发症。因此，小儿疾病的病死率明显高于成人。年龄越小，病死率越高。加上患病时不会诉说，沟通困难；病痛时只会哭闹，检查又不配合。而门急诊不仅患儿多，家长更多，就诊时间比较集中，家长心情急，提问多，要求高，小儿哭闹、家属围诊的工作环境，使得医师容易疲劳，注意力极易分散，稍不留意，就可能导致诊治失误。如果患儿预后不好，不管是什么原因造成的，家长往往不愿意接受而引起纠纷。

2. 医师技术水平的局限

儿科疾病存在专业性强且病情变化快的特点，这就要求医师在接诊患儿时要认真全面地做好体格检查，准确地诊断病情，并正确评估可能出现的合并症的风险。有些医师专业知识不够，临床经验不足，对疾病的发展、转归及可能出现的风险预见不足，患儿出现轻微的病情变化时，没有引起医务人员的足够重视和高度警惕性，没有及时请会诊、转诊。病情恶化错失抢救时机，最终抢救无效，酿成纠纷恶果。

3. 医师和家属沟通不到位

由于儿童的陪护人同时存在多人，医师和患儿家属沟通时，没有注意近亲属和患儿监护人的区别关系，在沟通时出现错位现象。特别是沟通时没有详细告之患儿疾病发病急、变化快、易反复、易出现并发症的特点。在实际工作中，有的医护人员对患儿家属的提问不能解释到位，医师只重病、不重人，未能在语言和形式上表示出对孩子的关注，使得医患双方的亲和力受损，一旦出现病情变化，或者预后差的情况，势必引发纠纷。

4. 患儿家属对疾病认识不足，对治疗期望值过高

疾病是有其发展演变的规律的，有的疾病早期症状不典型，不可能一下子就能确诊，而且也需要相应的辅助检查来协助诊断。而家属对疾病认识不足，有时会拒绝医师对患儿做的一些检查，特别是对患儿身体可能有一些影响的检查，如 X 线、CT、腰穿等，影响诊断的正确性，易发生误诊。而且会耽误最好的诊断时间，错过最好的治疗期。而患儿家属对医疗服务、医疗质量的要求又很高，把小孩送到医院就要求一定要治好，不能出现意外。如果患儿病情突变或死亡，家长把责任归咎到医院，甚至以不理智的过激行为对待医务人员。

（二）儿科医疗风险的防范

1. 掌握儿科特点，防范医疗风险

（1）科学认识儿科疾病特殊性，强化儿科防范纠纷的基础工作：临床中常见的小儿疾病多以患病急、来势凶、变化快为特点。要防范纠纷最重要的就是要体现急患儿所急，思想上重视、行动上积极。漫不经心的一句话，如"没关系""不要紧""问题不大"或迟缓的一个动作，都可能是引发医疗纠纷的导火索。

（2）仔细询问病史和查体：在了解病情演变过程中下功夫是防范儿科医疗纠纷的基本功。误诊误治对儿科来说，有的产生于询问病史的简单化；有的患儿不会自述病情，病史通过家长代述，甚至反复多次了解才得以全面掌握；临床工作中还常发生小儿查体不合作，导致医师查体不仔细、不全面。因此，不放过任何一个可疑的症状和体征，也是防范儿科纠纷、堵住诊治漏洞的关键。

（3）儿科疾病的又一个特点是发病的季节性强：特别是面临集中发病季节，医院有限的诊疗场所，面对大量的患儿，再加上诊疗护理技术力量的不足或缺乏严密有序的组织管理和院内感染的防范措施，忙中出错的医疗纠纷就显而易见。因此，儿科医护人员和相关职能科室管理人员共同做好协调、组织、指导配合，才能做到忙而不乱，防范差错、纠纷。

2. 强化医患沟通，坚持预防为主，把医疗风险消灭在萌芽状态

（1）做好医患沟通，语言沟通是先导，书面沟通少不了。告知家长疾病的发生、发展、预后，既是对病情的如实反映，又是对患者知情权的维护。在语言沟通的同时，一定形式的书面沟通，如病历记载、签字等是必不可少的。对于病情复杂、存在治疗风险

的患儿，一定要对家长进行医疗风险告知并签字。

（2）防范医疗风险不仅医护人员要强化沟通，做好书面记录，也要创造条件让患儿家长有发表意见的机会。用门诊和住院患儿满意度调查表的形式查找问题，把隐患及时暴露出来，把纠纷消灭在萌芽状态。这样，及时发现了缺陷，又体现了对患儿和家长的发言权、监督权的尊重，融洽了医患关系。

（3）主动做好跟踪服务，及时掌握患儿离院后有可能出现的问题，建立医患联系也是一种行之有效的预防措施。实践证明，将医院的主要信息如科室的电话等，告之患儿家长，既体现出医院的诚信度，又大大增加了患儿家长的信任感，更重要的是将有可能发生的医疗不良后果或纠纷得以及时化解。

3. 防范儿科医疗风险，把好风险易发的关口

（1）把好用药关：随着医疗科技事业的发展，医疗药品市场的活跃，作为儿科医师，要严把用药关，严格掌握用药指征，规范用药。既要凭临床经验用药，更要按照药物说明书和"药典"用药，做到"举证时有证"。

（2）把好输液关：临床上因输液问题引发儿科医疗纠纷的事例屡见不鲜，必须高度警惕。为减少输液反应的发生率，应坚持"能口服的不肌肉注射，能肌肉注射的不输液"的原则，这一观点应成为医患双方的共识。对于必须静脉输液的患儿，从输液的每一个细节，一定要坚持无菌观念，严格落实巡视制度，及时发现输液反应。在当前医院对患儿输液还不能做到护士全程观察的条件下，详细指导患儿家长如何观察和发现输液中的异常现象，并向医务人员及时告知就显得十分重要，这将为及时处理输液反应赢得时机。

（3）把好落实核心制度关：儿科疾病有很强的季节性，遇到疾病高发季节，儿科工作量倍增，既要提高效率，又要保证质量。除强化服务观念和质量意识外，最重要的就是要落实好医疗核心制度，如查对制度、消毒隔离制度、无菌操作制度、疑难病例会诊制度、医疗文书书写制度、急危重患儿抢救制度等。切忌因工作忙，人员少，而淡化制度，简化程序。

4. 防范儿科医疗风险要处理好几个关系

（1）水平需求的关系：既要看到儿科医疗水平不断提高，更要看到医疗保健需求也越来越高。要求医护人员苦练基本功，高标准、严要求，提高诊疗技术水平，从最基础层面做好防范工作。遇有因技术力量在本院、本科难以救治的危重患儿，及时转院或请院外专家会诊，也是满足患儿和家长需求，预防医疗纠纷的有效办法。

（2）合理检查治疗与过度检查治疗的关系：既要防止因单纯效益的过度检查与治疗，又要坚持必要的客观检查项目不漏项，以有效合理的治疗措施，做到诊断有依据，治疗有指征，护理有标准，患儿家长提出疑问或纠纷交涉时也有据可查。对于一时难以接受的检查或治疗要做好解释工作，达到认识统一，检查、治疗措施到位。

二、儿科案例风险分析与安全警示

病例 1：静脉输液应慎重，不良反应常提醒

患儿李 x，女，4 岁，因"上呼吸道感染"在儿科输液，使用"清开灵"后出现发热、畏寒等反应，处理后仍有发热，转院治疗。

1. 处理结果

经双方协商，予以适当补偿解决。

2. 风险分析

（1）出现输液反应后应停用此药，寻找原因，避免发生同样的事件。

（2）对于"上呼吸道感染"的患者，能口服用药的，尽量不要输液。

（3）输液出现发热、畏寒等反应时，应及时处理，与患儿家长耐心沟通，同时寻找原因，是输液反应，还是疾病本身引起的。

3. 安全警示

（1）任何药物输注时均有可能发生不良反应及过敏的可能，尤其是中草药注射剂更应重视。严格把握用药指征，能口服用药，尽量不输液。必须输液时，应详细询问患儿有无药物过敏史。应告知家长输液可能带来的不良反应，尽量不要在寒冷环境下或饥饿状态下输液。

（2）对于发热超过三天或高热的患儿，不能把思路停留在"上呼吸道感染"，应开拓思路，尽早找出发热原因，并完善相关检查。

（3）儿科许多患儿年龄小，不具备自我表达能力，应加强门诊及病房的输液巡回，发现异常情况时，及时与医师联系，争取第一时间处理问题。

（4）如发现两例以上相同药物类似输液反应时，应及时上报，联系药剂科、院感科、医务科等，查找原因，封存药液。

病例 2：呕吐非小事，隐患可致命

患儿宋 x，女，4 个月，因"进食呕吐一天，易惊"门诊就诊，初诊为消化不良。肛肠科会诊后诊断为肛裂，予软膏外用。次日因患者出现便血，至某医院诊断为肠套叠，经抢救无效死亡。最后尸解证实为结肠腺瘤出血。

1. 处理结果

该事件发生后引发医患冲突，双方协商未果，家属提起诉讼，因患儿为弃婴等原因，法院未予受理。

2. 风险分析

（1）警惕婴幼儿的呕吐症状，疏忽大意往往会造成难以挽回的后果。

（2）应完善相关的实验室和器械检查。对于早期症状不典型，临床上一时难以确诊的病例，一方面可以帮助诊断；另一方面也完善了相关的医学资料，可在必要的时候保护医务人员。

（3）婴幼儿肠套叠，在疾病早期症状不典型，无酱样血便及腹部包块等典型征象，临床医师对此认识不足，或诊疗思维狭窄，往往考虑不全面，容易漏诊、误诊。

（4）易认为患儿腹部受凉、上呼吸道感染或饮食不当等因素引起的恶心、呕吐，"先入为主"，医师思维仅局限于本专科常见病，故而误诊。

（5）询问病史和查体应仔细。做出初步诊疗后应告知可能出现的病情变化，强调一旦有病情变化应即刻来院复诊。

3. 安全警示

（1）临床医师不应过分强调疾病的典型临床表现，对凡是有哭闹不安，伴呕吐，无论是否有血便或腹胀者均应考虑肠套叠可能，需进一步观察和做必要的检查。

（2）儿童往往不能准确表达，故进行详细的病史询问和细致的体格检查显得尤为重要。腹部查体必须在患儿安静时仔细进行，若患儿哭闹不安拒查，必须等待患儿入睡后再进行查体，必要时可适当镇静。早期疑似肠套叠患儿进行肛门指检时，若发现果酱样血便，甚至扪及肿块时有助于肠套叠的诊断。

（3）强调辅助检查的重要性和证据性。腹部 B 超是诊断肠套叠常用的而且有价值的检查，必要时可以行空气灌肠。

（4）儿童，尤其是婴幼儿的任何异于平时的症状均应重视，不要简单地考虑上感、胃肠炎，应多想想其他的相关疾病。何况在消化不良、肠炎等导致肠蠕动紊乱之疾病的基础上，再并发肠套叠的病例也不罕见。

（5）即使是简单的疾病，也应注意其动态变化，即使目前诊断明确，病情平稳，也应注意可能产生的严重后果和门诊随诊的重要性，与家长多交代，并作相关的书面记录。

（6）随着生活水平的日益提高，家长对孩子的方方面面日益重视，对医师的要求和期望值剧增，一旦出现不能达到他们期望值的情况，医疗纠纷往往容易产生，故儿科医师与家长的沟通、告知、护理指导尤为重要。往往对待同一种疾病，不同的态度，不同的沟通会产生不同的结果，如沟通好至少在一定程度上可以取得家长的理解。

病例 3：儿科病情变化快，诊治思路要拓宽

患儿王 x，男，5 岁，有自闭症病史，因"发热一天"在我院儿科就诊，初步诊断：上呼吸道感染，予"头孢唑肟钠、病毒唑、地塞米松"静脉滴注治疗，输液过程中患儿出现寒颤、抽搐，急诊医师予吸氧、抗过敏、解热、镇静等处理，仍无好转，转南京儿童医院进一步治疗，诊断"病毒性脑炎"，五天后放弃治疗，自动出院，患儿死亡。

1. 处理结果

此例引发医患冲突，经多方协商，给予人道主义补偿解决。

2. 风险分析

（1）小儿发热多因上呼吸道感染引起，但不能思维定式，不可排除因上呼吸道感染引起的并发症，如暴发性心肌炎、神经系统感染等。

（2）对门诊就诊患儿家长要告知到位，医患共同承担风险，尤其是无法交流的婴幼儿（如本例自闭症儿童）。

（3）夏季发热伴抽搐，也应排除中毒性菌痢，处理时应及时留取大便（必要时灌肠），查大便常规及培养，明确病因，留做证据。

3. 安全警示

（1）发热、感冒是儿科门诊常见病，但不能思维定式，思路要拓宽，并告知到位，减少风险。

（2）输液过程中出现病情变化，更应沉着冷静，及时处理到位。

（3）同时辅助检查不可少，血常规、CRP、电解质、血糖、血生化、头颅 CT 等，病情允许的情况下做腰穿脑脊液检查，并把病情告知家长，同时做好书面记录。

（4）必要时封存药液以备查。

（5）疑难杂症病因不明或病情较重的患者，尽早向患儿家长交代，在病情允许情况下及时转上级医院诊治，以免延误治疗。

（6）患儿在三级医院就诊，对治疗结果家长都相对能接受，尽量取得上级医院的指导。

病例 4：违规用药风险高，引来风险吃不消

患儿江 xx，女，18 月，因"发热半天"至儿科就诊，医师使用"美洛西林 2.0g"输液治疗，用药后出现腹泻，第二天仍使用该剂量药物，第三天改为 1.0g。患者家属网上查阅资料后，认为药物剂量过大，要求医院给予一个说法。

1. 处理结果

经相关医师与患者家属沟通、解释后解决争议。

2. 风险分析

（1）1～14 岁儿童及体重＞3.0kg 的婴儿，"美洛西林"每次给药 75mg/kg，每日 2～3 次，它是时间依赖性抗生素，应分次使用。由于门诊输液的特殊性不能与病房输液相同（分次输液），应与患者家属沟通、解释。

（2）由于小儿生理特征，易发生抗生素相关性腹泻，尤其是广谱抗生素。用药前应告知家长，出现后与患者家属沟通、解释就较容易。

（3）在没有明确感染指征的情况下，尽量不用或少用抗生素，减少药物不良反应及药物过敏的风险。

（4）调整药物剂量前应将理由、可能出现的情况向家属告知到位，如等出现问题后再行告知往往难以得到家属的理解。

3. 安全警示

（1）作为医师必须掌握所用药物的用法、用量、适应证、禁忌证、不良反应等。

（2）分清时间依赖性还是浓度依赖性抗生素。

（3）没有明确感染的指征，尽量不要用抗生素，如必须要用，在用药前医师应告知

到位，以免出现情况后使家属误解。

（4）给药剂量的选择需要考虑患者的年龄、性别、种族、遗传因素、病理状态等诸多因素。

（5）在使用抗生素时，应根据感染的轻重来选择合适的剂量，同样药物剂量的增减也要根据病情来调整，同时应该与家属交代清楚。

（6）用药前应详细说明疾病可能演变的过程及药物可能出现的不良反应。即使是简单的疾病，也应注意其动态变化；即使目前诊断明确，病情平稳，也应注意可能产生的严重后果，门诊随诊的重要性，与家长多交代，并有相关的文书记录。

（7）出现问题应及时处理，以免患儿家属情绪更受影响，而将问题扩大化。

病例 5：儿童住院监护好，避免意外很重要

患儿姚xx，女，8 岁，因"肺炎"住院治疗，住院期间因走廊地滑摔倒，导致左手臂骨折，予骨科石膏固定观察处理。患者家属认为医院应负责任。

1. 处理结果

经双方协商，给予赔偿解决争议。

2. 风险分析

（1）医护工作人员不能只注重治病救人，忽视患者可能存在住院期间医疗意外事件的发生。

（2）对家长的宣教没到位，应提醒家长，患儿是无行为能力的人，而家长是监护人，患儿的一切活动均不能离开家长的视线。

（3）医院的安全设施应规范合理，应尽到提醒注意义务。

3. 安全警示

（1）对每一位住院患儿，均应对其家长做好宣教工作，包括喂养、活动、饮食等方面。

（2）加强医院的安全设施建设，做到规范合理，落实防意外应急预案。

（3）医院应做好卫生管理，在相关地方放置防滑、防撞等警示牌。

（4）提高危机意识，发现安全隐患及时排除，不能发生意外后再来处理。

（5）医护人员工作责任心要提高，避免类似事件再次发生。

（6）出现意外事件后，应妥善处理好患儿，做好与家长的沟通。

病例 6：不良反应早知道，医疗告知莫忘了

患儿狄 x，女，5 岁，儿科门诊就诊，前两日用药后较好，无特殊反应，第三日因更换药物为"头孢唑肟"后出现反应，全身发热、眼睛发红。患者家属认为患儿受了痛苦，担心今后会有后遗症，医院要一个说法。

1. 处理结果

经与患方解释沟通，家属表示理解。

2. 风险分析

（1）警惕药物不良反应，在患者输液过程中出现与原来疾病不相符的表现，首先应考虑到药物不良反应及过敏的可能。

（2）患儿用药症状好转的情况下，没有明确指征更换抗生素，反而会增加药物不良反应及过敏的风险。

（3）更换前没有将更换理由、可能出现的情况向家属告知到位，等出现问题后再行告知往往难以得到家属的理解。

3. 安全警示

（1）药物更换应有明确指征，不能随心所欲。如确有必要更换，也应该跟家属交代清楚。

（2）任何药物都有不良反应及过敏可能，在用药前医师应告知到位，以免出现情况后家属产生误解。

（3）用药前应详细询问患儿有无药物过敏史。

（4）很多患儿年龄小，不会表达，应加强门诊及病房的输液巡回，及早发现异常情况，为处理争取时间，也可以缓解患者家属情绪。

（5）出现问题应及时处理，以免患儿家属情绪更受影响而将问题扩大化。

（6）加强与患儿家属的沟通。

病例 7：危重患者早识别，预后风险要告之

患儿李 xx，男，10 岁，因"确诊'幼年特发性关节炎'5 月余，咳嗽气喘 2 天"入住儿科。因刚从某市级医院出院，家属在用药前告知医师已在家服用"激素四粒"，医师仍决定注射激素。下午注射"甲泼尼龙"前，家属又再次提醒护士，都回答说不要紧。第二日凌晨患儿病情突然变化，经抢救无效而死亡，家属认为患儿死亡与医师使用激素不当有关，要求医院赔偿。

1. 处理结果

经市医患纠纷调处中心调解，达成协议解决。

2. 风险分析

（1）对于辗转于多家医院，尤其是多家上级医院就诊过的特殊患者，收住院时要多考虑。

（2）学会识别急危重患者，对急危重及特殊病种的患者要及时向上级医师汇报。

（3）医师对疾病存在的风险及预后要掌握，须向家长详细告知并签名。

（4）对于特殊患者要想到有猝死的可能。

3. 安全警示

（1）医护人员要努力提高自己的专业技术水平，掌握对危重患者的认识。

（2）儿科医师不但要对儿科常见的呼吸道、消化道疾病掌握，对特殊的少见病也要了解。

（3）对于危重患者该急做的检查必须做。存在的风险及预后要及时向家长告知，并要求家长签字。

（4）对自己不能处理的疾病及危重、特殊患者必须向科主任汇报。

（5）科主任根据患者情况决定，该会诊的要会诊，该转院的要转院。

（6）所有用药均应严格按照说明书使用。

病例8：疑诊患者全面查，告知到位履手续

患儿王某某，男，15岁，因"腹痛一天"早晨到儿科就诊，医师体格检查和查血常规、尿常规后，诊断"腹痛待查"，给予"开塞露"和口服"头孢"处理，患儿腹痛减轻，回家休息观察。在家中仍有隐痛，到第三天睾丸出现明显肿痛再次来院，经B超检查为"左侧睾丸扭转"，转院手术切除。家属认为初诊时医师不负责任，造成误诊误治，要求赔偿。

1. 处理结果

经市医患纠纷调处中心调解，达成协议解决。

2. 风险分析

（1）患儿为青少年，生殖器病变羞于启齿，医师采集病史应详细询问。

（2）患儿临床表现无明显阳性体征，医师查体应全面细致，包括生殖器的检查。

（3）诊断不明确时应请外科会诊，必要时留院观察。

（4）回家观察应与家长、患儿交代注意事项，强调如果病情无缓解应及时复诊。

3. 安全警示

（1）"睾丸扭转"是少见病，误诊率高，因变化快、后果严重，临床医师应重视，把握睾丸扭转的早期识别。

（2）儿科患者因年少，病史叙述不清，儿科医师问诊应详细，查体应仔细。

（3）诊断不明时，应进一步做辅助检查，以明确诊断。

（4）急腹症以外科病多见，应及时请外科会诊。

（5）应密切观察患儿病情变化，必要时留院观察。

（6）与患儿家长交代病情时要告知到位，病情有变化及时复诊，同时履行好签字手续。

病例9：年幼患儿需警惕，喂药护理多告知

患儿刘xx，男，1月27天，因"哭闹伴腹胀7小时余"儿科门诊就诊，查腹部B超示未见包块和积液。初步诊断"腹胀待查：消化不良？"，予"神曲消食口服液、布拉氏酵母菌、双歧杆菌四联活菌"口服，"儿泻康贴膜"贴脐外用。次日上午10:20左右，患儿家长在家中给患儿喂药后约10分钟患儿突然面色发青、出汗，呼之不应，呼吸微弱，口唇青紫，立即送至我院急诊，考虑"呼吸心搏骤停"，经积极抢救后患儿心搏恢复，但始终无自主呼吸，转入ICU继续救治，中大医院专家会诊考虑患儿"心搏呼吸骤停"可能的原因：①吸入性肺炎（窒息）；②先天性遗传代谢性疾病不能排除。

1. 处理结果

经市医患纠纷调处中心调解，达成协议解决。

2. 风险分析

（1）患儿系小婴儿，不具备自我表达能力，这就需要接诊医师要有"察言观色"的能力来判断患儿疾病的严重程度，是否存在高风险。

（2）药物的用法和作用应交代清楚。

（3）门诊诊疗过程中病史的采集尽可能做到详尽，相关的检查必须完善。

3. 安全警示

（1）对于年幼无法进行自我表达的婴幼儿应高度重视，并应提醒家长注意风险事件的发生。把疾病可能发生情况尽量交代全面，如有情况发生时，及时来院复诊。

（2）大多数家长对小婴儿的护理方面知识相对欠缺，应有针对性地对婴幼儿的喂药、疾病的护理进行相关的指导，避免不良事件的发生。

（3）对于初诊患儿应注意病史的采集尽可能做到详尽，诊疗思维要拓宽，不能只局限于常见病的诊断。

（4）出现问题应及时处理，自己不能解决时，应向科主任及相关领导汇报，共同解决，减少医患纠纷。

（孙菊娣）

第七节 眼科医疗风险管理

一、眼科医疗风险的原因分析

（一）管理风险

（1）诊疗衔接管理制度不完善。如患者术中并发症无应对措施或相应专家会诊职能不清。

（2）执行新政策法规不熟悉，门诊医师不够熟悉地方相关法规政策，如医保、公费医疗报销范围，开药天数等。

（3）开展新技术（项目）风险。

（二）诊疗风险

（1）错误诊断。例如，青光眼致头痛易被高血压掩盖，高血压患者经常会出现头痛、头晕等不适，但是典型的高血压头痛会在血压下降后迅速缓解乃至消失。

（2）延误诊断。

（3）遗漏诊断。

（4）颠倒主次诊断。

（5）以症状体征代替诊断或不写诊断。

（三）检查治疗风险

（1）选择的治疗方案或药物种类、剂量、用法失误，致治疗失败或肝、肾、造血功能损害、心律失常、胃肠道反应等。

（2）手术、各种穿刺损伤及并发症（出血、感染等），如白内障手术后囊膜破裂引起全葡萄膜炎、白内障术后角膜内皮失代偿、胬肉术后复发等。

（3）输液反应（热原反应、配伍禁忌、液体污染、滴速过快、药物反应）。

（4）过敏反应（过敏性休克、喉头水肿等）。

（5）滥施辅助检查（不必要、昂贵、重复的仪器检查，不能报销或引发不满，违规孕妇 X 线检查等）。

二、眼科医疗风险的防范

医务人员是医疗风险防范的重要责任人，要对可能发生的风险具有预见性，注意发现医疗流程管理中的漏洞和缺陷，关注高风险环节，力求控制。对于不可控风险，要权衡利弊，降低风险。难以避免的风险，一定要向患者交代清楚，征得患者同意后方可实施。

眼科主任是眼科医疗风险管理工作的第一责任者，科室员工均有权，也有义务提出科室和岗位工作中的各种医疗风险隐患，规避、控制、上报风险，提出改进措施，保证医疗工作的安全和质量。

科室医疗质量与安全管理小组负责医疗风险管理工作，开展日常风险管理工作，对风险因素从发生概率及导致后果的严重性方面进行讨论、分析，并记录在案。

每月进行现有的操作规章、流程指南的学习，避免可预测的医疗风险；每月一次或一旦发现新的医疗风险因素，即时召开专题会，查找、研讨、分析并寻找有效解决方法。在每月活动中，查找出的风险、隐患，尽可能广泛地征求员工的意见，选择最优方案落实。

（一）重视医疗风险的识别

（1）危重患者抢救及高风险手术患者。

（2）应做特殊检查和处理的急、重、危患者，具有一定风险的转诊患者。

（3）麻醉、输血、输液、药物使用可能出现异常反应。

（4）介于多学科之间、又一时难以确诊的重症患者，在执行首诊负责制后，存在一定的风险。

（5）自己或在他人的提示下，有违反规章或操作规程，存在医疗风险。

（6）对诊疗效果不满意，可能引起医疗争议的院内感染，以及操作较复杂，有可能发生严重并发症或并发症发生率较高以及治疗效果难以准确判断的情况。

（7）对相关检查不健全，各项指征与相关检查不一致、报告单不准确、可能带来不良后果。

（8）对新技术、新开展的诊疗项目以及临床实验性治疗，在做好技术保障的前提下，仍可能存在医疗风险。

（9）对一次性用品、血液、血液制品、药品材料、仪器设备使用前和使用中发现存在隐患。

（10）因玩忽职守，无故拖延急诊、会诊及抢救，或因操作失当（粗暴），不负责任，擅自做主，可能造成风险。例如，漠视术前眼冲洗，术后感染眼失明，忽视了围手术期抗生素的使用及结膜囊及泪道的冲洗导致术后眼内炎的发生。

（11）患方认为服务态度不好，使用刺激性语言或不恰当解释病情等引发激烈争议。

（二）医疗风险预警与响应程序

（1）对于可能发生的医疗风险，科内质量与安全管理小组必须给予足够重视，收集完整信息，及时做出风险评估分析，确定风险等级。涉及医疗争议的，向患方履行好告知义务，办理书面告知及知情同意手续，报医务科备案。

（2）对可能产生严重医疗纠纷的事件，科内医疗质量管理员、科主任通过书面或电话上报医务科，由医务科组织医院医疗质量与安全管理委员会处理，必要时报主管院长。

（三）医疗风险的应对策略

1.增强风险意识，立足防范为主

（1）岗位培训及安全教育。所有医务人员无论职务高低、年龄大小均需进行教育并经考核合格后上岗。

（2）落实医患沟通制度。强调"四种情况四说清"，即特殊患者、特殊病情、特殊检查、特殊治疗情况下特别要交代清楚病情、病程、药物治疗影响及预后。

（3）会诊及转科诊治制度。凡三次门诊不能确诊者转门诊办公室联系会诊，凡住院患者有疑问需转科、转院治疗需向医务科上报。

（4）医疗文件书写规定。要求内容翔实、字迹清楚、书写及时，保存证据。凡手术、特殊治疗均需签署知情同意书，外带药品输液均需签字留底封存。

2.监控环节质量，侧重风险点

（1）质量监控组织完整。由各科主任、护士长、医师、护士组成质量与安全管理小组。

（2）坚持风险点跟班。诊疗重点在疾病的诊断、治疗、手术、输液、过敏试验及预防接种。

（3）及时处理纠纷。对患者不满及投诉，迅速做出反应，及时协调处理，常可免除诉讼并收到事半功倍的效果。

（4）急救药品齐备，人员设备在位，状态良好。

3. 环节质量监控

抽查病历，注意应用医院管理部门考评结果和调查数据以弥补科内质控不足。

三、眼科案例风险分析与安全警示

病例 1：眼痛治疗效果不佳，耐心沟通冰释消疑

患者陶 xx，女，55 岁，因"眼痛"来院就诊，予滴眼液治疗后疼痛难忍，复诊时医师让患者继续使用。后经外院及眼科主任诊治后好转。现患者感觉左眼有黑点，有抽痛感，视力下降，医师诊断为"玻璃体混浊"。患者认为与使用眼液不当相关。

1. 处理结果

请眼科相关人员与患者解释病情，建议外院咨询。

2. 风险分析

（1）沟通不到位有造成医疗纠纷的风险。

（2）说明清楚并将检查结果记载于病历。

3. 安全警示

（1）从医学角度看，眼液不可能引起玻璃体混浊，但患者不理解，需要医师耐心解释。

（2）第一次药物治疗病情不能好转，最好能及时请上级医师或科主任会诊。

病例 2：术后转归难预见，复明术后又失明

患者强 x，女，70 岁，五年前行"白内障手术"，术后三天眼睛视物不清，一直使用滴眼液，不滴时局部有疼痛感。现患者感觉眼球萎缩，左眼失明。患者认为医院存在责任，要给予一定的赔偿。

1. 处理结果

经双方协商，达成赔偿协议解决。

2. 风险分析

（1）术前对手术风险的评估不到位有造成医疗纠纷的风险。

（2）对术后病情的转归预见性不够，告知、处理不到位而造成纠纷。

（3）手术时是否存在动作粗暴，出现术中并发症，这与患者术后视力差、眼球萎缩有着直接的关系。

3. 安全警示

（1）首先评估术中是否有并发症发生及对术后视力的影响程度，做到术前充分告知，对术后的用药有指导意义。

（2）术后三天视力下降应及时分析原因，必须请上级医师或科主任会诊，或建议上级医院会诊。

病例 3：药物滥用伤害赔偿，安全用药谨记莫忘

患者姚 x，男，62 岁，眼科门诊行"左眼翼状胬肉切除术"。术后二十天左右发生

左眼外眦部角膜溃疡，先后多家医院治疗，目前病情稳定，要求医院处理及赔偿。

1. 处理结果

经上海医院行左眼角膜移植术后，双方协商，达成赔偿协议解决。

2. 风险分析

（1）术后大剂量局部激素及抗菌药物治疗，可能导致诱发霉菌性角膜溃疡，减少术后局部用药剂量是眼科医师值得考虑的问题。

（2）术后告知患者每两天来院复诊，发现问题及时处理可减少这类风险的发生。

3. 安全警示

（1）术前充分沟通，签订手术同意书。

（2）术后需静卧休息，防搓揉眼睛，按医嘱用药等注意事项要充分告知。

病例4：暗室检查摔倒骨折，安全责任全倚医师

患者胡 x，女，因"白内障"来院就诊，眼科医师为其在暗室中检查时患者不慎摔倒，导致左股骨颈骨折，患者家属要求赔偿。

1. 处理结果

骨科会诊，建议保守治疗。双方协商，减免部分医疗费解决。

2. 风险分析

患者在医院享受医疗服务时，医师应充分重视其他的安全问题。眼科就诊的老年患者大多视觉不良，视物不清，尤其是在暗室环境下，医师或家属的陪同搀扶十分重要。

3. 安全警示

（1）白内障患者多为年老体弱患者，为其做检查时需要家属陪同，医师为其做检查时也宜考虑到安全问题，尽量协助其完成检查。

（2）年老患者来院就诊，特别是行动不便的患者家属要时刻不离左右，即使有安全事故，也可减少医师的责任。

（3）安全事故发生后，要给予患者以同情，并积极请相关科室会诊，相互协作完成治疗，让患者及其家属理解医务工作者不逃避、不推脱的负责精神，以利于纠纷的沟通与处理。

病例5：胬肉手术复发风险高，医疗告知到位须有效

患者汤 xx，女，65岁。因"双眼复发性翼状胬肉"就诊治疗。术后拆线时角缝线有一针未拆，后由另外的医师检查治疗，再次手术。第二次术后手术效果不满意，视力受到影响，患者要求医院给予治疗和解决。

1. 处理结果

建议患者到上级医院诊治，双方协商达成赔偿协议解决。

2. 风险分析

（1）加强医师临床工作中的责任心，可拆可不拆的缝线要充分与患者沟通，告之原因供患者选择，可减少患者因为手术效果不满意而引发纠纷。

（2）加强医师医德教育，强调协作精神的重要性，主动解决问题。

3. 安全警示

（1）因翼状胬肉术后复发率较高，特别是复发性胬肉，术前宜对术后效果进行评估；确定手术的风险及并发症，向患者进行充分、详细解释；术后疗效情况讲通透，降低患者的期望值，并签订手术同意书。

（2）手术时尽量减少周围组织损伤，不要追求将胬肉组织切得很干净，因为可能损伤眼肌，导致术后的眼球运动障碍。

（3）疑难病例可同时请上级医师或科主任协助治疗，制定最佳方案。

病例6：术前沟通不到位，预后不良惹纠纷

患者赵x，女，56岁，因"右眼胬肉"到眼科就诊，行手术治疗，术后一直有异物感，多次来院配眼药水治疗未见好转。三月后再次行手术治疗，术后仍有异物感，且因粘连影响眼球活动，牵涉头痛。

1. 处理结果

向患者沟通解释，建议到上级医院咨询。

2. 风险分析

（1）沟通不到位有造成医疗纠纷的风险。

（2）说明清楚并将检查结果记载于病历。

3. 安全警示

（1）患者就诊后，要了解患者的要求，想要达到的治疗目的，是因为美观问题，还是因为胬肉引起异物感或疼痛感要求手术。

（2）因翼状胬肉术后复发率较高，特别是复发性胬肉，术前宜对术后效果进行评估，确定手术的风险及并发症，向患者进行充分、详细解释，降低患者的期望值，并签订手术同意书。

（3）对于需要二次手术的病例，可由科主任会诊或建议患者到上级医院会诊，给予合理的手术处理，可减少纠纷的发生。

病例7：术前预检告知不到位，术后效果不佳引赔偿

患者季xx，女，34岁，行"左眼先天性白内障超声乳化手术"。术前视力0.2 ~ 0.25，手术后出现角膜内皮失代偿反应，外院行"角膜移植术"。要求医院赔偿。

1. 处理结果

经双方多次协商，达成赔偿协议解决。

2. 风险分析

（1）对术后效果评估及术后并发症发生的预见性不够造成医疗纠纷。

（2）术前与患者详细沟通，签订手术同意书，对可能发生的并发症重点说明可减少纠纷。

（3）努力提高手术操作技术，提高手术质量。

3. 安全警示

（1）患者年龄较轻，对术后效果要求较高，对待这类患者要慎之又慎。

（2）患者左眼白内障属先天性异常，同时要考虑是否有晶体周围组织（如巩膜、房角、角膜内皮等）是否有先天异常，此患者后证实角膜内皮细胞数量很低。如考虑到了这些情况可建议患者先行前往上级医院完善术前检查，则完全可杜绝此类纠纷发生。

（3）请外院专家教授来我院手术，手术风险同样存在，谈话签字依然需要高度重视。

病例 8：白内障手术眼睛失明，精操作方能保障安全

患者朱 xx，女，70 岁。因"白内障"住院手术，手术三日后因发生眼球内积血，右眼失明，请专家会诊后未见好转，一月后仍失明，眼痛，有异物感。患者家属认为是医师手术造成，医院要给以说法。

1. 处理结果

经双方协商，达成赔偿协议解决。

（1）术中是否存在操作有误的地方，我们需要反思。

（2）专家给予患者的说法是暴发性脉络膜下出血（对行普通白内障手术来说发生的概率是很低的）。

3. 安全警示

（1）加强专科知识的积累。

（2）熟练掌握解剖结构，严格规范手术操作，为每一个患者精心手术。

病例 9：术前告知不充分，患者失明做鉴定

患者陈 x，女，58 岁，因"白内障"在我院眼科行"左眼 ECCE ＋ IOL 术"，术后视力未能恢复，存在怕光、流泪、疼痛。后至上级医院眼科检查，存在问题：①瞳孔剪开；②晶体偏位，且不能再次手术。患者家属认为和术中医师剪开瞳孔操作有关，而且术前未告知家属，要求赔偿。

1. 处理结果

经常州医疗事故技术鉴定，不属于医疗事故，存在医疗告知缺陷。双方对此协商，达成赔偿协议解决。

2. 风险分析

（1）对手术风险的术前评估不到位有造成医疗纠纷的风险。

（2）任何手术前都需要进行手术设计，对可能需要做的有创伤性的手术步骤，必须和患者及家属进行深入沟通，说清利弊，让患方做出知情选择。

（3）术前签字要突出重点，反复告知，并记录在案以减少纠纷的发生。

3. 安全警示

（1）白内障手术术前一般都会做散瞳检查，对于不能散大的瞳孔可在术中应用肾上腺素前房注入。

（2）若瞳孔仍然不能放大，将影响手术的顺利进行，可行瞳孔缘剪开（参见相关

专著），因术前没有就瞳孔剪开进行告知，导致患者因为对手术效果不满意而找到索赔借口。

病例 10：鲜活生命在刀下，谈笑风生惹祸端

患者孙 x，男，64 岁，因外伤致眼睛受伤住院，行"左眼 ECCE ＋ IOL 术"，术后视力恢复不佳，眼睛存在疼痛、发胀等不适，某眼科医院诊断为"左眼 IOL 夹持"。患者认为医师在手术过程中谈笑风生，不专心手术，导致手术失误，医院要承担赔偿责任。

1. 处理结果

经双方多次协商，达成赔偿协议解决。

2. 风险分析

手术过程中任何的一个细节，哪怕是一声叹息都可能是纠纷的导火线。

3. 安全警示

（1）对待每一个手术都必须认真仔细，注重做到任何环节无懈可击。

（2）眼科手术大部分都是在局麻下手术，所以术中与手术无关的话语不能说，也是自我保护。

（陈春明）

第八节 耳鼻咽喉科医疗风险管理

一、耳鼻咽喉科医疗风险的原因分析

（1）耳鼻喉科是高风险科室。科室建设较晚，人员少，素质参差不齐，医疗规范不完整，医疗技术有待提高，临床经验不够，缺乏医患沟通能力等。空鼻症患者杀医事件反映了医疗的高危性。

（2）围手术期的高风险。鼻咽喉部手术后出血极易引起呼吸道窒息导致死亡，术后观察不细，处理不及时可导致严重后果。

（3）疾病的复杂性的风险。喉科疾病是全身疾病的一部分，表现在局部，虽少见但总存在，如恶性淋巴瘤的喉切除。其他如鼻咽癌的误诊漏诊，后果也十分严重，是需要医生诊疗中时刻牢记的风险。

二、耳鼻咽喉科医疗风险的防范

（1）行医之路深知医疗风险的滋味，稍有疏忽，就会陷入医疗纠纷之中。熟练掌握18 项医疗核心制度、严格遵守医院规章制度和操作规范，是每位医师的工作前提。

（2）严谨是防范医疗风险的重要的工作方式，普通门诊都是高年资主治医师以上，年轻医师平时在内镜室进行内镜检查和治疗，每遇典型病例、疑难疾病都应让年轻医师共同参与治疗、观察治疗效果，以便他们在以后的工作中能熟练掌握而不单纯照书本理论和自己摸索。

（3）充分检查以减少漏诊、误诊。

（4）科室拧成一股绳，而不是孤军作战，团结合作的团队工作方式能有效减少医疗风险。

（5）医疗风险永远存在，不可能避免，一旦发生医疗差错和医疗纠纷需要第一时间寻找根本原因，分析、归纳、总结，最终减少或者避免相同事件的发生。

（6）从事医疗工作要注入更多的心血和认真细心的态度，更要用换位思考的方式对待每一位患者，这样医师才能胜任自己的工作岗位，才能切实减少随时可能面对的医疗风险。

三、耳鼻咽喉科案例风险分析与安全警示

病例1：缺乏必要的检查，病情延误被索赔

患者邱x，女，28岁，因"左耳闭塞感3天"在耳鼻咽喉科就诊，诊断为"卡他性中耳炎"，给予抗炎治疗，症状好转不明显。再次来本科诊疗，仍拟"卡他性中耳炎"治疗。某医院诊断为"突发性耳聋"。患者认为耳鼻咽喉科医师误诊，要求经济赔偿损失。

1. 处理结果

医患双方多次协商，达成赔偿协议解决。

2. 风险分析

（1）问诊要详细，难以确诊时需要必要的辅助检查以及早明确诊断。

（2）要反复告知患者及时复诊。

3. 安全警示

（1）对患者临床症状和疾病不符合时要反复问诊，要抓住主要症状来明确诊断。对模棱两可的疾病要告知患者及时就诊，及时更改治疗方案。

（2）门诊病历告知要书写明确。

（3）有些疾病的诊断需要一定的辅助检查，要认识辅助检查的重要性。

病例2：症状听听是常见病，鼻咽癌藏匿真可怕，风险思维保安全

患者方x，女，45岁，因"咽喉部不舒服1周"多次拟"咽喉炎"治疗，症状时好时坏。治疗三月后发现颈部淋巴结肿大，CT检查显示"鼻咽部肿瘤"，予放化疗。家属认为耳鼻咽喉科医师延误治疗时间而增加治疗费用，要求经济赔偿。

1. 处理结果

医患双方多次协商，达成赔偿协议解决。

2. 风险分析

（1）对 3 次以上治疗效果不明显时，应该及时请上级医师会诊。

（2）对多次临床症状改善不明显的，需要进行必要的辅助检查，以及早明确诊断。

（3）对于多次治疗效果不明显的患者建议上级医院治疗。

3. 安全警示

（1）对于多次治疗效果不好的疾病，要多方位思考，要向严重疾病考虑，不要怕麻烦，不要怕多交待病情，不要怕浪费钱而不做必要的辅助检查。

（2）对于多次治疗效果不好的患者建议外院治疗。

（3）门诊病历的书写要详细。

（芮永伟）

第九节　麻醉科医疗风险管理

一、麻醉科医疗风险的原因分析

麻醉是介于生与死之间的一种特殊状态，不能掉以轻心。世界卫生组织把麻醉定位为"第二个全球安全的挑战"。20 世纪 50 年代，麻醉引起的死亡是严重危害公共健康的重大问题之一，麻醉为主要死亡原因的发生率为 1/2680。现在麻醉手术病人的死亡率在逐步下降，但麻醉风险丝毫没有减少。麻醉医生的理念、知识和技术关乎手术成败，而且和患者的生命安全和生命质量息息相关。麻醉医疗风险的发生贯穿于整个麻醉手术期间，主要体现在以下方面：

（1）麻醉术前访视和风险评估不详细。麻醉医生术前访视病人时对患者的身体状况、既往手术史、麻醉史、药物过敏史、高血压和糖尿病等合并症了解不详细，则可能导致术中麻醉意外事件的发生；手术患者自身的疾病与合并症、手术中的创伤、特别是严重创伤患者中多发性损伤、复合性创伤休克术前的准备仓促和评估困难，容易发生麻醉不良事件；老年患者由于体内各器官机能的下降等，导致麻醉药物耐受性明显降低、术后康复的速度缓慢、并发症严重性增加、麻醉相关不良事件明显提高。

（2）麻醉前准备不充分。充分的麻醉前准备是保障麻醉安全的前提，麻醉设备、器械、药品等准备不足，在术中需要时，仓促准备延误处理时间，同时易发差错，有时会造成严重不良事件的发生；麻醉方式和麻醉安全有相关性，选择不是自己最熟悉的麻醉方法往往可能导致麻醉意外的发生；局麻或区域化的麻醉可以帮助患者在术中保持警惕意识或清醒，保护性反射存在，对合并心肺疾病患者及静脉血栓形成的风险减小，有便于术后镇痛，术后康复快等优点；复合麻醉是为了充分利用它的优点（复合全麻药物用量较少、苏醒快、便于术后镇痛等）来减少麻醉风险的发生。

（3）麻醉术中管理风险。麻醉医生的整体技术水平和责任心对手术患者的术中麻醉管理至关重要，随着危重症患者或特殊患者的手术量明显增加，大型手术、困难的患者（过度肥胖、婴幼儿、老龄化手术、困难气道等）和合并多种系统疾病的人群明显增加，这些病人在进行术中麻醉时发生的风险相对较高。

（4）缺乏人文关怀和沟通。在众多的医疗纠纷中，由沟通不到位导致的纠纷越来越多，这当中可能有医生的原因，也可能有患者的因素；麻醉医生和病人接触时间少，有时因为手术忙或者患者外出，麻醉医生和患者及（或）家属没有交流，一旦发生麻醉不良事件，患者或家属因为没有提前告知而引起纠纷；此外缺乏人文关怀也会让患者感觉到医生的冷漠，这也是引起纠纷的潜在原因。

（5）其他麻醉不良事件。呼吸系统不良事件，包括呼吸道梗阻（喉痉挛）、通气或氧合不足、困难插管、支气管痉挛、误吸、意外或过早拔管、气管插管误入食管或支气管、气胸及其他不明原因等；心血管系统不良事件，如低血容量（失血性或非失血性）、电解质失衡、气栓及其他原因，其中以低血容量最常见；术中药物使用不良事件，药物引起的心血管事件、过敏反应、局麻药误入血管及联合用药导致的呼吸循环抑制等；麻醉操作，如深静脉穿刺插管引起的气胸或血胸，呼吸回路故障及气管导管的打折等。

二、麻醉科医疗风险的防范

2019年我国手术量约6000万例。中国要从麻醉大国成为麻醉强国，麻醉安全是重要的一个指标。麻醉医师的首要任务是保障患者手术安全，麻醉医师是一个高风险的职业，需要渊博的知识、高度的责任心和胆大心细的工作态度和行为。麻醉质量取决于细节的把控，细节认识来源于日常积累，把控细节才能减少差错；充分发挥麻醉科质控小组的作用，通过目标导向、结果导向和问题导向，发挥团队作用，查漏补缺，汇总、分析、总结，持续改进。见微知著，慎终如始，防患于未然。防范麻醉风险，要从以下方面做起：

（1）充分的麻醉术前风险评估。根据美国麻醉医生协会（ASA）对麻醉前病人体质状况和手术危险性，把麻醉安全分为五级。Ⅰ级是健康人，围术期死亡率0.06~0.08%，Ⅰ或Ⅱ级病人对麻醉和手术耐受力良好，麻醉相对平稳；Ⅲ或Ⅳ级病人同时并存其他疾病，而且需接受较大手术时，麻醉相关风险较高；Ⅴ级病人，麻醉和手术都非常危险，围术期死亡率9.40~50.7%；认真、严谨、严格是麻醉医生终其一生的工作态度；具有全科医生的知识面，熟悉临床化验和超声影像辅助检查等，深入患者身边，用麻醉医生的视角善于发现患者的新情况和新问题，严密追踪观察，精准判断麻醉风险，勇于决策。

（2）加强麻醉前准备工作。良好的麻醉前准备可以降低麻醉风险，在与麻醉相关的心搏骤停或死亡的病例中，有认为大于30%的病例心搏骤停或死亡的原因与麻醉药物、麻醉医生的知识及其技术不足等有关，而其实也有很多危重疾病的患者由于术前多学科会诊及能够充分地准备，从而使其风险降低。

（3）重视麻醉过程管理。培养麻醉的风险意识与责任感。麻醉医生均需要牢固地树立麻醉全程风险意识和职业责任意识，自觉建立针对风险的评价、告知、预防以及降低风险的安全性措施等，及时发现，加强管理；麻醉药物是一把双刃剑，首先要避免用药错误，关注交接班等重点环节，建立防范错误的流程细节，如不同的药物选用不同颜色的标签，固定规格的注射器，双人核对等；要加大麻醉诱导期、维持期的监测，特别是对于呼吸、循环等的调节及针对突发事件进行有效的应急处置，对于确保患者的安全至关重要。

（4）加强人文关怀和沟通能力。将人文关怀融入每一个细节里，在保障围术期安全的同时，尽量减少麻醉对于手术患者造成的长期影响；进一步加强医患之间的沟通，构建和谐的医患合作关系；重视对病人的诉求，及时化解矛盾，对于医疗纠纷中可能出现的一些问题也应该及时进行整改。

（5）加强麻醉不良事件处理能力。当发生了有可能导致医疗纠纷或者医疗事故的状况后，积极地采取应急措施，同时将情况报告相关科室负责人和医务科等，相关人员应该迅速地赶到现场并对其进行调查处理；积极采取其他管理措施，不断完善麻醉医生的应急处理能力，这对于及时预防和有效减少麻醉风险来说是至关重要的。

麻醉作为 20 世纪人类科学最主要的成就之一，直面生死并时刻关注患者的安全和舒适，确保患者的生命安全，为提高人类的生存率与生命质量做出了巨大的贡献。治疗工作中往往是充满了风险，麻醉治疗人命关天。一旦出现问题，则可能导致身体残疾甚至死亡。面对新型麻醉药物数目的增多，要想更好地确保这些新型麻醉药物的使用和麻醉安全，就需要麻醉医生在自身的工作中都能够刻苦努力。很多麻醉意外不是麻醉医生缺乏知识和技术，而是由不良的工作习惯和没有严谨认真的工作态度所致。因此，应该不断强化"岗位责任制"和"麻醉质量安全管理"，确保麻醉安全。

三、麻醉科案例风险分析与警示

病例 1 ~ 2：麻醉需谨慎 轻忽惹纠纷

1.病例和处理结果

病例 1：患者汪 xx，女，24 岁，行"剖宫产手术"，术后出现左侧臀部疼痛，逐渐加重，经治疗未缓解，查 MRI 无异常后转上级医院治疗，诊断为"腰骶部疼痛、马尾神经损伤"，服用药物后好转，双下肢活动仍有部分受限。家属要求医院给予赔偿。

处理结果：经双方多次协商，达成赔偿协议解决。

病例 2：患者芮 x，女，24 岁，行"剖宫产手术"，手术顺利，术后第六天出现左侧臀部及下肢疼痛。出院第三天因疼痛加重，不能翻身，又因行 MRI 检查站立等待 2 小时，疼痛再次加重，再次在妇产科住院治疗，使用 7 天激素，用药后有所缓解，但仍不能侧翻。患者家属要求医院给予妥善解决。

处理结果：经双方沟通解释后，患方表示理解和接受。

2. 风险分析

（1）住院患者常伴有腰痛症状，腰部疾病多种多样，容易与椎管内麻醉的并发症混淆；根据患者、病情选择合适的麻醉方法，尽量减少椎管内麻醉。

（2）两例症状体征基本一致，且发生在同一侧下肢，剖宫产时均在腰麻后再行导尿术。现经过先导尿后实施麻醉两年来，未再发生上述所谓麻醉并发症。考虑产妇孕期内分泌变化，使全身关节韧带松弛，会阴水肿，导尿口暴露困难，使得关节过度外展，同时麻醉后神经反射消失，导致骶髂关节易发生损伤。如果先导尿，后麻醉，一般不会有上述损伤发生。妇产科手术尤其是产科手术必须执行先导尿、后麻醉顺序。

3. 安全警示

（1）手术前准备尽量应在病区完成，缩短术前准备时间，如有紧急手术可以争取抢救时机。

（2）麻醉后访视必须加强，仔细认真询问和检查，记录在案，不能走过场。

（3）及时发现并发症，及早处理，减轻后果程度。

病例 3：麻醉操作欠规范，牙齿脱落获赔偿

患者潘xx，男，63岁，行"腹腔镜下胆囊切除术"，术前麻醉过程中，患者左上切牙损伤脱落、出血。患者家属对麻醉医师术中操作致牙齿脱落不能理解，要求赔偿。

1. 处理结果

经双方多次沟通，达成赔偿协议解决。

2. 风险分析

（1）困难气道患者医疗告知要到位，除了手术诊断列入麻醉同意书外，其他相关诊断也列在其中，使患者及家属明明白白，医师要向患者反复交待操作中可能的并发症。

（2）术前访视应详细体格检查，是否存在困难气道，如患者的张口度，牙齿排列，松动牙、缺牙，颈项活动，肥胖等，拟采取什么措施及相关后果都要向患者详细交待，记录在案，麻醉前访视单记录必须与事实一致。

3. 安全警示

（1）麻醉插管时动作要轻柔、规范，遇到困难及时请示上级医师，如有不良后果立即汇报，千万不能抱无所谓态度。

（2）如有牙齿脱落要与家属及时沟通，增强沟通技巧，提高沟通有效性。

病例 4：麻醉操作致气胸，人身受损获赔偿

患者江x，男，32岁，因"右桡骨远端骨折术后取内固定"入院，术前行臂丛神经阻滞麻醉，术后胸闷不适，查 CT 示气胸。患者认为气胸发生与麻醉操作有关，造成医疗费用增加和人身损害痛苦，要求赔偿。

1. 处理结果

经双方多次沟通，达成赔偿协议解决。

2. 风险分析

（1）行肌间沟进路臂丛神经阻滞前，就应防范发生气胸并发症的可能。

（2）操作时要正确定位，穿刺方向准确，远离肺尖，避免进入胸腔。

3. 安全警示

（1）定位困难时，或操作失败，改用全身麻醉，以免发生神经阻滞的并发症。

（2）疑有气胸，要随时观察，及早发现气胸并积极处理。

（3）麻醉医师与相关病区医师及时沟通，采取简单有效的处置，避免将问题扩大化、复杂化。

（4）任何医疗操作尽量采取可视化技术，淘汰针刺法。

病例5：产妇途中扭伤脚，安全环节不能松

患者高xx，女，29岁，剖宫产娩一男婴，术前由妇产科病房至手术室途中，在楼梯上扭伤左脚，摄片示"左外踝、后踝骨折，左腓骨下段骨折"，经骨伤科会诊后，行骨折复位手术。家属认为产妇进入手术室应由推车或经电梯进入，不该由医师陪同从楼梯走，且楼梯内光线暗淡。医院应吸取教训，同时赔偿损失。

1. 处理结果

经双方沟通协议解决。

2. 风险分析

（1）产妇术前容易产生焦虑、害怕、精神紧张等不良情绪。

（2）孕妇行走不便，楼梯道内光线昏暗，稍有不慎容易跌倒。

3. 安全警示

（1）医院要建立安全、便捷设施，环境优美，光线充足。

（2）所有手术患者，一律由推车平卧进出手术室。

（黄振杰）

第十节　放射科医疗风险管理

一、放射科医疗风险的原因分析

（一）社会的风险因素

现代社会科技的高度发达及经济的快速发展，人们生活水平和文化素质不断提高，知识结构越来越丰富，法律意识及维权意识越来越强，同时对医疗服务的要求及期望值也越来越高。因此，假如院方服务不到位或存在过错，往往容易引发矛盾、产生纠纷。

（二）环境的风险因素

随着医疗高速发展，医疗规模的不断扩大，放射科也得到了快速的发展，表现在医疗设备的不断增加及更新，随之而来的便是检查患者的大量增加，科内医护人员的相对不足及放射科自身的工作特点，患者有时等候时间较长，就容易引发焦虑烦躁等不良情绪，常引发风险和纠纷等。

（三）医技人员自身的风险因素

部分医技人员临床经验不足，业务水平欠佳，操作欠规范，拍摄条件选择不当，造成图像质量达不到诊断要求，造成诊断困难；医师诊断报告书写不规范、不详细，诊断结论该肯定的不肯定，模棱两可；该提出进一步检查或随访复查的未及时提出等；凡此种种，容易造成漏诊、误诊而导致纠纷。

二、放射科医疗风险的防范

（一）爱岗敬业，增强风险意识

教育职工要热爱和敬畏自己的神圣职业，牢固树立如履薄冰、如临深渊的风险意识，牢记生命所托的责任内涵，热情、认真、安全接诊每一位患者。

（二）强化高峰时段管理，优化服务流程

高峰时段安排人员引导患者，引导过程做好解释工作，让患者有心理预期，知晓轮到检查的大概时间，使他们能够安静等待配合各项检查。同时，增派检查及书写报告人手，尽量缩短等候检查及取报告时间。

（三）注重业务学习，提高诊断水平

每年选派医师参加各级专业学术会议，使他们了解行业最新动态，倾听与会专家的精彩课程，丰富自己的业务素养。选派年轻医师到上级大医院进修学习，汲取大医院的精华。定期邀请上级医院科主任来科业务指导，提高科室整体诊断水平。

（四）加强教育，提高工作责任心

利用科务会等途径，经常提醒及要求大家要有高度的工作责任心，严格执行技术操作规程，检查患者要全程密切观察，报告书写要认真细心全面。

（五）重视与患者的沟通

据统计，60% 左右的纠纷是医患沟通不良所致。所以，与患者的沟通要及时、到位，对患者的交代及解释要耐心、易懂。

（六）密切与临床科室的协调和衔接

与临床各科室间联系要紧密，遇事多沟通、互相补台，避免互相推诿、相互拆台，导致矛盾升级，引发纠纷。

三、放射科案例风险分析与安全警示

病例 1 : 儿童摄片需谨慎，疏忽大意易漏诊患儿李x，女，因"跌伤致右上肢疼痛两天"至我院就诊，摄X线片示：未见明显骨折，诊断为右上肢软组织损伤。第二日复查X线片示：右侧桡骨中下段示轻度成角。患者家属于外院咨询可能遗留畸形，影响功能恢复。

1. 处理结果

患者住院治疗，给予减免部分医药费解决争议。

2. 风险分析

（1）规范摄片位置。

（2）认真执行报告审核。

（3）及时复诊。

3. 安全警示

（1）小孩摄片时往往哭闹较厉害，难以配合而造成摆位困难，故摄片时应及时安慰患儿，位置摆放正确后嘱患者家属及陪同人员按照要求固定患儿体位，目的是使患儿保持正确体位，以免造成片子影像模糊影响诊断。

（2）书写诊断报告时，如发现片子图像模糊或摄片部位位置不标准，必须让技术员及时重拍，以防出现漏诊、误诊。

（3）诊断结果如有疑问，需及时审核及建议短期随访复查或加摄对侧片对照。

病例2：摄片体位未摆正，漏诊骨折被追责

患者杨xx，女，55岁，摄左侧肩关节DR平片图像所示：左肩关节未见明显骨折。到外院就诊，再次摄片发现：左侧肱骨大结节处见一细小骨折线影，无明显移位改变。患者要求退回左肩关节平片费用。

1. 处理结果

经双方协商，减免摄片费解决争议。

2. 风险分析

（1）规范摄片位置。

（2）认真执行报告审核。

（3）及时复诊。

3. 安全警示

（1）技术员需增强风险意识，认真摆放摄片位置。

（2）部分技术员（非影像技术专业毕业）业务技术、责任心尚需提高，需加强学习。

（3）报告医师严格执行报告审核制度。

病例3：诊疗检查需仔细，医技协作防纠纷

患者高x，因"车祸致左踝部疼痛15分钟"就诊，摄片后诊断：左踝部骨折。用药外敷，不见好转。二月后外院摄片示：左足第2、第3跖骨骨折。患者认为放射科诊断骨折部位不对，要求医院赔偿其损失。

1. 处理结果

经双方协商，给予补偿解决争议。

2. 风险分析

（1）规范摄片位置。

（2）认真执行报告审核。

（3）及时复诊。

3. 安全警示

（1）门诊医师应认真检查患者，明确疼痛部位，正确开具检查部位申请单。

（2）摄片技术员摄片过程中如发现患者疼痛部位与申请检查部位不一致时，需及时与临床医师沟通，重置或增加摄片部位。

（3）报告医师观片必须全面，遇有其他部位可疑异常时，需增加其他部位检查。

病例4：小儿骨折易漏诊，摄片审签需仔细

患儿林x，男，8岁，因"跌伤致左肘部疼痛15分钟"就诊，摄X线片未见明显骨折，后到外院摄X线片示左肱骨外髁骨折，遂到外地就医，诊断：左肱骨外侧髁骨折，予石膏托固定，如不能纠正要手术治疗。家属认为误诊造成后果及损失。

1. 处理结果

经双方协议，达成赔偿协议解决。

2. 风险分析

（1）规范摄片位置。

（2）认真执行报告审核。

（3）及时复诊。

3. 安全警示

（1）小孩因处于生长发育阶段，如漏诊骨折等极易造成发育异常及畸形愈合等，故摄片时尤其是要警惕位置摆放正确与否。

（2）发放诊断报告时，需认真执行报告审核制度。

（3）遇有疑问者，建议临床加摄对侧正常部位片加以对照。

（4）建议必要时短期内随诊复查。

病例5：动态观察防漏诊，沟通协调免纠纷

患者马xx，男，68岁，体检胸透未见明显异常。21日后再次来院，以"胸水"住院。胸腔镜探查示肺肿瘤晚期，不能手术，行化疗。家属认为医院体检中心应能发现问题，告诉家属。

1. 处理结果

经双方沟通协调，家属表示理解和接受。

2. 风险分析

（1）认真执行报告审核制度，防止漏诊及误诊。

（2）及时做好临床沟通，动态观察。

（3）目前，低剂量 CT 作为常规体检完全避免了胸部 X 线片的不足。

3. 安全警示

（1）遇到体检患者，不能掉以轻心，也需认真对待，患者往往是有不适才前来体检的。

（2）临床医师应该清醒地认识到疾病是动态的，是发展变化的，普通检查未见异常而临床症状较重者，需随时复查或更进一步检查。

（3）发放诊断报告应严格执行审核制度。

（张　坚）

第十一节　超声科医疗风险管理

一、超声科医疗风险的原因分析

（1）产前超声风险：最常见如胎儿中孕期系统性筛查，即大排畸超声检查（通常说的胎儿三维、四维检查），由于受胎儿大小、羊水量、孕妇等因素的限制，一般在 20 ～ 26 周之间检查，可以筛查出大多数畸形，但是超声尚不能检查出所有畸形。由于一些民营医院对四维彩超的过度、夸大宣传，使得老百姓误以为三维、四维超声可以检查出所有的胎儿畸形。一旦有畸形儿出生，患者家属不能接受畸形儿这样的后果，便发生了声势浩大的医疗纠纷，甚至上法庭打官司。

（2）心血管超声风险

①彩超检查发现心脏、血管内的血栓，血栓脱落可能栓塞重要脏器，患者发生生命危险。一旦在检查过程中发生血栓脱落，将导致医疗纠纷。

②急性心肌梗死、心包填塞、严重心功能不全、主动脉夹层患者在超声科检查时间过长，可能发生患者在超声科死亡，引起医疗纠纷。

（3）介入性超声风险

①介入性超声患者，如果凝血功能异常，或者长期服用抗凝药，心功能不全者，进行介入性超声诊治术，极易引起术后出血不止，发生医疗纠纷。

②介入穿刺活检或者治疗没有达到预期效果，需要进行二次穿刺或治疗，也容易引发医疗纠纷。

（4）由于超声医师的技术水平的差异、粗心、失误，导致诊断结果也出现较大的差异，发生误诊、误治现象，患者对诊治结果不满意，发生医疗纠纷。

（5）医师和护士的服务态度冷淡，说话简单生硬，而患者由于疾病带来的不适和焦虑情绪等，对医师护士产生不满，发生医患矛盾。

（6）医务人员对患者没有尽到告知义务，造成患者没有知情权、决定权，而引发的医疗纠纷。

二、超声科医疗风险的防范

（1）产前超声风险防范：在做中孕期胎儿系统性筛查前，应与孕妇及家属谈话沟通，签署"产前超声知情同意书"，告知其超声并不能检查出所有的胎儿畸形。卫生部（现国家卫生健康委员会）出台的《产前诊断技术管理办法》规定妊娠 16～24 周超声应检查出的六大致死性畸形包括无脑儿、严重开放性脊柱裂、严重脑膨出、内脏外翻、致死性软骨发育不全、单心室。受许多因素影响，一些细小结构的畸形不能被发现。因胎儿、孕妇等因素导致对胎儿解剖评价受限制的情况，要记录在超声报告上，必要时请上级医师或专家会诊，并建议结合其他影像学检查。

（2）心血管超声风险防范

①制订危急值报告制度，一旦检查到心脏、血管内血栓患者，立即电话告知经治医师，做好危急值报告处理，及时救治患者；并及时告知患者及家属其疾病的风险和危急，最大限度防止医疗纠纷的发生。

②对病情危急的患者，要求有临床医师及家属陪护检查，超声科医师尽量加快检查速度，缩短其在超声科逗留时间，让患者尽快完成检查后去接受临床救治，避免医疗纠纷发生。

（3）介入性超声风险防范：与患者进行介入超声前谈话，签署介入超声知情同意书，告知其风险及预后。详细了解患者情况，做术前常规检查：测量血压，血常规、凝血功能检查，心电图检查等。对于服用抗凝药的患者，按要求停用抗凝药一周后才能进行介入超声诊治术，降低风险，避免纠纷发生。

（4）对科内医师进行培训、加强业务学习、送到三甲医院进修等，提高医师诊断水平。科主任及高年资医师对年轻医师做好传帮带作用；每年积极参加省内外学术会议，学习国内外新技术、新知识，提高超声科医师的诊疗水平。

（5）医务人员提高自身素质、修养，改变服务理念，改善服务态度，关爱患者，充分体现社会主义制度下以人为本的医疗制度，提高患者满意度。

（6）医务人员应依法行医，对患者尽到告知义务，让患者依法享有知情权、决定权；与患者进行充分的有效沟通，避免医疗纠纷的发生。

三、超声科案例风险分析与安全警示

病例 1：高龄患者透声差，不能确诊勿勉强

患者为一男性高龄患者，住院期间心脏彩超检查诊断为升主动脉夹层，经会诊后建议立即转院治疗。转院后经 CTA 检查正常。该患者回家后情绪不稳定，不吃饭，认为患了不治之症。家属认为医院在转院时，让患者自己联系车辆，存在较大危险；误诊又

造成了家属新的损失。

1. 处理结果

经与患者家属协商，给予人道主义补助解决争议。

2. 风险分析

（1）该患者为高龄患者，做心脏彩超检查时透声窗差，检查时图像显示欠清晰，产生了伪像，给诊断带来难度，属于不能确诊的患者，超声科医师不要勉强做出诊断报告。

（2）近年来，随着 CT 及磁共振的普及，对大血管的清晰显示，可以权威性地诊断主动脉夹层，超声科医师可以建议其进一步做此类检查以助确诊，减小医疗风险，减少医患纠纷。

3. 安全警示

（1）主动脉夹层是比较危急的疾病，诊断途径有数种，如经胸彩超、经食管彩超、磁共振、CTA。当遇到高龄、显示不清晰的患者时，彩超不是万能的，不要勉强出具诊断，可以建议患者进一步做其他检查，避免医疗纠纷。

（2）临床医师安排患者转院前，医师要与患方认真做好协调联系，取得家属的理解和配合。对转院前病例资料，转送安排，途中安全，是否需要医护人员护送转院等要详细告知，必要时履行书面手续。

（3）超声科虽然是辅助科室，但是出具的诊断报告对临床有着较高的参考价值，如果报告有误，容易使临床产生医疗纠纷，所以诊断疾病要慎重，出具报告要缜密。

病例 2：诊断胎儿畸形要慎重，莫忘上级专家来把关

患者钱 x，因怀孕后在乡镇卫生院检查出胎儿有颅脑畸形，超声科检查诊断为"胎儿脑脊膜膨出"，检查医师答复"可能需要引产"。后至南京妇幼保健院、军区总院复查，最后诊断大致相符，略有出入。后产妇顺利产下一男婴，畸形虽然存在，但经治疗后逐步好转。家属认为医师误诊，并说要引产，致其受到经济及精神损失，要求医院给予赔偿。

1. 处理结果

经医患双方多次协调沟通，患者及家属表示理解。

2. 风险分析

（1）十月怀胎不容易，诊断胎儿畸形要慎重，发现有异常的胎儿，应建议患者到上级专科医院复诊，请专家会诊，对胎儿及孕妇要有高度责任心，不能刚愎自用。

（2）答复患者要三思，畸形胎儿是否需要引产，是临床医师判断的事情，超声科医师不能超越自己的职责范围擅自答复患者，以免引起患者误解，导致医疗纠纷。

（3）随着社会的进步，医学的飞速发展，一些原来被认为需要引产处理的胎儿，已经有大量病例报道，可以在出生后治愈。所以，超声科医师仍然需要不断学习，拓宽自己的知识面，通过学习全面提高自己的学识。

3. 安全警示

（1）胎儿彩超检查是一项存在较高医疗风险的检查，在大中城市的医院，主要由专业的妇幼保健院才开展胎儿超声检查。检查胎儿尤其应细心，出具报告要慎重。"胎儿虽小，五脏俱全"，要做一个合格的产前检查超声医师，需要不断学习以提高自己的学术水平。

（2）检查到有异常的胎儿，联系上级专科医院的专家，请专家会诊，为医疗安全保驾护航。

（3）做好自己的本职工作，不要说不该说的话，更不要超越自己的职责说出让患者误解的话语，导致医疗纠纷。

（4）医疗诊断关乎着患者的生命所系。应不断向上级医院的专家多请教、学习，提高自己的学术水平，有问题请上级医院专家会诊把关。在今后的工作、学习中不断完善自己。

病例 3：宫内膜测量有意义，度量准要求最基本

患者黄 xx，女，57 岁，因妇科疾病行 B 超检查：子宫内膜厚 12mm，子宫、双侧卵巢未见明显异常。妇产科医师建议清宫治疗。外院行"宫腔镜"检查，不存在子宫内膜增厚，医院报告子宫内膜"菲薄"，返回后在外院行止血等治疗三天。家属认为 B 超检查错误报告，导致患者到外院检查等一系列问题发生，应予重视和解决。

1. 处理结果

经医患双方沟通协商解决。

2. 风险分析

（1）该患者为绝经期患者，做子宫彩超检查应重点检查子宫内膜厚度，如果子宫内膜厚度超过 5mm，临床将考虑子宫内膜有病变，超声科医师应具有高度责任心，测量准确。

（2）近年来，随着彩超仪器清晰度的不断提高，对子宫内膜可清晰显示，可以较准确地测量出子宫内膜厚度，超声科医师应高度重视测量的精确性，如果确因患者透声条件差等原因测量不清晰者，可以建议患者行阴道超声检查，提高其准确性，减小医疗风险，减少医患纠纷。

3. 安全警示

（1）绝经后妇女子宫内膜增厚有重要的临床意义，所以超声科医师要有扎实的基本功，熟练掌握超声检查技术，以免误诊患者。

（2）子宫疾病诊断途径有数种，如经腹彩超、经阴道彩超。当遇到显示不清晰的患者时，彩超不是万能的，不要勉强出具诊断，可以建议患者进一步做其他检查，以避免医疗纠纷。

（3）临床医师建议患者清宫前，医师最好要与超声科医师沟通一下，以明确病情。

（车惠娟）

第十二节　输血科医疗风险管理

一、输血科医疗风险的原因分析

1. 输血前

（1）患者输血的临床或实验室指征是什么？

（2）能否使失血减至最少以减少患者输血需要？

（3）如不能及时得到血液，是否有其他替代输血的疗法，如静脉内替代液或吸氧？

（4）希望患者输血后临床情况得到怎样的改善？

（5）输血的益处是否大于所冒的风险？如患者输血感染经血传播病原体的风险等。

（6）当患者出现急性输血反应时，是否有经过训练的医务人员监测并立即采取适当的措施？

（7）是否已在病历和输血申请单中记录输血的决定和理由？

（8）如果患者是自己或自己的孩子，在此情况下，是否接受输血？

（9）严格的"三查八对"和文件签署是否完整？

2. 输血中

连续输用不同供血者的血液、长时间输血、输血速度、血液加温和不良反应等风险隐患。

3. 输血后

输血疗效评价和记录、血袋和输血器保存、不良反应报告等规范制度落实不到位。

二、输血科医疗风险的防范

（一）输血前

（1）决定输血治疗前，经治医师应向患者或其家属说明输同种异体血的不良反应和经血传播疾病的可能性，以及做输血前检查的必要性。

（2）签署《输血治疗知情同意书》，由经治医师逐项填写《临床输血申请单》，输血前检测尚无报告者请标明"标本已留样，待报告"字样，由上级医师核准签字，连同受血者血样提前送往输血科，床边的身份确认是防止输错血的一个重要步骤，核对工作需要非常严格谨慎，保证血液正确无误地输注给患者。如果患者是清醒的，通过要求患者回答自己的姓名、出生日期以及其他适当的问题确认其身份。绝对禁止只通过床头卡来核实患者身份。如果患者意识不清，通过询问患者的亲属或其他工作人员，确认患者身份。

（3）采集血样后，应在患者的病床边，在血样试管上准确地粘贴与患者信息相对应的标签。而不能在采血前贴上标签，因为这种做法存在将血样注入错误的试管中去的危险。由医护人员或专门人员将受血者血样与输血申请单送交输血科（血库），双方进行逐项核对。

（4）一旦从血库收到血液制品，要立即送到患者所在的治疗区给患者输注。假如输血延迟，血液制品必须立即送回血库，如在分发后30分钟内返还，血液制品可由血库代为保管。血液制品必须储存在有监控装置的血库冰箱。冰箱或特种冷冻设备应由血库人员确认有效，以保证适当的储存温度。必须持续严格地监控血液储存温度，以防止由于血液储存温度不适合对血液制品质量造成不良影响。

（二）输血中

（1）输血前后用静脉注射生理盐水冲洗输血管道。连续输用不同供血者的血液时，前一袋血输尽后，用静脉注射生理盐水冲洗输血器，再接下一袋血继续输注。

（2）长时间输血者请按照相关规定定时更换输血器。

（3）输血过程中应先慢后快，再根据病情和年龄调整输注速度，并严密观察受血者有无输血不良反应。

（4）通常不能向血液成分中添加除普通生理盐水（0.9%氯化钠）以外的任何药物或溶液，也不可使用输血同一管道输注药物或溶液。

（5）血液加温装置并非常规使用。在以下情况下需要血液加温：成人血液输注速度＞50mL/（kg·h）（大剂量输血）；小儿＞15mL/（kg·h），婴儿接受血液置换术；有临床意义的冷凝集素患者输血。所有的血液加温要使用已获认证用于血液制品的装置来完成，加温装置应不会使血液温度过高导致溶血，应有可视温度显示和报警装置。禁止使用临时性、不规范的加温方法对血液加温：如将血袋放于热水、使用微波炉或水箱加热。

（6）出现输血不良反应时应采取的措施。立即在尽可能近静脉端夹住输血管道，防止输血管内的其余血液输注到患者身上；以0.9%氯化钠溶液维持管道开放；联系医师决定如何处理；不可截断输液通道，除非确定不再输血；向输血实验室电话报告输血不良反应症状，以便协助查找原因。

（7）如申请患者转院途中用血，请临床医师酌情确定用血量；申请合理剂量的悬浮少白细胞红细胞，以免不必要的浪费。

（三）输血后

（1）输血完毕后在患者病程录中反应输血记录，注意《大剂量用血申请单》的及时填写。

（2）对有输血不良反应的患者记录所有观察到的症状，包括干预或采取的措施。

（3）怀疑患者发生了输血反应时，不能将相关的血袋和输血器丢弃，应将其送至血库，以便进行调查分析。

（4）所有输血不良反应均应填写《输血反应回馈单》交输血科，所有输血不良反应处理经过均应在病历中做详细记录。

（5）严重输血不良反应要及时向输血科及医务科报告。

（6）输血治疗后，临床医师要对输血的疗效做出评价，还应防治可能出现的迟发性溶血性输血反应。

（7）输完的血制品包装袋由专人送至血库冰箱保存 24 小时。

三、输血案例风险分析与安全警示

病例 1：反复输血起纠纷，医患交流更深思

患者，葛 xx，女，62 岁，因"黑便六天总量约 1200g 伴头昏"入院。查体：BP 80/50mmHg，精神萎，重度贫血貌，既往有胆囊炎病史，拟诊"上消化道出血、失血性休克、胆囊炎？"。入院前二天共输红细胞悬液 1200mL，无明显不良反应，胃镜示胆汁反流性胃炎，未明确病因，后自动出院，建议上级医院进一步检查。十天后患者因黑便反复伴胸闷再次入院，查体：BP 90/60mmHg，精神萎，重度贫血貌，急查血常规 Hb 27.7g/L，入院当日输红细胞悬液 900mL、血浆 350mL 纠正贫血，次日再次输红细胞悬液 600mL、血浆 300mL 时出现发热，高达 39.9℃，经对症处理缓解，仍不明确出血原因，后转上级医院进一步诊治。

患者家属认为输血出现高热并发症，造成了严重后果，增加了医疗费用，交涉中有医师态度不好。

1. 处理结果

经协商，达成协议解决。

2. 风险分析

（1）患者短期二次入院，多次输血中相关问题未充分告知，没有获得患方的理解和认同，输血风险交代流于形式。

（2）医患冲突时双方都存在情绪化，不注意沟通言语的运用，从而激化了矛盾。

3. 安全警示

（1）严格掌握输血适应证，做到科学、合理用血。

（2）短期二次入院，二天内输红细胞悬液 1500mL、血浆 600mL，虽未达大剂量用血标准，但也应充分重视其特殊性。

（3）输血治疗同意书应充分有效沟通，交代输血的必要性，告知相关并发症、不良反应、感染风险等。

（4）发生医患矛盾或纠纷时，应学会控制情绪，有理有节，讲究沟通艺术和方法，达到沟通目的。

病例 2：骨折查及 HIV，细解输血排疑虑

患者，李 x，男，45 岁，因"右小腿被重物挤压受伤 2 小时"住院，查：右足背肿痛，右足背动脉未及搏动，诊断：①右胫腓骨中上段骨折，远端粉碎性骨折；②右小腿、

右足部骨筋膜室综合征。予急诊手术后因渗血明显，血常规 Hb 67.5g/L，术后四天共输红细胞悬液 2500mL、血浆 600mL。首次输血前抽血查 HIV 结果阳性可疑，后再次复查仍 HIV 阳性可疑，转诊手术治疗，经市疾病预防控制中心明确 HIV 阳性。

患者家属认为本院输血导致感染 HIV，要求解决转院治疗而增加的医疗费用。

1. 处理结果

经调处息诉。

2. 风险分析

（1）该患者在本院输血前采集血液发现 HIV 阳性可疑，应为既往已感染 HIV，因报告结果迟后，家属即认为系本院输血后而感染 HIV。

（2）从人体感染艾滋病病毒到血液中产生足够量的、能用检测方法查出艾滋病病毒抗体之间的这段时期，称为窗口期。在窗口期虽测不到艾滋病病毒抗体，但体内已有艾滋病病毒，可以通过 HIV 核酸检测查到，因此处于窗口期的感染者同样具有传染性。世界卫生组织 WHO 明确表示艾滋病窗口期（Window Period）为 14 ~ 21 天。

（3）医师应重视对既往史、个人史等病史的采集询问，特别是经历较为复杂的人群。

3. 安全警示

（1）从该病例中可以看到，对住院患者进行全面相关检查的必要性，可以及时、全面了解患者的基本资料信息，避免交叉感染，保护医患安全。

（2）医师必须严格按照输血流程规范操作，积极完善输血前相关检查。

（3）认真做好输血前告知，使患方对输血安全有一个基本的了解，避免和减少输血安全隐患。

病例 3：交叉配血遇异常，细心核查避溶血

患者毛 xx，男，72 岁。因上消化道出血入院，经查血型 B 型 Rh 阳性，血红蛋白 42.2g/L，符合临床输血指征，当日医嘱输注少白细胞红细胞悬液 600mL，凝聚胺交叉配血时发现其中标签为 B 型 Rh 阳性 300mL 的一袋血交叉配血结果异常，出现主侧不凝集，次侧凝集。经检查核实，献血员实则为 B 型 Rh 阴性血，被当作 B 型 Rh 阳性血发出。及时联系血站做退回处理。

1. 处理结果

联系血站得到核实后，退回相关费用。及时为患者更换其他血液。

2. 风险分析

（1）每次配血都要同时复查献血员和受血者的血型。

（2）每个配血结果必须经过显微镜的低倍镜和高倍镜的复查，排除肉眼不可见的凝集，确定无凝集无溶血才可发血出库。

（3）遇到交叉配血结果异常，必须查找原因，切不可大意。

3. 安全警示

（1）此类凝集是由于 Rh 阴性献血者血液中含有 IgG 类的抗 D 抗体与患者的红细胞发生凝集，献血者应该是有输血史或者妊娠史，故产生相应抗体。

（2）若是由于工作繁忙或者其他理由疏忽了此次次侧凝集，患者一旦输入这袋血液可能会导致部分红细胞破坏、溶血等一系列反应。

（3）工作中应该严格按照操作标准规程，切不可省略任何环节。

病例 4：错把 A 型写 B 型，反复核实有安全

某病区送来一患者的《临床输血申请单》和血标本一份，输血科按照工作流程检查核对签收，随即复查患者血型。经鉴定，病区送来的血样为 A 型 Rh 阳性，而与血样同时送来该患者的《临床输血申请单》上明明写的是 B 型 Rh 阳性。为了查明真相，输血科更换了试剂重新检查，同时收集患者几天前入院时的初次血型，鉴定结果最终确定为 A 型 Rh 阳性。立即联系该病区，说明情况，要求重新抽取患者血样，确保安全。

1. 处理结果

病区立即重新抽取该患者血样，再次鉴定为 A 型 Rh 阳性。后经查实，为临床医师笔误，错把该患者血型填写成 B 型 Rh 阳性。

2. 风险分析

（1）把好每一关，加强责任心，严格查对制度。

（2）遇到情况冷静分析，找出问题的关键。

（3）医务人员不经意的疏漏，可能导致严重的后果，严谨工作是医务人员的基本要求。

3. 安全警示

（1）人为差错是导致不相容输血的主要原因。

（2）ABO 血型抗体属于天然 IgM 抗体，一旦输入此类异型血，只要输入 5mL ~ 10mL 的 ABO 不相容血液即可出现明显症状，输血量超过 200mL，将会造成严重后果，将导致急性溶血性输血反应，75% 在 24 小时内死亡。

（3）多方法多途径，反复鉴定核实，并及时向值班医师、值班护士、上级医师、科主任等汇报，才会使输血安全得到保障。

案例 5：初始复合不一致，鉴定甄别排风险

配血前一患者复查血型时发现血型与该患者的《临床输血申请单》中填写的不符，立即调查患者入院时的初次血型鉴定结果，与输血申请单一致。经分析问题可能有两种：第一，初次血型鉴定错误；第二，血标本错误。经联系临床，再次抽取该患者血样，最终鉴定和本次配血前血型复查一致，说明是患者入院时血型初次鉴定错误。

1. 处理结果

及时修改该患者初次血型鉴定结果，配血后安全输血。

2.风险分析

（1）经回顾分析，早年测定血型时手工加样，批量报告，有出现血型鉴定错误的隐患。现已使用全自动血型分析仪，同时手工复查每个患者血型，每个环节注意核对。

（2）加强每一环节的规范是一切工作的原则，工作中使用自己的工号登陆信息系统，方便查找原因，避免此类情况再次发生。

3.安全警示

（1）临床输血前必须要进行血型的再次复查，把好最后一关。

（2）提早发现问题比事后解决麻烦来得更重要！

（3）不求方便，要知环节衔接一点差错，就会多几十倍的风险概率。

病例6：输血规范要掌握，启封血液不重用

某肾衰竭患者，男，33岁，外院行"肾移植"手术后治疗出院，由于腰膝冷痛、面黄睑肿加重等不适症状入院，经查血红蛋白45g/L，Urea 30.38mmol/L，CRea 818.2μmol/L，高血钾，高血压，左心室肥大伴劳损。急诊配同型红细胞悬液300mL对症治疗纠正贫血，输血过程患者觉头晕不适，立即停止输血，予以吸氧，密切监测生命体征。病区护士将剩余血制品放入病区冰箱存放，考虑等患者病情稳定后再继续输注，正值院内年终检查发现得以及时终止。

1.处理结果

封存后送至血库。集中保留24小时后，血库人员将血袋按医院感染管理要求行封存，由专职人员进行无害化处理。

2.风险分析

（1）临床医师必须掌握相关输血规范知识并严格执行，才能有效地避免输血不良事件。

（2）启封后的血袋不再是密闭的环境，有细菌污染的可能。如再输注容易导致细菌污染引起的不良反应或其他严重后果。

3.安全警示

（1）悬浮少白细胞红细胞从冰箱取出后应在30分钟内输注，如果不立即输注应保存在2～6℃的储血专用冰箱内。

（2）由于患者病情变化，输血被迫结束，已开袋未输注完的血制品不得存放冰箱继续使用，应该立即封存，并由当班医师及时按项填写《输血不良反应汇报单》，该单与血袋一并及时送至血库，按相关流程处理。

（3）血库建议：如遇此类特殊患者需要输血，建议输注洗涤红细胞，此种血制品已经用无菌生理盐水洗去血浆、白细胞及细胞保养液，将在一定程度上大大减少输血反应。洗涤红细胞适用于对血浆蛋白过敏反应的贫血患者；自身免疫性溶血性贫血患者；阵发性睡眠性血红蛋白尿症；高钾血症及肝肾功能障碍需要输血者等。

（杨　瑛）

下篇　医疗风险管理的新理念与展望

第七章　医疗风险管理的新理念

第一节　强调患者安全的重要性

医疗质量安全事件是指医疗机构及其医务人员在所有的医疗活动中，由于诊疗过错、手术操作并发症、医药及器械产品缺陷等原因，造成患者器官组织受损伤导致功能障碍、残疾、心理障碍，甚至死亡等人身损害的事件。强调医疗质量安全的目的更多的是侧重于关注医疗机构运行安全和医护人员的行医安全，如何最大限度地减少医疗技术风险。患者安全的定义是指患者在医疗机构就诊期间，医务人员在医疗活动中，避免患者出现任何的意外伤害，包括医源性伤害及患者自身疾病发展所产生的伤害。在如今医疗风险防范理念中，与医疗安全相比，患者安全管理及相应的制度更应该得到重视，这也符合目前"一切以患者为中心"的新医学理念，它强调权利导向、伦理照护、社会协同，有其独特价值。患者安全的提升应该是来自多方面的推动，包括政府、社会、医疗机构及患者自身。确保患者安全要求医疗机构通过建立规范的程序、流程和制度，严格执行，不断优化完善，最终达到最大限度地防止医疗差错的发生，使患者尽可能避免不必要的伤害。

2017年榆林一起孕妇跳楼事件引起了整个社会的广泛关注和讨论，经当地政府、卫生主管部门、公安部门三方成立的调查组最终对此次事件调查结果为：医院在该孕妇整个诊疗过程不存在明显过错，但主观上缺乏人文关怀。对一位即将临产孕妇的评估不全面，不能仅仅停留在身体功能指标，而忽视了情绪、心理因素的改变，医护人员与患者的沟通交流、安慰、开导明显不够。这些都提示我们，除了医疗技术，诊疗过程关注风险意外等患者安全问题的重要性。对于医疗机构来说，医疗风险治理的观念要更新，应该更多地强调和关注患者安全的重要性。从目前我国医疗纠纷处置条例中提出，医疗机构存在过错，但患者未造成后果的，比如输液过程中错误地使用了另外的一种药品，但此药品并未对患者健康产生任何影响的，医疗机构可以不予经济赔偿。相对而言，医疗过程并无明显过错，但患者在过程中发生了严重并发症等意外，如老年人手术后并发切口不愈合，术后并发肺栓塞最终死亡的事件，根据条例规定，医疗机构可能需要和患者及家属一起承担相应的风险和后续治疗费用。从患者角度来考虑，医疗诊治的结果比过程更重要！

　　当然，我们认为要强调患者安全的重要性，并不是说忽略或是否定医疗质量安全的重要性，不能单纯地认为只要患者在诊疗过程中健康没有受到伤害，就可以不重视差错和失误。两者在降低医疗风险上各有侧重，但目的都是减少医疗风险，使患者受到的意外伤害程度最小，发生概率最低。

第二节　高风险医疗服务的定义和标准规范的建立

　　医护人员在日常诊疗活动中开展的任何医疗活动，甚至那些看似微不足道，哪怕每天数次、数十次反复进行的都会带有一定的风险，只不过是风险程度不同而已。临床工作中一些极简单基础的操作，比如肌肉注射、静脉输液、更换伤口敷料等，也有可能出现意想不到的意外事故。肌内注射药物可能导致神经、血管的损伤，留有永久性的后遗症；静脉输液时出现误输入肠内营养液导致急性肾衰竭，最终患者死亡；关节置换术后更换伤口敷料时因无菌观念不强，导致伤口感染，进而关节深部出现感染，最终被迫截肢等事件时有发生。那么我们可以在医护人员所有的日常医疗活动中筛选出一些因为患者自身因素、疾病的复杂性、手术或操作难度或特殊性等导致其发生风险明显高于其他医疗服务的，给患者带来伤害的可能性偏大的医疗服务定义为高风险医疗服务，并对此重点关注、重点管理。浙江邵逸夫医院在我国较早地开展创建了一系列高风险医疗服务标准规范，借鉴国际医疗机构评审标准，在医院内具体实施、运行一段时间后便收到较好的效果，使医疗纠纷和差错事件与往年相比持续降低。

　　高风险医疗服务应该包括高风险患者及高风险诊疗服务两个部分。高风险患者包括儿童（尤其是新生儿）、高龄患者、存在多个系统严重疾病患者、长期卧床或营养不良患者、需要接受身体重要部位大手术患者、社会家庭关系复杂患者及预计治疗效果差、花费高昂的患者。假如某个患者同时存在以上多个情况的，风险将会更高。高风险诊疗服务包括急诊抢救或手术，心脏、脑部、关节等重要部分的手术，全身麻醉，需要在重症医学科开展的呼吸机治疗、血液净化治疗等，目前最新的治疗方案或技术操作，新型或不良反应较大的药物使用。

　　医疗机构一旦已经确定了目前本单位的高风险患者类型和高风险诊疗服务项目后，应及时参照国际或国内相关行业标准，结合本院实际情况，制定出高风险诊疗服务的管理制度，并予实施。对于每一类高风险患者及高风险诊疗服务项目，都应该有具体的适应证、禁忌证、操作步骤、诊治流程、注意事项、出现意外情况的应急预案等内容，并根据在临床实际实施过程中发现的问题进行优化、完善，及时改正，持续关注改进效果。同时高风险患者及高风险诊疗服务项目也应该针对全院各个科室进行细分，使科室医护人员都了解到本科室的高风险诊疗服务项目（医护项目可以分开），定期召集科室人员进行相关内容的学习、培训，并对学习培训内容进行考核。

医疗机构加强对于高风险医疗服务给予重点管理，更加规范的医疗风险管理及防范措施，可有效降低医疗风险，减少医疗不良事件的发生，保障医患双方的共同利益。

第三节　建立更加健全的医疗风险分担和补偿机制

众所周知，虽然随着社会的快速发展，医疗设备、诊疗技术的发展日新月异，但目前来说，医疗服务过程仍然是一个高风险、高未知性的行业。原因是多种多样的，主要为患者存在个体差异，某些疾病有它的复杂性和隐蔽性，治疗效果存在不确定性，很多疾病至今没有有效药物治疗，抗生素滥用，各种传染病仍未彻底解决等因素。同时人民群众生活水平提高，患者自我保健意识增强，对医院医师的期望值越来越高，部分疾病花费较大，导致医患矛盾冲突也随之紧张。这些情况使医护人员除了应对复杂多变的疾病外，还要面对紧张的医患关系，心理压力较大，也使一些保护性医疗、过度医疗等现象时有发生，这又将一定程度上加剧恶化的医患关系，最终使医患双方均受到伤害。患者往往难以完全接受或承担医疗风险的后果，而从医院角度来说，医疗风险又是不能完全避免的，所以建立更加健全的医疗风险分担和补偿机制（医疗责任保险制度）可以很大程度上缓解医院因高赔付带来的经济压力，减轻医护人员后顾之忧，抑制保护性医疗、过度医疗现象的发生，降低患者医疗支出，也利于纠纷的解决，保障了医患双方的利益。

近几年来，我国已经开始在全国范围内推行医疗责任保险制度，大多数医疗机构均已采用，但运行过程中存在一些疑问，如保费应该由医疗机构支付还是由医护人员个人承担？是否采用强制投保还是自愿投保的方式？是否会出现因为有了保险而导致医护人员责任心降低，医疗纠纷增多的可能？同时部分医院反映，对于承接医疗责任险的保险公司来说，存在有保险公司设置险种单一，赔付门槛高，赔付率低；保险鉴定机构公信力偏低，患者及家属信任度不够。保险公司人员大多不直接参加医疗纠纷的调解过程，只是单纯地按照赔付总金额、赔付比例和责任认定来理赔。另外，在医疗保险赔付中，常对于有过错责任和无过错责任没有明确的区分，也让医疗机构在处置医疗纠纷过程中不能区别对待。

我们可能还需要进一步深入探讨如何更加健全适合我国现有的医疗现状和人民群众需求的医疗保险制度，同时相关法律法规应该更加健全，更贴近实际，更有可操作性。

第四节　开展医疗风险影响因素的评估

医疗风险是伴随着整个医疗行为客观存在的，难以完全避免。当发生医疗风险时，轻者给患者带来伤害，重者造成致残、致死的严重医疗事故。参考现代工程管理的思路，我们将可能影响医院医疗风险行为的因素划分为5个方面，即人物（医护人员＋患者＋患者家属）、医疗器械及设备、医疗物资及药品、治疗原则及方案的管理制度、医疗环境及氛围。对于以上5个方面开展医疗风险评估，根据评估结果提出风险预警，同时采取行之有效的措施，降低发生医疗不良事件的概率。有学者进行了相关研究，得出影响医院医疗风险的行为因素的重要性由强到弱依次为人物＞器械设备＞物资药品＞方案制度＞医疗环境。

医疗风险将贯穿于整个医疗行为的全过程，而医疗行为的主体是医护人员和患者。医护人员大部分时间将与患者面对面，进行常规的诊疗活动，包括问诊、体格检查、各种检验和检查、查房、输液、小手术操作等。医疗机构日常运行过程中，一个医护人员需要诊疗较多的患者；同样一个患者就医过程中，也要面对多个部门、环节和数量众多的医务人员，极其容易出现差错，造成后果；患者存在不同年龄段、不同阶层，受教育程度也不尽相同；同一个患者在不同时期和同一种疾病在不同患者身上的临床表现也不尽相同；同样在医患关系之间，家属也是重要的参与者，尤其是对于儿童、老年人和急危重症的患者。家属出于自身、家庭、社会关系等因素，可能对患者的病情认识不足，医学相关知识匮乏，或对治疗期望值过高，难以接受高昂的医疗费用，加上社会舆论不正常的引导宣传，也易引起医疗风险。这么多的易变因素造成医疗过程的多变性和预后的不确定性，是影响医疗风险最大最不确定的因素。

现代医学发展过程中，越来越需要大量基础式的高档医疗器械参与。这些设备与医疗过程活动密不可分，但也肯定会存在运行障碍，不正常运行；一些有辐射，或是消毒灭菌不达标的医疗器械，这些因素都可能会造成严重的后果。

药品使用是医疗机构运行过程中极为重要的一个部分。药物不良反应广泛存在，如何规范安全用药应该予以高度关注。同时，除了西药外，还要注重中草药及中成药的质量和安全使用、规范管理等。

方案制度指医疗过程中指定的治疗方案，处理记录，操作规范，护理方案等所有规范、制度。临床工作中最基本、最核心的18项核心制度就是其中之一，这些都是经过实践检验总结的行业标准。但实际中发现，很多差错失误都是因为这些标准没有得到严格践行。

医院环境也是医疗风险的影响因素，指的是医疗系统的整体氛围，还包括医院的人文关怀、管理环境，也指工作环境、就医环境。

第五节　医疗风险防范相关措施的有效落实

　　所有医疗过程都是风险和利益并存，并且贯穿整个诊断、治疗和康复过程，包括出院后的随访和定期复诊。近年来，医疗纠纷案例数量逐年上升，国家、社会及医疗机构也越来越重视医疗纠纷处置和医疗风险的防范，相关的指南、制度，甚至法律法规也相继出台。可以这么说，想要降低医疗纠纷的发生，从根本上解决问题的关键应该是医疗风险防范。现实中我们发现，虽然相关的各种政策法规及规章制度越来越多，但实际上，医疗纠纷数量并没有减少，很多纠纷发生后我们才发现，都是最基本的核心制度没有被很好地得到落实和执行。就拿最基本的 18 项核心制度来说，它基本上涵盖了患者来医院就诊、住院、查房、检查、用药、手术、输血等所有诊疗活动，但违反最基本的"首诊负责制"，推诿患者的现象时有发生，所以我们迫切需要关注的是那么多风险防范的措施是否得到了有效落实，而不仅仅只是"一纸空文"。当然，因为医疗工作的复杂性、医疗过程所存在的内在风险、患者本身的基础疾病和所需接受治疗的繁杂等因素影响，在医疗过程中要做到完全没有差错的出现，需要医院管理者必须让医务人员充分认识到医疗风险的客观潜在性。从而进行手术、操作或治疗时，自觉严格地遵循医疗卫生行业的法律法规、规范指南，同时根据自身专业经验、患者具体病情等因素来权衡利弊。如果经分析判断该项手术、操作或治疗效果预后风险极大，则建议患者是否可以寻求其他替代治疗方案或接纳风险。因为在贯穿整个医疗过程中，医务人员是医疗行为的主动或最终执行者，患者作为医疗行为的承受方，对于医务人员的信任程度、主观配合度，都将直接影响诊疗能否顺利开展。为了确保医疗质量，必须充分认识到患者的行为也是构成医疗风险的主要因素之一，如果患者有极端性格倾向或不健康的生活方式，或在治病过程中采取不合作态度，医疗风险将会大大增加。针对这些存在的医疗风险，预先采取积极的防范措施并有效落实被证实能够让医患双方都获益。

（杨　洁）

第八章　医疗风险管理的展望

第一节　医疗风险管理的思考

每年，全球至少有700万人在术后残疾，而至少有100万人没有走下手术台。阿图·葛文德："医学已经变成一门掌握极端复杂性的艺术，成了测试人类是否能够驾驭这种复杂性的一种考验。"无论是发展成长中的医院或成熟型医院，完全避免医疗纠纷是不现实的，像重视医疗技术那样持续深入研究保障医疗安全的科学方法和措施，减少应该是可行的，但目前还没有引起社会、政府、医院管理者足够的重视。目前在我国医务人员多以提高专业知识为荣，普遍认为精深业务是防范医疗风险最为重要的，缺乏风险管理知识的系统教育，虽然多年来医疗行业内部推行了许多质量管理的方法和工具，往往临床工作都忙不过来，大多流于形式。要让卫生行政部门和医院管理者转变医疗安全管理的思路和理念，充分认识医务人员掌握风险管理的基础理论和方法的重要性，其结果必然是事半功倍。虽然在以下几个方面进行了探索：一是较为全面地梳理了医疗风险涉及的基本概念、特点以及产生的根源，认真总结了开展的风险识别、风险分析、风险评价和风险应对等内容、技术要求和实践经验；二是对医院面临的医疗风险问题，本着科学求实的态度进行严谨的调查研究，分析调查问卷反映的风险环境、风险的可能性、风险后果、风险影响、风险应对建议等内容，对各类风险进行排序，提出风险应对的初步建议；三是针对医院的实际情况，从提升医患双方的医疗风险意识；破解社会对医疗风险的认识偏颇；建立健全"以患者为中心"的服务体系；加强医疗风险、医疗质量标准化管控；完善医疗风险的分摊机制等方面提出有价值的建议。但是，站在医疗风险评估和医疗风险应对的理论与实践的广泛性、深刻性的立场而言，还存在着许多不足：一是对于医院医疗风险识别的深度、数据的累积还不够；二是对于医疗风险的一些定量化、规律化的认识还不够深刻等。

建立风险清单制度体系，通过构建医院风险管理组织，落实风险教育制度，可系统提升医院风险防控的理念、思维和方法，起到一定的预警防范作用。研究认为个体犯错大多是因为组织本身的缺陷导致产生错误的条件或环境有关，强化组织建设、风险教育、建立医疗安全预警是安全管理重要的实践和方法。错误的缘由是人类认知的阶段性和局限性。摩天大楼可确保重复成功建造，但治愈疾病谁都不敢保证。由于疾病的不典型，没有表现为局部疼痛的睾丸扭转误诊切除，很成功的骨科大手术，因低血糖未及时纠正而造成严重的后果。随着生活条件改善和老龄化，高血压、糖尿病、心血管病等十分常见。从错误中学习，站在不同角度，相互交流中提升，用风险清单的形式锻炼风险思维，把握疾病发生发展的可能性，有十分明显的成效。风险清单帮助医务人员建立和完善了系统性的诊疗思维，识别医疗知识和技术以外的风险关键点，建立防控风险新的有效途径，设定数据、时间等可检测的量化指标值，使安全控制措施更具有预警性、可控性。

医学的不确定性，经验积累离不开错误和失败，但医学的对象是人，生命只有一次，从错误中学习，汲取他人的教训是一种重要的能力。用风险清单的形式清晰表达出风险关键点，经验教训转化为团队的智慧。医学不仅需要渊博的知识背景，也是一门实践性很强的学科，没有临床的锻炼摸索是不会诊疗疾病的。风险清单通过信息化系统中运用，关键诊疗信息和数据的风险提示、自动拦截、警戒提醒、命令、自身锁定等智能化和智慧化的完善，可有效避免人为因素犯错。探索病历书写、医嘱等录入时系统自动提醒相关的重要医疗安全信息，如四肢外伤提示骨筋膜室综合征、深静脉血栓、肺栓塞等，提示既往已发生的医疗纠纷案例等。未来风险清单融入智能辅助诊断系统能更有效地发挥风险控制的作用，相信智能化的风险清单一定更有生命力。

今天还是家长式医疗为主，医师的确是专业知识最多的人，但想当然认为医师什么都了解和掌控，事实上并不意味医师最了解患者的情况。朱莉·约翰逊等编著《患者安全案例研究》指出，医疗系统里最大的缺陷就是没有齐心协力让患者参与其中，建立医患合作伙伴关系，并开诚布公。互联网时代，切勿无视家属群体的安全力量的作用。风险清单中如何通过提高医务人员的职业素养和沟通能力，进一步发挥患者及家属的风险防范作用，鼓励患者参与医疗安全。医方主动了解并满足患者家属的需求和期望，让家属明白自己的权利、职责和义务，体现出医院管理的首要责任："患者与服务对象至上"。疾病本身随着患者的不同而异，医师如果不把这种疾病思考在内，根本不可能给予准确诊断和治疗。如进一步提升诊断的准确率、避免手术和内镜介入操作并发症的高发、减少高额赔偿案例及预防猝死等，仍需创造性地寻找风险防控的关键点措施。如何使风险清单简洁、有效，紧紧抓取防控关键风险点的思维，发挥思维的力量，正所谓"思维优势将是唯一能持久的优势"，还有待更多的探索性、创造性、开拓性的新思维。

医务人员平常只关注岗位知识和技术的纵深发展，但普遍缺乏横向知识的系统思维，哲学、法学等社会科学更是很少关注，绝大多数医务人员没有学习过风险管理的专业知识。客观来说医务人员时间精力有限，所以尤其需要医院高层管理重视，组织部门科室和相关专业人员，在医院规章制度的基础上，从规范标准化流程的视角下发现问题，再以问题为导向，集思广益，提炼关键风险点，用"管理清单"的形式凸显风险和执行。清单管理并不是简单制定一系列非常详细的操作手册，而是经过认真选择后的思维工具，医务人员通过掌握清单要点，营造全方位医疗安全氛围，创新安全方法和模式。要把医疗安全信息贯彻到医务人员个人。定期收集医疗安全质量案例和信息资料发至全院中层骨干，医院发生的纠纷案例开展不同层次的解读分析。同时培养医务人员的风险思维，鉴别诊断须列入危重病和少见病的思维分析，治疗原则中必须有严重并发症的预防和治疗，上级医师查房要有医疗安全风险管理的内容。最后，需要管理层的主动参与和监督。职能部门把风险控制作为工作的重要部分，深入科室共同学习讨论提高，主动收集寻找隐患风险点，集中医疗安全知识培训，开展医疗安全执行力的督查奖惩。医疗安全防范永远在路上，对新开设发展中的学科、新开展一定难度的手术和技术操作及重点科室、关键岗位、重点人员等，医院管理层应更多地关心关注，提供更多的安全教育机会和风险控制的辅助平台，完善医务人员的知识结构和逻辑思维，医疗安全就更有可能向好的方向发展。

第二节　医疗风险管理的展望

阿图·葛文德《清单革命》：我们的身体能够以13 000多种不同的方式出问题，在ICU，每位患者平均为24小时要接受178项护理操作，而每项操作都有风险。知识，早已让我们不堪重负。我们每个人都会犯错，无论我们进行多么细致的专业分工和培训，一些关键步骤还是会被忽略，一些错误还是无法避免。随知识及其复杂性的快速增加，现代医学面临的困境和压力与日俱增，同样，人们正确实施所掌握知识的难度也越来越大。医疗风险和医疗如影相随，古代就有大夫治病不治命之说。医疗安全具有极端复杂性，但医疗风险往往以疏忽大意、责任心、技术缺陷等人为因素形式下个性化的问题暴露，表现为个体的犯错后的严重后果，医疗行业是以专业人才聚集为特征，根深蒂固习惯于从个人素质能力、流程、技术等专业因素反思。高质量发展的时代背景下，保障医疗安全和医疗技术的发展同等重要，也是政府行政部门和医院管理者义不容辞的责任，通过更敏锐的洞悉、更深更广阔的认识和实践，应该是到了用组织行动来实现转变的时候了。

（一）建立医疗风险管理的组织体系

风险管理是一门科学，质量和安全是医疗行业的生命线，安全问题最好的解决方式是预防，绝不能给它发生的机会。如今企业、金融等行业都设有风险管理部门，专业人员负责安全风险的防范，不断完善制度和流程体系。医疗行业既是高技术又是劳动密集型，不确定性和许多的可能性是常态，医院目前一般只设有医务科和医疗调解部门，前者以贯彻实施质量标准，提高医疗质量为主要工作任务，后者忙于日常医疗纠纷的调解，医院都没有一个专业的部门来研究医疗风险隐患的发现、跟踪、防范等，更别说卫生行政部门。医院急需建立医疗风险管理部，首先起到强制性的组织保障的作用。培养既懂医疗又懂管理的复合型的风险管理人才，建立风险管理与医疗安全体系，加强医疗关键环节和重点流程的风险管理，落实患者安全目标，建立全院参与、覆盖临床诊疗服务全过程的医疗质量管理与风险控制的工作制度，完善安全管理相关工作制度、应急预案和工作流程。目前，专业人才缺乏，可由科主任轮流担任，也可改变重技术、轻管理的导向。风险管理方法符合科学规范，要从信息收集、分析方法、结果应用、管理效果出发，纵向考虑系统安全的整体性、横向涉及部门、科室间安全协调性，以及具体的安全措施的科学性、有效性及可持续性。持续安全改进是以不断完善的风险管理理念和安全战略为指导，围绕医疗安全的重点工作，通过全院参与医疗流程、环节安全的目标化、日常化、制度化的改进活动，使医疗、护理、医技等各项风险控制的安全工作水平渐进、螺旋上升，从而构建医疗机构的安全前提下的平稳发展，最终保障患者的安全。医疗风险管理部门组织开展系统的风险管理知识的教育，《直面医事危机》一书叙述了住院医师最初职业生涯的故事，面临的医疗风险个个惊心动魄，医师每天都面临着多种可能性和不确定性，年轻的潜台词就是对知识、风险乃至人类及社会认知的匮乏。医学是科学，但又是一门技艺，需要个人的经验、知识、技能、造诣等的积累和发挥。不可能像生产流水线，要求统一到完全一致的极致标准。年轻医师快速成长，少犯错误，甚至不犯错误，教育是不可或缺的途径，但方式方法和教育效果息息相关，从错误中总结的风险清单不失为一种高效学习法。但只有组织体系保证了，其他一切才有可能。

（二）用大概率的风险思维应对小概率事件

一个人真正改变自己的行为习惯首先需要认识和理念的转变。医务人员天天都在从事类似的日常诊疗，习惯思维在发挥着极大的作用。疾病的种类越来越多，临床表现却十分相似，且从医学生教育开始强调疾病的诊断首先要考虑常见病、多发病。因此，医师常疏忽少见病或疾病不常见的表现，人的天性倾向于维护自己的认识和观点，并且极力寻找有利的证据，漏诊、误诊往往也就在不经意间发生。如我们描述早期恶性肿瘤的所谓的临床表现，事实上随着医疗诊断技术的发展，早期肿瘤根本就没有任何的症状，渐渐改变我们的认知，反过来又促进了对肿瘤早期诊断的重视。小概率事件，如不典型表现的急危重症、喉梗阻、药物严重过敏反应、少见病等在一段时间发生的可能性相对较低，然而，小概率事件并非零概率。从长远来看，小概率事件发生的偶然性有其必然性。但它一旦呈现，就有可能产生严重的风险后果。应当用大概率的风险思维应对小概率事件，从思想上高度重视潜在的小概率事件风险，加强风险防控的制度和能力建设，提升疑难、危急重症识别和救治的能力，避免由此产生的重大恶性医疗事件。

（三）坚持医疗鉴定的专业同行评议

2009年《中华人民共和国侵权责任法》将医方的相应（合理）的诊疗义务上升到民法权利义务的层面。生命的复杂性决定临床医学不可能彻底认识清楚，浩如烟海的规范体系、诊疗标准指南仍在不断地进行修改，甚至推翻重来，永远没有完美的时候。处理医疗纠纷的核心环节是医疗鉴定，专家同行评议才能谨慎对待不同个体、不同环境下的诊疗行为。无论医疗事故技术鉴定或医疗损害鉴定诊疗义务的具体医疗行为，都必然归结为是否遵守相关的法律法规、部门规章、诊疗护理规范的客观要求，只有具有一定资历专业同行人士才有资格进行判断。在医疗技术专业评判的前提下构建科学、合理、统一规范的医疗损害鉴定体系，不断完善相关的法律制度，树立鉴定的权威和公信力，体现公正司法，才能尽职尽力地保护患者生命健康安全。否则，可能脱离临床实际、限制医务人员履行主观能动性的医疗行为，医疗风险的不确定性更难以预料，后果不堪设想。当前社会法律部门包括医疗界自身对医疗误诊、并发症等的判断标准模糊，不利于司法的公正性，且使得医务人员工作事无巨细，浪费巨大的人力物力资源。行政处理、人民调解和司法审判是医疗纠纷处理的三种方式，评判的结果要有利于医学的发展进步，才能最终造福大众的健康。

（四）医疗纠纷的风险危机管理

危机是由意外事件引起的危险和紧急的状态，具有意外性、紧急性和危险性的三大特征。健康与生命和每个人息息相关，人命关天的重大医疗纠纷事件一直就是社会关注的焦点和热点。互联网时代，信息几分钟传播全世界，地球村已是现实。在市场经济社会竞争激烈的今天，医患双方信息不对称下的利益纠缠矛盾更加突出，医疗技术的高风险，医院始终处于风口浪尖，医疗风险相伴的医疗事件、医疗事故随时都有可能发生。如果没有危机处理能力，必将产生灾难性不堪设想的后果。因此，首先医院管理者需要高度的危机意识。强化和弥补医疗管理中的薄弱环节，及早发现和排除隐患、不足、缺陷等潜在风险，从而避免医疗纠纷、事故的发生，预防是危机管理最重要的原则。任何危机的发生都有先兆，需要管理者敏锐的洞察力。"海恩法则"，即每一起生产事故背后有 29 个事故征兆，一个事故征兆背后有 300 个事故苗头，一个事故苗头背后有 1000 个事故隐患。树立医院风险危机意识，离不开全体员工参与，患者从门急诊入院、检查、用药、手术、护理、后勤保障到出院等，每一个流程环节都隐藏着不确定性、不可控性的风险。基于医院风险危机的普遍性，所有员工必须有处理风险和危机的能力。开展员工风险危机管理知识的普及教育，从意识深处树立应对各种风险危机的思想准备，让全体员工具备一定的专业性的风险危机处理知识和能力有十分重要的现实意义。

成功的危机处理中的良好形象反而可借机让社会公众增进对医院的了解，危机处理中体现出的医院领导力，甚至增加公众的好感，从而更加信任医院。危机的处理，首先要在第一时间调查清楚真实情况，以人道主义为出发点，安抚患者和家属，把患方的利益放在第一位，充分得到他们的理解。绝不要低估患方和公众的情绪，让社会公众及时获得相关信息，全力避免因群体舆论效应的人为放大而产生恶劣的社会影响的严重后果。医方真诚的态度必不可少，在讲究原则非大是大非的前提下，当机立断主动承担相应的责任，可避免因小失大，阻止事态的急剧恶化。利用一切资源和要素的危机公关，把握舆论的主导权，有利于医院的方向发展。总之，强化危机管理有必要健全医院危机管理制度与组织体系，建立信息化、大数据前提下的医院危机预警机制，制定医院风险危机管理计划、应急预案等。全方位提高医院危机管理水平，增强抵御危机的能力，就能尽早发现危机，甚至避免危机的发生，把控危机的范围到全力化解危机，让危机应对成为医院负能量转化为正能量的积极过程。

（五）医疗风险管理中的安全文化建设

医院文化从心理和行为开始，培养共同的价值观和情感，形成组织自身的文化。医院文化是医院可持续发展的基石，时时以价值观为核心潜移默化地影响着群体的行为规范，安全文化是医院文化的重要组成部分。

安全文化建设首先要改变目前普遍存在的个人追责文化，倡导用同理心和沟通的团队精神培育安全文化。医务人员专业性很强，平时工作繁忙，集中专注于本专业知识技术。过多的追责，经济上的惩罚，个人较重的思想负担和对前途的担忧，让医务人员工作压力无处不在。面对错误，人们往往选择逃避和隐瞒，失去了总结反思，集体引以为戒的机会。人都具有自我反省和自我教育的能力，惩罚个人完全和构建安全文化背道而驰，极大地影响了医务人员的积极性和创造性的发挥。管理者应转换既往的追责文化，多从思维定势的缺陷、医学知识的浩瀚、生命医学科学的局限性、不确定性和未知领域普遍存在等考虑，精心营造同理心和沟通的安全文化氛围。围绕身边的安全事件和隐患，紧贴医疗一线制定重点突出的医疗安全系统工作计划，帮助医务人员树立安全信心，面对面交流，实事求是地寻找根本原因。改变医疗技术重于一切的思维，学习掌握相关的法律法规、医疗规章和制度，学习风险控制和方法论，提升安全思维意识。错误有"无知之错"和"无能之错"二种。"无知之错"，我们犯错是因为没有掌握相关知识，科学只让我们部分理解了世界的运行规律。如果解决某类问题的最佳方法还没有找到，那么只要人们尽力了，无论结果如何，我们都能接受。"无能之错"，我们犯错并非因为没有掌握相关知识，而是因为没有正确使用这些知识。一个人免不了会犯错，一群人犯错的可能性会变得小一些。团队犯错的概率比单个人要小，团队的力量是巨大的，依靠团队的智慧，创造出医院团体的安全文化力量会产生巨大作用。大名鼎鼎的胸外科先行者克里斯蒂安·伯纳德（Christiaan Barnard）医师，年轻时在给一个七岁的孩子做心脏手术时，误伤了心脏壁，面对喷涌而出的鲜血，错误地用止血钳钳夹止血，结果反而扩大了心脏的破裂口，患儿死亡。伯纳德的行医资格并没有因此终止，过失也未受到惩罚，缘由是他的行为并非缺少责任心，而是没有经验下的慌乱造成的。他后来成了赫赫有名的心脏外科大师，拯救了无数患者的生命，开创了第一次心脏移植手术。

安全文化通过风险管理的制度载体来体现有效性，需要规范医疗安全的管理程序，塑造员工的风险意识和风险防范的理念和氛围，激发员工的自觉行为和内化的积极性。安全管理是一个系统工程，要有一套完整而系统的符合医院实际的思想、思路和方法。安全目标绩效管理，将医院安全目标层层分解为各部门和个人目标，并加强目标责任制考核和评价，具有正向的激励作用，也是塑造医务人员行为的有效工具。拿破仑·希尔指出："没有目标，不可能发生任何事情，也不可能采取任何步骤。"医院制定全院的安全目标，分解目标，自主管理，就能充分调动职工的积极性、主动性和创造性。

对生命权日益重视的今天，医疗风险管理必须要作为现代医学的一门专业学科，开展风险防范的科学规律研究。疾病种类万千，个体差异千变万化，医学是一门极端复杂而且有很大局限性的科学，摩天大楼可确保重复成功建造，但治愈疾病谁都不敢保证。当前，人们仍多热衷关注医学的知识和技能，眼中只看到医疗纠纷中的事件和个人。要在以人为本的前提下，高站位、大视角、科学化、系统化地统筹协调研究医疗卫生事业的高质量和安全发展。面对医学的不完美，医疗风险的客观存在，预警与预防风险永远是最重要的，需要政府、行政部门、医疗机构、医务人员和患者等全社会的共同参与和努力！

（潘荣华）

参考文献

［1］Kohn LT, Corrigan JM, Donaldson MS, et al. Institute of medicine. To err is human : building a safer health system[J]. National Academy of Science, 1999, 13.

［2］卫生部统计信息中心. 中国医患关系调查研究 [M]. 北京: 中国协和医科大学出版社, 2010.

［3］刘振华, 王吉善. 医疗风险预防管理学 [M]. 北京: 科学技术文献出版社, 2007.

［4］王卓. 医疗风险评价指标体系研究 [D]. 天津大学, 2010.

［5］卢祖洵, 程峰. 风险管理方法及其在医院管理工作中的应用 [J]. 中国卫生事业管理, 1996, 012（008）: 395-396.

［6］中华人民共和国国务院. 医疗器械监督管理条例 [S]. 中华人民共和国国务院公报, 2000.

［7］中华人民共和国国务院. 医疗事故处理条例 [S]. 中华人民共和国国务院公报, 2002.

［8］中华人民共和国卫生部. 医疗事故技术鉴定暂行办法 [S]. 中华人民共和国国务院公报, 2003.

［9］中华人民共和国卫生部. 医疗事故分级标准 [S]. 北京: 中国法制出版社, 2002.

［10］中国国家标准化管理委员会. 风险管理术语: GB/T 23694-2013 [S]. 北京: 中国标准出版社, 2009.

［11］李存建. 风险评估 理论与实践 [M]. 北京: 中国商务出版社, 2012.

［12］中国标准化管理委员会. 风险管理原则与实施指南: GB/T24353—2009[S]. 北京: 中国标准出版社, 2009.

［13］中国标准化管理委员会. 风险管理——风险评估技术: GB/T27921—2011[S]. 北京: 中国标准出版社, 2011.

［14］Joseph.E.Stiglitz. Economics[M]. Oversea Publishing House, 2013.

［15］梁立智, 宋晓霞, 王晓燕. 医患关系现状、原因及对策研究——全国十城市典型调查——2010 年度北京市第十一届哲学社会科学优秀成果一等奖 [J]. 首都医科大学学报, 2010（06）: 157-159.

［16］薛微. SPSS 统计分析方法及应用 [M]. 3 版. 北京: 电子工业出版社, 2013.

［17］李晶. 社会调查方法 [M]. 北京: 中国人民大学出版社, 2003.

［18］王小万，刘丽杭．" 以病人为中心 " 医疗服务模式的理念与发展 [J]. 医学与哲学，2002，23（3）：24-27.

［19］马燕兰．浅谈美国医院以病人为中心服务的实践与思考 [J]. 护理研究，2006，20（019）：1763-1765.

［20］胡军，朱鑫华．JCI 认证在医院护理管理中的应用初探 [J]. 贵阳中医学院学报，2014，036（001）：112-113.

［21］王琬．商业保险参与多层次医疗风险分担机制的构建 [J]. 中国人民大学学报，2013（01）：72-79.

［22］冯倩，冯磊，李珞畅．从医疗质量安全到患者安全：医疗风险治理的观念更新与政策优化 [J]. 中国全科医学 2019 年 22 卷 31 期，3805-3809 页，ISTIC PKU CA，2019.

［23］项伟岚，叶志弘．高风险医疗服务安全管理的实践及对策 [J]. 中华医院管理杂志，2012，28（006）：417-419.

［24］任华玉，息悦，李中华，等．关于完善我国医疗风险分担机制的研究 [J]. 中国卫生经济，2014，33（009）：39-41.

［25］王玲，杨丽，朱雪梅，等．风险管理在医学领域的研究现状及应用进展 [J]. 中国卫生质量管理，2019，026（004）：85-90.

［26］艾尔肯，秦永志．论医疗风险防范对策 [J]. 中国卫生法制，2011，019（002）：46-51.

［27］李飞．直面医事危机——住院医师的人生"大考"[M]. 北京：中国协和医科大学出版社，2017.

［28］侯庆田，冯珏，丁良．现代医院新思维 [M]. 北京：中国经济出版社，2007.

［29］朱莉·约翰逊，海伦·哈斯克尔，保罗·巴拉赫．患者安全案例研究构建患者安全核心能力 [M]. 北京：光明日报出版社，2017.

［30］阿图·葛文德，王佳艺．《清单革命》[M]. 杭州：浙江人民出版社，2012.

［31］王建安．JCI 评审攻略——100 招提升医院质量与安全 [M]. 北京：光明日报出版社，2013.

后　记

　　三十六年的医疗和医院管理生涯让我有幸经历了中西医两个医院，感悟生命的复杂，迷惘疾病的不确定性，惶恐人类知识积累与经验总结的艰难和局限性，更加敬畏医学揭开生命和疾病的层层迷雾注定是一条披荆斩棘的崎岖之路。

　　喜悦本书完稿，可愁望全球肆虐的"新冠肺炎"，乌云仍笼罩世界，不知何时阳光灿烂。幽灵一般的"新冠病毒"致病后轻重不一，完全就是疾病复杂性的一个缩影。当初全民抗击"非典"和疫后的狂欢记忆犹新，疾病就是人类生活的魔咒。又是无声的警告：无论面对的是疾病还是风险危机，至少目前我们人类的能力还在出发点，医学要解开疾病的魔咒任重道远。面对风险苛责当事者个人可能永远解决不了医学自身存在的问题，从系统出发全方位、多角度和用历史与未来的发展观面对医疗风险可能更客观。社会不能仅仅聚焦于医学知识、医疗技术和治疗方法的进步，而忽视了人的因素，只有系统视角才能窥见医疗风险中蕴含着现代医学的缺陷与不足。是时候让医疗风险成为一门医学的专业学科，政府、社会、卫生行政部门、医疗机构管理者、医务人员和患者等共同重视，投入足够的人财物来寻求系统化的解决办法，得益的一定是整个社会和我们自身。

　　最后，尤其是要感谢虽从未谋面但很有缘分的邓维权总裁，电话里能深深感受到虽非医务人员的邓总对医疗风险和医疗安全那份深深的理解、关注和期待，深邃独特的理念娓娓道来，让人感动和难以忘怀。欣然接受邀请将其"医院医疗风险评估与应对策略研究"的硕士论文编写入书，使本书实践经验总结的基础上能够具备一定的理论性，更坚定了我完成此书编著出版的信心。本书是临床一线医务人员和医疗管理研究者共同探索的经验总结，奉献共勉。当然，风险漩涡中心的我们，首先更应该做好的是我们自己！

潘荣华